Kognitive Verhaltenstherapie der Schizophrenie

Tania Lincoln

Kognitive Verhaltenstherapie der Schizophrenie

Ein individuenzentrierter Ansatz

3., überarbeitete Auflage

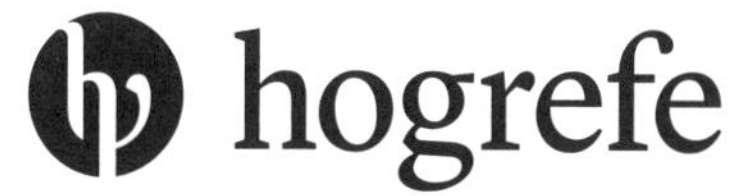

Prof. Dr. rer. nat. Tania Lincoln, geb. 1972. 1992–1999 Studium der Psychologie in Marburg. 2000–2003 Promotionsstipendiatin in der Christoph-Dornier-Stiftung für Klinische Psychologie. 2003 Promotion. 2005 Approbation zur Psychologischen Psychotherapeutin (Verhaltenstherapie). 2003–2005 klinische und wissenschaftliche Tätigkeit in der Klinik für forensische Psychiatrie Haina. 2005–2011 wissenschaftliche Mitarbeiterin an der Philipps-Universität-Marburg. 2008 Habilitation. Seit 2010 anerkannte Supervisorin. Seit 2011 Inhaberin der Professur für Klinische Psychologie und Psychotherapie an der Universität Hamburg. Forschungsschwerpunkte: Grundlagen- und Therapieforschung bei psychotischen Störungen.

Bibliografische Information der Deutschen Nationalbibliothek
Die Deutsche Nationalbibliothek verzeichnet diese Publikation in der Deutschen Nationalbibliografie; detaillierte bibliografische Daten sind im Internet über http://dnb.dnb.de abrufbar.

Hogrefe Verlag GmbH & Co. KG
Merkelstraße 3
37085 Göttingen
Deutschland
Tel. +49 551 999 50 0
Fax +49 551 999 50 111
verlag@hogrefe.de
www.hogrefe.de

Satz: Beate Hautsch, Göttingen
Druck: mediaprint solutions GmbH, Paderborn
Printed in Germany
Auf säurefreiem Papier gedruckt

3., überarbeitete Auflage 2019

(E-Book-ISBN [PDF] 978-3-8409-2956-4; E-Book-ISBN [EPUB] 978-3-8444-2956-5)
ISBN 978-3-8017-2956-1
http://doi.org/10.1026/02956-000

Inhaltsverzeichnis

Anhang

CD-ROM

Die CD-ROM enthält PDF-Dateien aller Materialien, die zur Durchführung des Therapieprogrammes verwendet werden können.

Die PDF-Dateien können mit dem Programm Acrobat® Reader (eine kostenlose Version ist unter www.adobe.com/products/acrobat erhältlich) gelesen und ausgedruckt werden.

Vorwort zur 3. Auflage

Schizophrenie zählt zu den schweren psychischen Störungen, die für die Betroffenen und ihre Angehörigen sehr beeinträchtigend sind und oft langfristige und einschneidende Lebensveränderungen nach sich ziehen. Seit Anfang der 1990er Jahre gibt es deutliche Fortschritte in der psychotherapeutischen Behandlung der Schizophrenie. So ist inzwischen die Wirksamkeit für kognitiv-verhaltenstherapeutische Ansätze von psychotischen Symptomen sehr gut belegt. In den internationalen Behandlungsleitlinien gibt es eine klare Empfehlung für die kognitive Verhaltenstherapie bei Schizophrenie.

Es stellt sich allerdings die Frage, ob die durch Behandlungsleitlinien verbreitete Empfehlung und die in Fachzeitschriften publizierten Studienergebnisse der kognitiven Verhaltenstherapie überhaupt in der Praxis umgesetzt werden. Bis heute ist es nicht einfach für Patienten, die an einer Schizophrenie leiden, einen Zugang zu ambulanter Psychotherapie in Deutschland zu finden. So erfordert die Organisation eines ambulanten Therapieplatzes eine sehr hohe Behandlungsmotivation. Diese Motivation ist dabei nicht nur auf Seiten der Betroffenen, sondern auch auf Seiten der Behandelnden notwendig. Dieses Manual liefert eine ausgezeichnete Grundlage dafür, die Barrieren auf der Seite der Behandelnden zu überwinden.

Eine der wichtigsten Aufgaben der Psychotherapieforschung sollte sein, dass die wissenschaftlichen Ergebnisse auch in der Praxis ankommen. Tania Lincoln ist im deutschsprachigen Bereich die Expertin für kognitiv-verhaltenstherapeutische Behandlungsansätze bei Schizophrenie und hat in einer großen Studie die Wirksamkeit im ambulanten Setting in Deutschland nachgewiesen. Es ist ihr Verdienst, diese Ergebnisse, aber fast noch wichtiger – das konkrete therapeutische Vorgehen – zu beschreiben, sodass ambulant tätige Psychotherapeuten und Psychotherapeutinnen eine Anleitung haben, diese nachgewiesenermaßen wirksamen Strategien auch in der Praxis umzusetzen.

Die erneute Überarbeitung des Therapiemanuals nach nur fünf Jahren verdeutlicht die rasante Entwicklung der Forschung zu kognitiver Verhaltenstherapie von Psychosen in den letzten Jahren. Eine Aktualisierung hinsichtlich des Stands der Ursachen- als auch der Therapieforschung war nötig. So wird immer deutlicher, dass zum einen soziale Faktoren und Umweltstressoren und zum anderen die psychische Verarbeitung dieser Stressoren eine wichtige Rolle in der Ätiologie und der Aufrechterhaltung der Störung spielen. Ergänzend zu den aktuellen Leitlinien zur Psychotherapie von Schizophrenie und anderen psychotischen Störungen (Lincoln et al., 2019) liefert das vorliegende Manual eine detaillierte, praxisnahe Beschreibung für die Psychotherapie mit dieser Klientel.

Das Buch von Tania Lincoln liefert einen wertvollen und aktuellen Beitrag, die psychotherapeutische Behandlung dieser beeinträchtigenden psychischen Störung weiter zu verbessern. Möge es in diesem Sinne von vielen Lesern und Leserinnen genutzt werden.

Berlin, im Mai 2019 Babette Renneberg

Einleitung

Die Probleme von Menschen mit einer schizophrenen Psychose sind vielfältig und komplex. So leiden Betroffene einerseits direkt unter den für die Störung typischen Symptomen, wie Ängsten im Zusammenhang mit Wahn oder Halluzinationen. Andererseits nehmen sie wahr, dass die Kommunikation mit anderen erschwert ist und dass sie aufgrund ihrer Symptome deutliche soziale und berufliche Leistungseinbußen verzeichnen müssen. Hinzu kommen Folgeprobleme wie die negative Erfahrung von möglicherweise unfreiwilligen Psychiatrieaufenthalten, sozialer Abstieg, unerwünschte Nebenwirkungen der Medikamente und das Erleben von Unverständnis und Stigmatisierung durch Dritte. Dies alles führt zu extremer Verunsicherung bis hin zu Traumatisierung. Nach dem Abklingen einer akuten Episode leben viele Betroffene mit der Angst vor Rückfällen und erneutem Kontrollverlust. Sie können zudem den Eindruck bekommen, dass mit ihnen als Person etwas Fundamentales nicht in Ordnung ist und dass sie nie wieder ein normales Leben werden führen können. Die Vielfalt und Schwere dieser Probleme sowie die geringe Aussicht auf vollständige Besserung, die von vielen Behandlern suggeriert wird, resultieren oft in massiver Hoffnungslosigkeit. Diese führt wiederum zu einer unzureichenden Bewältigung der Probleme und nicht selten zu Suizid.

Bedauerlicherweise spiegelt sich in den Köpfen vieler Behandler eine vergleichbare Hoffnungslosigkeit wieder. Schizophrenie wird üblicherweise als qualitativ andere und im Vergleich zu anderen psychischen Erkrankungen viel stärker, wenn nicht sogar ausschließlich biologisch bedingte psychische Erkrankung klassifiziert, deren Symptome einer Psychotherapie nicht zugänglich sind. Schizophrenie wird hier ferner weniger als psychische Störung, sondern eher als „medizinische Erkrankung" bewertet, die in der akuten Phase vorrangig medikamentös zu behandeln sei. In der psychiatrischen Behandlung werden Patienten in der Regel mit einem medizinischen Krankheitsmodell konfrontiert und ihnen wird erklärt, dass sie nur dann eine Chance auf Besserung haben, wenn sie in eine lang anhaltende neuroleptische Behandlung einwilligen. Psychologische Behandlung in Form einer Psychotherapie bleibt ihnen nicht selten trotz ihres ausdrücklichen Wunsches, aufgrund von Kapazitätenmangel und der untergeordneten Bedeutung verwehrt. Aber auch dort, wo Psychologen durch das Psychotherapiegesetz und die Auflagen für die psychotherapeutische Weiterbildung in den Psychiatrien einen zunehmend größeren Raum einnehmen, sind sie in ihren Einflussmöglichkeiten durch untergeordnete Positionen in der Hierarchie eingeschränkt. In vielen Psychiatrien wird das ohnehin geringe psychotherapeutische Angebot inzwischen nahezu ausschließlich von Psychologen in Ausbildung durchgeführt. Sie sind eklatant unterbezahlt und bleiben nur so lange, wie dies für ihre Ausbildung notwendig ist. Diese Psychologen sind daher nicht geeignet, um eine hochwertige professionelle psychotherapeutische Versorgung in den Psychiatrien zu gewährleisten. Dass sie dennoch in diese Rolle gebracht werden, verdeutlicht den geringen Stellenwert, den Psychotherapie in den Psychiatrien leider immer noch hat. Ferner übernehmen Psychologen in den Kliniken oft die vorherrschende medizinisch geprägte Sichtweise und zeigen wenig Vertrauen in den Einsatz psychologischer Interventionen oder in die Möglichkeit einer grundlegenden Besserung der Symptomatik. Auch in der ambulanten Versorgung durch Psychologische Psychotherapeuten kommen Patienten mit psychotischen Störungen oft zu kurz (Schlier & Lincoln, 2016), denn auch viele ambulante Psychotherapeuten trauen sich nicht zu, diese Störungen erfolgreich behandeln zu können.

Dieser Pessimismus wird sicherlich nicht selten durch Erfahrungen der jeweiligen Behandler gestützt. Trotzdem stellt sich die Frage, ob eine solch pessimistische Haltung nicht selbst zu einem ungünstigen individuellen Behandlungsverlauf beiträgt, in dem die negative Erwartung bezüglich des weiteren Verlaufs dem Patienten implizit vermittelt wird. Eine positive Erwartungshaltung sowohl durch den Therapeuten als auch durch den Patienten gilt immerhin als eine der nachgewiesenen methodenübergreifenden Wirkvariablen von Psychotherapie (Perrez & Baumann, 1998).

Zwar wäre auch eine völlige Überschätzung der therapeutischen Interventionsmöglichkeiten von Psychosen kontraproduktiv, da sie falsche Erwartungen beim Patienten wecken und somit zu Frustrationserlebnissen sowie zu einer Herabsetzung der Glaubwürdigkeit des Therapeuten führen würde. Dennoch soll dieses Manual ein Plädoyer für einen zuversichtlicheren Zugang zu Patienten mit Schizophrenie und mehr Optimismus in Bezug auf die Verbesserung relevanter Symptome sein. Dass diese Zuversicht zu rechtfertigen ist, wird durch die nachfolgenden Ausführungen und hoffentlich durch Ihre eigenen Erfahrungen in der Anwendung der in diesem Manual vorgeschlagenen Interventionsstrategien deutlich.

Aufbau des Manuals

Der erste Teil des Manuals bietet zunächst einen Überblick über die Symptomatik der Schizophrenie, Klassifikation, Differenzialdiagnostik, epidemiologische und ätiologische Befunde und psychologische Erklärungsmodelle. Dabei wird der Fokus in erster Linie auf jene Aspekte und Ergebnisse gelegt, die die Grundlage für die Entwicklung kognitiv-behavioraler Interventionsverfahren bilden. Es folgen eine kurze Darstellung gängiger Interventionen bei schizophrenen Psychosen und ihrer Evidenz. Schließlich wird die Entwicklung kognitiv-behavioraler Ansätze geschildert und aktuelle Interventionsstudien werden vorgestellt. Im zweiten Teil des Buches erfolgt eine ausführliche und praxisorientierte Beschreibung der kognitiv-behavioralen Interventionsmethoden mit vielen Fallbeispielen. Dabei stützt sich die Darstellung sowohl auf die von den führenden Forschern des Gebietes publizierten Beiträge und Manuale (Fowler, Garety & Kuipers, 1995; Chadwick, Birchwood & Trower, 1996; Kingdon & Turkington, 1994; Morrison, Renton, Dunn, Williams & Bentall, 2004; Haddock & Slade, 1996) als auch auf meine eigene klinische Erfahrung in der Durchführung und Supervision von kognitiver Verhaltenstherapie bei Psychosen. Auf der CD-ROM finden sich eine Reihe von diagnostischen Inventaren und Arbeitsmaterialien für die Therapie.

Änderungen in der neuen Auflage

Während sich an dem therapeutischen Vorgehen in der kognitiven Verhaltenstherapie seit der letzten Auflage im Grunde nichts Wesentliches verändert hat, bewegt sich die Ursachen- und Therapiewirksamkeitsforschung für psychotische Störungen unaufhörlich fort. Daher erschien mir – trotz der eher kurzen Zeitspanne von nur knapp 5 Jahren seit der letzten Auflage – eine erneute umfängliche Aktualisierung des Manuals sinnvoll.

Die inhaltlichen Überarbeitungen beziehen sich vor allem auf den theoretischen Hintergrund und die Evidenzforschung. Änderungen im Therapieteil betreffen den Teil zum Umgang mit der Medikation in der Therapie und beschränken sich ansonsten eher auf kleinere sprachliche Verbesserungen und Ergänzungen.

Die deutsche Übersetzung der DSM-5-Kriterien war bei der Bearbeitung der letzten Revision noch in vollem Gang, sodass sich der diagnostische Teil noch an DSM-IV ausrichtete. In dieser neuen Auflage erfolgt nun eine konsequente Orientierung an den DSM-5-Kriterien. In den Kapiteln 1 und 2, in denen es neben der Beschreibung der Symptomatik auch um die Epidemiologie und Ätiologie von psychotischen Störungen geht, habe ich viele aktuelle Forschungsbefunde eingefügt (und dafür einige ältere entfernt) sowie neuere Entwicklungen und Debatten aufgegriffen.

In Kapitel 3, in dem es um die diagnostischen Verfahren geht, sind einige ältere und m. W. zunehmend weniger gebräuchliche Instrumente zugunsten neuerer und viel beachteter Verfahren ersetzt worden.

Umfangreich überarbeitet habe ich Kapitel 4. Hier habe ich im Abschnitt zur pharmakologischen Therapie etwas weiter ausgeholt, um auf die in den letzten Jahren teils auch hitzig geführte Debatte zu Risikoabwägungen zwischen Vor- und Nachteilen von Neuroleptika eingehen zu können. Ferner habe ich einen Ausschnitt aus den pharmakologischen Behandlungsleitlinien hinzugefügt, damit sich Therapeuten einen schnellen Überblick verschaffen können, um auf Rücksprachen mit dem Facharzt besser vorbereitet zu sein. Den Überblick über andere psychotherapeutische Behandlungsansätze habe ich um die Beschreibung weiterer Ansätze (z. B. systemische Ansätze, psychodynamische Ansätze, achtsamkeitsbasierte Ansätze) erweitert. In enger Anlehnung an die 2019 erschienene Leitlinie der Deutschen Gesellschaft für Psychologie für die Behandlung von Schizophrenie und anderen psychotischen Störungen (Lincoln et al., 2019) erhält der Leser hier auch einen aktuellen Überblick über den Stand der Wirksamkeitsforschung zu jedem dieser Ansätze sowie eine Zusammenfassung der Leitlinienempfehlungen.

Schließlich musste auch der aktuelle Forschungsstand zur Wirksamkeit der kognitiven Verhaltenstherapie in Kapitel 5 wieder umfassend aktualisiert werden. Dieses Kapitel geht jetzt auf einige neue Studien ein, z.B. auf solche, die neue computergestützte Therapieansätze für Halluzinationen untersucht haben, aber auch auf solche, die endlich Antworten geben auf Fragen, die mir von Therapeuten schon oft gestellt worden sind, wie beispielsweise die Frage „Was mache ich, wenn eine komorbide PTBS vorliegt?". Man kann gar nicht so schnell lesen, wie neue und interessante Wirksamkeitsstudien und Metaanalysen publiziert werden. Das spricht für ein weiterhin ungebremstes Interesse an dieser Therapie.

Danksagung

In den Therapieteil des Manuals ist vor allem die Erfahrung aus meiner Zeit in Marburg als wissenschaftliche Mitarbeiterin und Leiterin des „Psychoseprojekts" eingeflossen. In diesem Projekt haben wir die Wirkung von kognitiver Verhaltenstherapie in der klinischen ambulanten Praxis im Vergleich zu einer Wartekontrollgruppe sowie viele weitere Fragen rund um die Entstehung und Veränderung psychotischer Symptome untersucht. Mein Dank für die Unterstützung in der Erstellung dieses Manuals gilt daher nach wie vor den Kollegen aus der Abteilung Klinische Psychologie und Psychotherapie in Marburg, die in diesem Projekt als Therapeuten und als Doktoranden mitgewirkt haben und inzwischen alle ihre Promotion längst erfolgreich abgeschlossen haben: Frau Dr. Stephanie Mehl, Herrn Dr. Michael Ziegler, Frau Dr. Marie-Luise Kesting, Frau Dr. Eva Heibach und Herrn Dr. Stefan Westermann. Ganz besonders danken möchte ich Prof. Dr. Winfried Rief, der mich als Leiter der Arbeitsgruppe ermutigt hat, das Manual zu verfassen und auch das Therapieprojekt in die Tat umzusetzen. Prof. Dr. Cornelia Exner danke ich für hilfreiche Korrekturvorschläge für die erste Auflage und dafür, dass sie mir bei allen fachbezogenen Anliegen mit Rat und Tat behilflich war. Auch bei allen anderen Kollegen aus der Arbeitsgruppe in Marburg möchte ich mich herzlich für den angenehmen und kollegialen Umgang untereinander bedanken, der die Voraussetzung für produktives Arbeiten geschaffen hat.

Unterstützung für die erste Auflage des Manuals erhielt ich auch von ehemaligen Kollegen aus der Klinik für forensische Psychiatrie in Haina. Vielen Dank an Michael Fritz, der alle Teile des Manuals gelesen und kommentiert hat. Danke auch für die fachbezogenen Streitgespräche zum medizinischen Krankheitsmodell der Schizophrenie! Walter Schmidbauer danke ich für die fachmännische Überarbeitung des Abschnittes zu Psychopharmakologie. Alexandra Kirste danke ich für das Korrekturlesen des Therapieteils und allen Kollegen und Patienten der Station G2/2 für die Erfahrung in der Therapie von Patienten mit Schizophrenie, die ich dort sammeln konnte. Ein besonderer Dank gilt meiner ehemaligen Supervisorin Dr. Monika Frank. Sie ist mir während meiner Therapieausbildung und darüber hinaus eine hervorragende Supervisorin gewesen und hat zudem die erste Auflage des Manuals gegengelesen und kommentiert.

Mein Dank für die beiden Neuauflagen gilt vor allem denjenigen, die mir in Form von Buchbewertungen oder persönlich Rückmeldung zur ersten Auflage gegeben haben. Ganz besonders denke ich dabei an Angela Kieserg, deren Rückmeldung sich direkt aus ihren eigenen Erfahrungen in der ambulanten Behandlung von Patienten mit Schizophrenie speiste. Ferner bedanke ich mich bei Dr. Anja Fritzsche und Dr. Maike Engel für ihre Rückmeldungen zum Kapitel über die Behandlung von Negativsymptomatik. Auch die Erfahrungen in der Supervision in der Hochschulambulanz in Hamburg fließen in die neuen Auflagen ein. Herzlicher Dank geht daher an alle Therapeuten dort, die bereit waren, ihre Erfolge und Schwierigkeiten in die Supervision einzubringen. Stellvertretend für alle gilt mein Dank hier insbesondere Valeska Hug, die ihre Patienten unermüdlich und inzwischen schon seit vielen Jahren mit viel Wärme und Engagement therapeutisch begleitet.

Bedanken möchte ich mich zudem bei Frau Weidinger aus dem Hogrefe Verlag für die hilfreichen Verbesserungsvorschläge zum Aufbau des Manuals und zu beiden Neuauflagen.

Mein Dank gilt auch Prof. Aaron Beck, der die kognitive Therapie erstmalig auch bei Schizophrenie untersuchte und so die ganze Welle ins Rollen brachte. Ich danke ihm auch dafür, dass er mich in meiner wissenschaftlichen und klinischen Arbeit durch sein Interesse sowie durch ein Reisestipendium unterstützt hat. Schließlich möchte ich den Beitrag der britischen Forscher und Forscherinnen betonen, die die Ansätze in Form von Manualen erstmalig spezifiziert und ihre wissenschaftliche Erforschung vorangetrieben haben, hier denke ich vor allem an Prof. Philippa Garety, Prof. Elizabeth Kuipers, Prof. David Fowler, Prof. Richard Bentall, Prof. David Kingdon, Prof. Douglas Turkington, Prof. Paul Chadwick, Prof. Max Birchwood und Prof. Tony Morrison.

Hamburg, im März 2019 Tania Lincoln

I. Theoretischer Hintergrund

Kapitel 1
Beschreibung schizophrener Störungen

1.1 Symptomatik

Die charakteristischen Symptome einer akuten Schizophrenie sind vielfältig und umfassend, wobei kein spezifisches Symptom bei allen Betroffenen auftritt. In der Regel stehen in verschiedenen Stadien unterschiedliche Symptome stärker im Vordergrund. In der akuten Phase der Schizophrenie dominieren sogenannte Positivsymptome wie Wahn, Halluzinationen oder desorganisiertes Verhalten und formale Denkstörungen, während in der post-akuten Phase oft eher Negativsymptome wie Antriebslosigkeit, sozialer Rückzug und eingeschränkter Affektausdruck zu beobachten sind. Im Folgenden werden die wichtigsten Symptome und Merkmale der Schizophrenie, teilweise anhand von Beispielen, geschildert.

Wahnphänomene

Als besonders charakteristisch gelten Wahnphänomene, die bei etwa 80 bis 90 % aller Patienten mit Schizophrenie im Verlauf der Störung auftreten (Andreasen & Flaum, 1991). Nach DSM-5 beschreibt Wahn „eine feste Überzeugung, die trotz gegenteiliger Evidenz nicht verändert werden kann" (S. 117, DSM-5, APA, 2015).

Kasten 1: Beispiele für Wahnvorstellungen

1. Herr V. ist überzeugt davon, dass er im Golfkrieg als Soldat eine herausragende Rolle gespielt hat und mehrfache Heldenauszeichnungen erhalten hat. Auf Nachfrage, ob er die Auszeichnungen zeigen könnte, erwidert er, dass diese im Kriegsfeuer verbrannt seien. Zudem seien die Narben, die er in den Kriegseinsätzen erwarb, alle auf wundersame Weise verheilt, sodass keine Spuren seines Kampfeinsatzes mehr zu sehen seien.
2. Obwohl Anhaltspunkte dafür fehlen, und Herr Z. nicht politisch aktiv ist, ist er überzeugt, dass die chinesische Geheimpolizei hinter ihm her ist und ihn bespitzelt. Er verbrennt deshalb alle seine schriftlichen Dokumente.
3. Frau M. ist davon überzeugt, dass sie mit außergewöhnlichen Fähigkeiten ausgestattet und in der Lage ist, in besonderer Weise mit Gott zu kommunizieren und Aufträge von ihm zu erhalten. Manchmal erhält sie den Auftrag, wochenlang das Haus nicht zu verlassen.

Wahnvorstellungen variieren erheblich sowohl in der Überzeugungsstärke als auch thematisch (vgl. Kasten 1). Am Anfang handelt es sich oft eher um fixe Ideen oder um überzogene dysfunktionale Konzepte oder Interpretationen. Wenn jemand bereits sehr verfestigte Wahnvorstellungen hat und neue, widersprüchliche Information zunehmend in seine Vorstellungen integriert, bzw. diese entsprechend ausweitet, spricht man von einem Wahnsystem. Inhaltlich finden sich am häufigsten Verfolgungswahn oder wahnhafte negative oder positive Überzeugungen in Bezug auf das Selbst (z.B. die Überzeugung, dass eigene Gedanken entzogen werden oder die Überzeugung, telepathische Fähigkeiten zu besitzen). Im Prinzip kann eine große Bandbreite an Themen wahnhaft verarbeitet werden. Typisch sind jedoch religiöse oder politische Inhalte, bei denen ein Bezug zum Selbst besteht, die Themen Sexualität und Partnerschaft oder körperbezogene Wahnhalte (z.B. hypochondrischer Wahn). Seltener sind negative oder positive Wahnvorstellungen in Bezug auf die Welt oder andere nicht selbstbezogene Inhalte (vgl. auch Appelbaum, Robbins & Roth, 1999).

An wahnhaften Überzeugungen wird in der Regel stark festgehalten. Sie werden also trotz Gegenargumenten, widersprüchlichen Erfahrungen oder falsifizierender Information nicht leicht in Frage gestellt. In Anlehnung an frühe Beschreibungen von Karl Jaspers (1973) beinhalteten Definitionen von Wahn deshalb Kriterien, wie „eine Überzeugung, an der mit absoluter Überzeugung festgehalten wird", die unveränderbar durch andersartige Erfahrungen oder Argumente anderer ist. Solche prototypischen Definitionen sind jedoch inzwischen umstritten, weil es vielfache Belege dafür gibt, dass Wahnphänomene in der Überzeugungsstärke variieren und modifizierbar sind (Chadwick, Lowe, Horne & Higson, 1994; Moritz et al., 2013; Sharp et al., 1996).

Neuere Therapieansätze finden ihren Ursprung in der Annahme, dass die Grenzen zwischen normalen Überzeugungen und Wahn fließend sind und dass Wahn auf einem Kontinuum mit normalen Überzeugungen betrachtet werden sollte (van Os et al., 2009).

Halluzinationen

Etwa 60% aller Patienten mit der Diagnose Schizophrenie erleben in der akuten Phase akustische Halluzinationen (McCarthy-Jones et al., 2017). Eine Halluzination ist eine Wahrnehmung, die in Abwesenheit eines angemessenen Stimulus erfolgt, aber den vollen Umfang und die Auswirkung einer realen Wahrnehmung hat. Das bedeutet zum Beispiel, dass jemand Stimmen hört, obwohl niemand spricht. Halluzinationen können in jeder Sinnesmodalität auftreten. Die häufigste akustische Halluzination ist jedoch Stimmenhören. Dabei handelt es sich meistens um kommentierende Stimmen, gefolgt von dialogischen oder kommandierenden Stimmen (Andreasen & Flaum, 1991). Die Stimmen produzieren meistens kurze Sätze (1 bis 5 Worte), die repetetiver Natur sind. Die meisten Stimmenhörer berichten, dass sie mehr als eine Stimme hören. Die Stimmen können laut und deutlich oder leise und verschwommen vernommen werden. Auch die Zuschreibung der Quelle der Stimme(n) variiert erheblich. Die Anzahl der Patienten, die berichten, dass Stimmen von außen (durch die Ohren) kommen, ist ebenso hoch wie die Anzahl von Patienten, die angeben, dass Stimmen von innen stammen. Wenn Stimmen als von innen kommend wahrgenommen werden, werden sie dennoch klar vom Ursprung der eigenen Gedanken abgegrenzt und nicht als selbstgeneriert wahrgenommen (Chadwick, Birchwood & Trower, 1996). Patienten entwickeln aufgrund der Charakteristika der Stimmen eine Vorstellung über deren Identität. Oft ist die Stimme dem Betroffenen vertraut, sie klingt beispielsweise wie die Stimme eines Verwandten oder Bekannten. Dabei handelt es sich manchmal um längst verstorbene Personen (z.B. der verstorbene Großvater), in anderen Fällen um Personen aus aktuellen Beziehungen (z.B. die Stimme des Nachbarn). Manchmal wirkt es für die Betroffenen, als würden die Stimmen wie aus heiterem Himmel kommen. Meistens kommen sie jedoch in spezifischen Situationen, oft im Zusammenhang mit wahnbezogenen Gedanken. Viele Patienten berichten, dass Stimmen das erste Mal nach einem belastenden oder traumatischen Erlebnis aufgetreten sind (Romme & Escher, 1989).

Stimmen sind häufig auf die eigene Person bezogen und verursachen Angst. Die Inhalte der Stimmen sind den Inhalten automatischer Gedanken bei anderen psychischen Störungen wie Depression, soziale Phobien oder Zwangsstörungen ähnlich (Beck & Rector, 2003; Morrison, Haddock & Tarrier, 1995). In Kasten 2 sind Beispiele für akustische Halluzinationen aufgeführt.

Kasten 2: Beispiele für akustische Halluzinationen

Abwertende Kommentare: „Loser", „Trottel", „Idiot", „Du bist nutzlos", „Er weiß nicht, was er tut", „Sie hört sich lächerlich an", „Dich nimmt eh keiner ernst".

Kommandierende Stimmen: „Mach es!", „Schlag zu", „Heb das auf", „Du musst dich jetzt schneiden".

Fragende Stimmen: „Bist du sicher, dass du es bist?", „Bist du sicher, dass du lebst?".

Akustische Halluzinationen werden von Patienten oft als äußerst belastend erlebt und führen nicht selten zu Suizidversuchen (Kjelby et al., 2015). Allerdings werden nicht alle Halluzinationen als belastend erlebt. So berichteten Patienten auch von freundlichen, unterstützenden Stimmen. Auch wollen nicht alle Patienten ihre Stimmen loswerden.

Optische Halluzinationen werden seltener berichtet und gelten als weniger spezifisch für Schizophrenie. Zudem finden sich weniger systematische Beschreibungen. In einer Studie von Gauntlett-Gilbert und Kuipers (2003) wurde eine Stichprobe von 20 Patienten mit optischen Halluzinationen, unter Ausschluss organischer Ursachen, untersucht. Aus der systematischen Befragung der Patienten ergab sich, dass die Halluzinationen überwiegend ohne Vorankündigung auftraten, ihre Quelle als außerhalb der Person lokalisiert wurde, aber Patienten in vielen Fällen unsicher waren, ob es sich um die konkrete physische Anwesenheit des Gesehenen (meistens menschliche Gestalten) oder um ein übernatürliches Ereignis handelte. Die meisten Betroffenen berichteten, dass die optischen Halluzinationen Angst auslösten und überwiegend in Zeiten sozialer Isolation und/oder Stress sowie bei verringertem sensorischen Input auftraten.

Körperhalluzinationen sind Sinnestäuschungen im Bereich der Körperwahrnehmung, z. B. die Wahrnehmung berührt zu werden, veränderte Körpertemperatur, Schmerzen oder Vibration. Patienten fühlen sich beispielsweise am oder im Körper durch Apparate, Strahlen, Gase oder andere physikalische Vorgänge beeinflusst oder verändert. Dies wird oft als Gefühl des Gemachten beschrieben. Seltener werden auch olfaktorische und gustatorische Halluzinationen beschrieben (Falkai et al., 2017).

Störung von Denken und Sprache

Bei manchen Patienten findet sich zudem eine Beeinträchtigung des Denkprozesses. Dies wird als formale Denkstörung beschrieben und macht sich oft an der Sprache bemerkbar, die beispielsweise beschleunigt oder verlangsamt sein kann.

Von Denkzerfahrenheit wird gesprochen, wenn Begriffe ihre feste Bedeutung verlieren, verschiedene Sachverhalte miteinander verschmelzen, wenn geläufige Begriffe durch andere umschrieben werden oder Wortneuschöpfungen entstehen.

Sogenannte „Sprachverarmung" äußert sich in kurzen oder ausbleibenden Antworten auf gestellte Fragen. Beim Gedankenabreißen erfolgt ein plötzlicher Abbruch eines sonst flüssigen Sprechens ohne erkennbaren Grund. Beim „Danebenreden" passt die Antwort nicht zu der gestellten Frage. Einige Beispiele sind in Kasten 3 abgebildet. Patienten, die unter Denkzerfahrenheit leiden, sind oft schwer zu verstehen. Manchmal kann durch Bemühen des Gegenübers ein roter Faden erkannt oder auch weiterverfolgt werden. Dies gelingt eher in Fällen, in denen der Satzbau noch intakt ist, und lediglich der logische Zusammenhang nicht klar erkenntlich ist.

Kasten 3: Beispiele für Denkzerfahrenheit

„Ich bin jetzt im Haus ein Jahre lang links und rechts geimpft und wer kein Menschenfresser ist, ist über 30 Jahre."

„Früher sind die Leute aus blauäugigen Menschen bestanden und wie Hirne schaffen."

(aus AMDP-System, Arbeitsgemeinschaft für Methodik und Dokumentation in der Psychiatrie, 2000, S. 77).

Verhaltensauffälligkeiten

Desorganisiertes Verhalten gehört eher zu den auffälligen als zu den häufigen Verhaltensmerkmalen. Die Handlungen des Patienten wirken auf äußere Beobachter ungerichtet, sinnlos oder bizarr. Ein Patient wirft beispielsweise Gegenstände aus dem Fenster, stellt die Möbel durcheinander oder sammelt in sinnlos erscheinender Weise Gegenstände auf, um sie woanders zu verteilen.

Nicht selten ist eine Vernachlässigung oder Veränderung der äußeren Erscheinung zu beobachten. Als solche gilt beispielsweise eine exzentrische Aufmachung, oder wenn ein Patient bei sommerlichen Temperaturen vier Pullover und zwei Jacken übereinander anzieht. Verhalten, das von Beobachtern als impulsiv oder bizarr geschildert wird, steht häufig in Zusammenhang mit Wahnerleben. Ein Patient, der sich bedroht fühlt, handelt aus seiner Wahrnehmung heraus rational, wenn er in Gefahrensituationen plötzlich aufschreit, davonläuft oder sich wehrt.

Katatone Symptome (Stupor, Haltungsstereotypien, wächserne Biegsamkeit etc.) werden inzwischen kaum noch beobachtet. Weitere Verhaltensauffälligkeiten bestehen in sichtbarer Unruhe, die sich in Auf- und Abgehen äußern kann, übermäßigem Antrieb oder in sozialem Rückzug und Antriebslosigkeit (vgl. Negativsymptomatik).

Affektstörungen

Affektstörungen zeigen sich häufig an einer eingeschränkten sichtbaren emotionalen Reaktion. Dies führt dazu, dass Patienten auf andere wirken, als seien sie emotional abgestumpft oder gleichgültig, was Therapeuten verunsichert und den Aufbau einer guten Therapiebeziehung erschweren kann (Jung et al., 2014). Inzwischen zeigen jedoch viele Studien, dass dieser Eindruck oft täuscht und die Betroffenen durchaus starke Gefühle erleben (Krings & Elis, 2013). Zu den Affektstörungen zählt hingegen vor allem die Fähigkeit, sich auf angenehme Aktivitäten zu freuen. Dies führt dazu, dass weniger Freizeitinteressen und Aktivitäten aufgesucht werden, ein geringeres sexuelles Interesse vorliegt und der Kontakt zu Freunden und Altersgenossen deutlich verringert wird. Es findet sich aber auch inadäquater Affekt in dem Sinne, dass der Gefühlsausdruck nicht mit der aktuellen Situation oder Kommunikation übereinstimmt. Auch dies kann Therapeuten bisweilen verunsichern.

Mangelnde „Krankheitseinsicht"

In mehreren Studien zeigte sich, dass ca. 50 % aller schizophrenen Patienten das Vorhandensein einer psychischen Störung leugnen (Lincoln, Lüllmann &

Rief, 2007). Viele Betroffene haben den Eindruck, dass alles, worunter sie wirklich leiden, Verfolgung ist oder aber der Druck durch Angehörige oder Freunde, sich endlich einer Behandlung zu unterziehen. Symptome werden entweder nicht wahrgenommen oder als Nebenwirkungen der Medikation, körperliche Prozesse oder allenfalls Symptome einer anderen psychischen Störung (z.B. Depression) gewertet. Diese mangelnde Wahrnehmung sowie die fehlende Akzeptanz der Diagnose Schizophrenie werden oft als „mangelnde Krankheitseinsicht" bezeichnet. Abgesehen davon, dass dieser Bezeichnung etwas Paternalistisches anhaftet, ist fehlende „Krankheitseinsicht" – zumindest für die KVT – kein Prädiktor von Therapieerfolg (Lincoln et al., 2014). Auch mit Patienten, die ihre Überzeugungen nicht auf eine Erkrankung attribuieren, lassen sich gut Therapieziele erarbeiten und verfolgen. Hingegen haben es Ansätze, die mit dem Konzept einer zu bewältigenden „Erkrankung" arbeiten (z.B. psychoedukative Ansätze), schwer, wenn der Patient sich nicht als psychisch krank bewertet.

Verminderter Antrieb und sozialer Rückzug

Verminderte Aktivität, Lethargie, Antriebsschwierigkeiten, Selbstvernachlässigung und sozialer Rückzug sind bei Patienten mit schizophrenen Psychosen häufig und werden zusammen mit weiteren Aspekten unter den Begriff „Negativsymptomatik" zusammengefasst.

Gerade im Hinblick auf negative Symptome besteht eine pessimistische Erwartung vieler Behandler, da hier selbst die antipsychotische Medikation allenfalls geringe Verbesserung erbringt (Aleman et al., 2017). Im Gegenteil gehen sogar manche Forscher davon aus, dass auch die neuroleptische Medikation für bestimmte Negativsymptome in Form eines „Neuroleptika-induzierten Defizitsyndroms" (Lewander, 1994) verantwortlich sein kann. Patienten mit diesem Syndrom fühlen sich lethargisch und motivationslos, sodass alle Anforderungen des täglichen Lebens eine unüberwindbare Hürde darstellen. Es gibt Forschungsarbeiten, die darauf hindeuten, dass Patienten unter neuroleptischer Medikation zwar weniger Rückfälle erleiden, aber auch weniger „schaffen" (im Sinne von produktiv sein oder Ziele aktiv verfolgen bzw. erreichen) als Patienten ohne neuroleptische Behandlung (Murray et al., 2016).

Wenn jemand nicht in der Lage ist, morgens aufzustehen, das Haus zu verlassen und an sozialen Aktivitäten teilzunehmen, hat dies Auswirkungen. Es fehlen dann positive Erfahrungen, die die Stimmung aufhellen und Selbsteffizienzerwartungen steigern, die wiederum für eine erfolgreiche Bewältigung der Störung hilfreich wären.

Neuropsychologische Defizite und hirnorganische Befunde

Charakteristisch für schizophrene Störungen sind zudem eine Reihe neuropsychologischer Defizite (Fioravanti, Bianchi & Cinti, 2012; Exner & Lincoln, 2012). Im Bereich der Wahrnehmung ist die Fähigkeit, in einem Moment eine große Anzahl von Einzelinformationen zu erfassen, bei vielen Patienten gestört. Dies gilt selbst bei nur mittleren Ausprägungen der Störung und findet sich teilweise auch in symptomfreien Intervallen sowie bei Hochrisikopersonen. Sowohl akut psychotische als auch remittierte Patienten zeigen auch in ihrer Aufmerksamkeit in verschiedenen Tests Probleme im Vergleich zu Kontrollpersonen. Im Hinblick auf Gedächtnisfunktionen deuten bisherige Befunde darauf hin, dass das explizite verbale Gedächtnis sowie das Arbeitsgedächtnis am stärksten beeinträchtigt sind. Darüber hinaus gibt es auch Befunde, die Defizite des prozeduralen Lernens, das Teil des impliziten Gedächtnisses ist, belegen. Die bei Patienten mit Schizophrenie häufig beobachteten Schwierigkeiten bei der Lösung abstrakter Problemstellungen und der Aufrechterhaltung längerer Planungen werden als Defizite in den Exekutivfunktionen beschrieben, die auch durch ein insuffizientes Arbeitsgedächtnis erklärbar sind. Schließlich können bei Personen mit einer Schizophrenie auch andere wichtige Teilbereiche wie die sensomotorische Koordination und räumliche Wahrnehmungsfähigkeiten beeinträchtigt sein. Es gibt zudem Studien, die darauf hindeuten, dass neuropsychologische Defizite bereits vor Beginn der Störung auftreten und im weiteren Verlauf zunehmen (Maier et al., 2014), wobei vor allem Letzteres umstritten ist.

Neuropsychologische Funktionseinbußen sind jedoch nicht spezifisch für Schizophrenie, sondern kommen auch bei Patienten mit affektiven Störungen vor, insbesondere bei bipolaren Störungen. Die mangelnde Spezifität ist auch ein Grund, warum neuropsychologische Funktionseinbußen es nicht in die Kriterien A des DSM-5 geschafft haben. Kritisch angemerkt sei zudem, dass das Ausmaß neuropsychologischer Funktionseinbußen durch die fehlende Kontrolle von relevanten Einflussfaktoren überschätzt worden sein könnte. So zeigten sich beim Vergleich von Patienten mit psychotischen Störungen und gesunden Kontrollpersonen vergleichsweise geringere Gruppenunterschiede, die z. T. sogar gänzlich verschwanden, wenn man das subjektive und psychophysiologisch messbare Stressniveau der Patienten kontrollierte (Krkovic et al, 2017). Andere Studien weisen darauf hin, dass die Testleistungen von Patienten mit Schizophrenie schlechter sind, wenn diese von vorneherein davon ausgehen, dass nach „Defiziten" gesucht wird (Moritz et al., 2017).

Wo vorhanden, haben neuropsychologische Erkrankungen aber negative Auswirkungen auf die Erholung und die soziale und berufliche Resozialisation nach einer psychotischen Episode (Galderisi et al., 2014). Die Konzentrationsschwierigkeiten können beispielsweise dazu führen, dass Patienten sich die Inhalte der Therapiesitzungen nicht merken können. Beeinträchtigte Planungsfertigkeiten können die Generierung und Überprüfung von Strategien im Umgang mit neu auftretenden Problemen erschweren. Auch im Freizeitbereich wirken sich solche Defizite aus, wenn ein Patient etwa während eines Kinofilms oder Theaterstücks ab der Hälfte unaufmerksam und abgelenkt wirkt, wenn er Probleme hat, sich in längeren Gesprächen auf das vorher Gesagte zu beziehen oder Schwierigkeiten bei der Durchführung feinmotorischer Aufgaben erlebt.

Somatische Symptome

Patienten mit Schizophrenie sterben im Durchschnitt etwa 15 bis 20 Jahre früher als gesunde Kontrollpersonen (McGrath, Saha, Chant & Welham, 2008). Für die verkürzte Lebenserwartung sind neben sozioökonomischen Problemen (z.B. Arbeitslosigkeit, Armut, soziale Isolation, Gefängnisaufenthalt oder Obdachlosigkeit) und einer erhöhten Suizidalität (Popovic et al., 2014) vor allem körperliche Beschwerden und somatische Erkrankungen verantwortlich, die oft unentdeckt und daher auch unbehandelt bleiben. Zu diesen Erkrankungen zählen metabolische und kardiovaskuläre Erkrankungen, Krebs, Infektionen, chronisch-obstruktive Lungenerkrankung und sexuelle Dysfunktionen (Hasan & Wobrock, 2016), von denen einige auch eine Folge der Medikation sind. Die Tatsache, dass Erkrankungen übersehen werden, wird auch auf stigmatisierende Einstellungen von Behandlern gegenüber Patienten mit psychotischen Störungen zurückgeführt (Sullivan et al., 2015). Psychotherapeuten sollten sich dessen bewusst sein und ihre Patienten zu regelmäßigen Abklärungen bei Allgemein- und Fachärzten motivieren (Lincoln & Heibach, 2017).

1.2 Begriff, Begriffsverwendung und Stigmatisierung

Historischer Kontext des Begriffs

Der Begriff der Schizophrenie (Bewusstseinsspaltung) wurde von Bleuler 1911 eingeführt, und löste die von Kraepelin eingeführte Bezeichnung „Dementia praecox" (vorzeitiger Verfall) ab. Die Ablösung des Begriffes der Dementia praecox war richtig, da die Störung weder nur in jungem Alter auftritt (wie es die Bezeichnung praecox impliziert), noch typischerweise zu Demenz (Dementia) führt.

Schizophrenie bedeutet – wörtlich übersetzt – gespaltener Geist oder, genauer, gespaltenes „Zwerchfell", die griechische Bezeichnung für Seele. Der Begriff Schizophrenie sollte die mentalen Assoziationsstörungen (Denk- und Sprachstörungen sowie inadäquater Affekt), die Bleuler für das wesentliche Merkmal der Störung hielt, zum Ausdruck bringen. Auch diese Sichtweise gilt jedoch heute als verkürzt, da auch der Fokus auf die Assoziationsstörungen der Komplexität des Störungsbildes nicht gerecht wird.

Falsche Begriffsverwendung

„Schizophren" wird im Sprachgebrauch in falscher und diskriminierender Weise als Synonym für unlogisches, widersprüchliches oder als sinnlos eingestuftes Verhalten oder Denken verwendet: z.B. „Das ist doch schizophren!", „Der ist schizo!" oder „Es handelt sich um einen schizoiden Sachverhalt". Viele Leute glauben, dass „Schizophrenie" soviel bedeutet wie „gespaltene Persönlichkeit", können aber auch nicht erklären, was das wiederum sein soll, oder sie verwechseln Schizophrenie mit einer multiplen Persönlichkeitsstörung. Insgesamt ist die Bezeichnung Schizophrenie als Beschreibung der relevanten Symptome der Störung (z.B. Halluzinationen, Wahn) eher irreführend und trägt mitunter sogar zu Stigmatisierung bei (Schlier & Lincoln, 2013).

Stigmatisierung

Auch Vorurteile in Bezug auf die psychische Störung selbst, führen dazu, dass die Bezeichnung „schizophren" im alltäglichen Sprachgebrauch in der Regel als Schimpfwort fungiert. Die typischen Symptome der Schizophrenie werden von der Umgebung als unverständlich und beängstigend erlebt. Der Störung haftet in faktisch allen Ländern und Kulturen ein soziales Stigma der Unberechenbarkeit und Gefährlichkeit an. Angermeyer und Matschiger (2004) führten eine repräsentative Befragung an über 5.000 Deutschen durch. Dabei untersuchten sie die Prävalenz verschiedener Komponenten von Schizophreniestereotypen sowie den Zusammenhang zwischen Stereotypen und Diskriminierung. Das häufigste Stereotyp bestand in der Auffassung, dass Menschen mit Schizophrenie unkontrollierbar, bzw. unvorhersehbar handeln und inkompetent sind, gefolgt von Überzeugungen, dass sie gefährlich sind und eine schlechte Prognose haben. Beispielsweise stimmten 47% der Befragten der Aussage zu „Man weiß nie, was eine Person mit Schizophrenie als nächstes tun wird" und nur 13% stimmten dieser Aussage explizit nicht zu. 50% stimmten der Aussage zu, dass Personen mit Schizophrenie schnell die Selbstbeherrschung verlieren, 35% stimmten der Aussage zu, dass schizophrene Patienten eine große Gefahr für kleine Kinder darstellen und 37% stimmten der Aussage zu, dass Personen mit Schizophrenie nicht in der Lage sind, wichtige Entscheidungen im Hinblick auf ihr eigenes Leben zu treffen. Die Autoren konnten zudem zeigen, dass eine relativ enge Assoziation zwischen stigmatisierenden Einstellungen auf der einen Seite und der Befürwortung von Distanz, bzw. Akzeptanz einer strukturellen Diskriminierung auf der anderen Seite besteht. Als strukturelle Diskriminierung wurde dabei z.B. eine Bejahungstendenz bei der Aussage: „Personen mit Schizophrenie sollte eine kostengünstige Medikation verschrieben werden, auch wenn diese mit mehr Nebenwirkungen einhergeht" gewertet.

Angesichts der negativen Begriffsverwendung und der Vorurteile und Ablehnung gegenüber Personen mit Schizophrenie überrascht es nicht, dass die Konfrontation mit der Diagnose der Schizophrenie bei Betroffenen zumeist tiefe Beunruhigung, Angst und Pessimismus auslöst. Die negativen emotionalen Reaktionen auf die Diagnose führen oft zu einer Ablehnung der Diagnose durch Betroffene (vgl. vorheriger Abschnitt Mangelnde „Kranheitseinsicht") oder auch Angehörige. Dies hat wiederum zur Folge, dass die aufgrund mangelnden Krankheitsgefühls ohnehin verringerte Bereitschaft, sich mit der psychischen Störung auseinanderzusetzen, an psychoedukativen Programmen teilzunehmen oder dem Rat der Behandler zu folgen, weiter sinkt. Das soziale Stigma erschwert zudem die Wiedereingliederung in Familie, Freundeskreis, Beruf und Gesellschaft.

Um die Akzeptanz der Diagnose zu erhöhen wurde in Japan die Diagnosebezeichnung „Schizophrenie" durch „Störung der Einheit des Selbst" ersetzt (Umehara et al., 2011). Vermutlich würde eine erneute Veränderung des Begriffes auch hierzulande, vor allem für Betroffene, kurzfristig zu einer Verbesserung der Akzeptanz führen. Allerdings besteht die Gefahr, dass eine neue Bezeichnung bald mit denselben Vorurteilen behaftet wäre, denn jede Bezeichnung einer für viele Menschen unbegreiflichen psychischen Störung birgt die Gefahr, negativ besetzt und missbraucht zu werden. Sinnvoller ist es wahrscheinlich, über die Behandlung der Schizophrenie hinaus das negative soziale Stigma zu bekämpfen. In diesem Sinne sind in den letzten Jahren eine Reihe von Programmen entstanden, die auf die Reduzierung von Stigma in Bezug auf Schizophrenie abzielen (Morgan et al., 2018).

1.3 Klassifikation

Unter dem Begriff „Schizophrenie" wird eine psychopathologisch heterogene Gruppe von Störungen zusammengefasst. Kaum eine andere diagnostische Kategorie ist so umstritten wie die Schizophrenie. Ein Grund hierfür liegt in dem Fehlen eines einzelnen Merkmals, das für diese Diagnose als notwendig angesehen wird. Hinzu kommt, dass bislang keine klaren Ursachen bekannt sind, die die Störung als Ganzes erklären. Schließlich bietet die Diagnose selbst auch keine Anhaltspunkte im Hinblick auf die Einschätzung des weiteren Verlaufs, der sehr unterschiedlich sein kann.

Seit der Einführung von DSM-III kann Schizophrenie trotz der Heterogenität der Symptomatik vergleichbar zuverlässig diagnostiziert werden, wie andere psychische Störungen. Die weitgehende Anpassung der Diagnosesysteme DSM und ICD bilden eine verbesserte Basis für die Suche nach ätiologischen Faktoren, effektiver Prävention und Behandlung und erleichtern den Austausch unter Klinikern. Ein wesentlicher Unterschied liegt noch in der im DSM-5 geforderten Störungsdauer von sechs Monaten (APA, 2015), wohingegen die ICD lediglich einen Monat mit akuten Symptomen fordert.

Kasten 4 und 5 zeigen eine gekürzte Form der diagnostischen Kriterien für Schizophrenie nach DSM-5 (American Psychiatric Association, 2018) und ICD-10 (Dilling et al., 2004). Ein Überblick über die wichtigsten Änderungen vom DSM-IV zum DSM-5 findet sich in Kasten 6.

Kasten 4: Diagnostische Kriterien für Schizophrenie nach DSM-5 (F20.9)[1]

A. Zwei (oder mehr) der folgenden Symptome, jedes bestehend für einen erheblichen Teil einer einmonatigen Zeitspanne (oder kürzer, wenn erfolgreich behandelt). Mindestens eines dieser Symptome muss (1), (2) oder (3) sein.
   1. Wahn.
   2. Halluzinationen.
   3. Desorganisierte Sprechweise (z. B. häufiges Entgleisen oder Zerfahrenheit).
   4. Grob desorganisiertes oder katatones Verhalten.
   5. Negativsymptome (z. B. verminderter emotionaler Ausdruck oder reduzierte Willenskraft [Avolition]).

B. Für eine erhebliche Zeitspanne seit dem Beginn der Störung sind eine oder mehrere zentrale Funktionsbereiche wie Arbeit, zwischenmenschliche Beziehungen oder Selbstfürsorge deutlich unter dem Niveau, das vor dem Beginn erreicht wurde (oder, falls der Beginn in der Kindheit oder Adoleszenz liegt, wird das zu erwartende Niveau der zwischenmenschlichen, geistigen oder beruflichen Leistungen nicht erreicht).

C. Zeichen des Störungsbildes halten durchgehend für mindestens 6 Monate an. Diese 6-monatige Periode muss mindestens einen Monat mit Symptomen (oder weniger, falls erfolgreich behandelt) umfassen, die das Kriterium A (d. h. floride Symptome) erfüllen, und kann Perioden mit prodromalen oder residualen Symptomen einschließen. Während dieser prodromalen oder residualen Perioden können sich die Zeichen des Störungsbildes auch durch ausschließlich negative Symptome oder durch zwei oder mehr Symptome manifestieren, die im Kriterium A aufgelistet und in einer abgeschwächten Form vorhanden sind (z. B. seltsame Überzeugungen, ungewöhnliche Wahrnehmungserlebnisse).

D. Eine Schizoaffektive Störung und eine depressive oder bipolare Störung mit psychotischen Merkmalen wurden ausgeschlossen, da entweder 1) keine Episode einer Major Depression oder Manie gemeinsam mit den floriden Symptomen aufgetreten ist oder 2) falls affektive Episoden während der floriden Phase aufgetreten sind, ihre Gesamtdauer im Vergleich zur Dauer der floriden und residualen Perioden kurz war.

E. Das Störungsbild ist nicht Folge der physiologischen Wirkung einer Substanz (z. B. eine Substanz mit Missbrauchspotenzial oder ein Medikament) oder eines medizinischen Krankheitsfaktors.

F. Bei einer Vorgeschichte mit einer Autismus-Spektrum-Störung oder einer Kommunikationsstörung mit Beginn im Kindesalter wird die zusätzliche Diagnose einer Schizophrenie nur dann gestellt, wenn mindestens einen Monat lang (oder weniger, falls erfolgreich behandelt) zusätzlich zu den anderen erforderlichen Symptomen einer Schizophrenie auch ausgeprägte Wahnphänomene oder Halluzinationen vorhanden sind.

1 Abdruck erfolgt mit Genehmigung aus der deutschen Ausgabe des Diagnostic and Statistical Manual of Mental Disorders, Fifth Edition © 2013, Dt. Ausgabe: © 2018, American Psychiatric Association. Alle Rechte vorbehalten.

Kasten 5: Diagnostische Kriterien nach ICD-10 (Forschungskriterien) für Schizophrenie (F20.0-20.3)

Allgemeine Kriterien für die paranoide, die hebephrene, die katatone und die undifferenzierte Schizophrenie:

G1. Entweder mindestens eines der Syndrome, Symptome und Anzeichen aufgelistet unter 1. oder mindestens zwei unter 2. sollten in der meisten Zeit innerhalb von mindestens einem Monat während einer psychotischen Episode vorhanden sein (oder während einiger Zeit an den meisten Tagen).

1. Mindestens eines der folgenden Merkmale:
   a) Gedankenlautwerden, Gedankeneingebung, Gedankenentzug oder Gedankenausbreitung
   b) Kontrollwahn, Beeinflussungswahn; Gefühl des Gemachten deutlich bezogen auf Körper- oder Gliederbewegungen oder bestimmte Gedanken, Tätigkeiten oder Empfindungen; Wahnwahrnehmung
   c) kommentierende oder dialogisierende Stimmen, die über das Verhalten des Patienten reden oder untereinander über ihn diskutieren oder andere Stimmen, die aus bestimmten Körperteilen kommen
   d) anhaltender kulturell unangemessener, bizarrer und völlig unrealistischer Wahn, wie der, das Wetter kontrollieren zu können oder mit Außerirdischen in Verbindung zu stehen.
2. Oder mindestens zwei der folgenden Merkmale:
   a) anhaltende Halluzinationen jeder Sinnesmodalität, täglich während mindestens eines Monats, begleitet von flüchtigen oder undeutlich ausgebildeten Wahngedanken ohne deutlichen affektiven Inhalt oder begleitet von lang anhaltenden überwertigen Ideen
   b) Neologismen, Gedankenabreißen oder Einschiebungen in den Gedankenfluss, was zu Zerfahrenheit oder Danebenreden führt
   c) katatone Symptome wie Erregung, Haltungsstereotypien oder wächserne Biegsamkeit (Flexibilitas cerea), Negativismus, Mutismus und Stupor
   d) „Negative" Symptome wie auffällige Apathie, Sprachverarmung, verflachte oder inadäquate Affekte. (Es muss sichergestellt sein, dass diese Symptome nicht durch eine Depression oder eine neuroleptische Medikation verursacht werden.)

G2. Ausschlussvorbehalt
1. Wenn Patienten ebenfalls die Kriterien für eine manische Episode (F30) oder eine depressive Episode (F32) erfüllen, müssen die oben unter G1.1 und G1.2 aufgelisteten Kriterien *vor* der affektiven Störung aufgetreten sein.
2. Die Störung kann nicht einer organischen Gehirnerkrankung (im Sinne von F00-F09) oder einer Alkohol- und Substanzintoxikation (F1x.0), einem Abhängigkeitssyndrom (F1x.2) oder einem Entzugssyndrom (F1x.3, F1x.4) zugeordnet werden.

Kasten 6: Änderungen von DSM-IV-TR zum DSM-5

Wichtigste Änderungen der Diagnosekriterien für Schizophrenie

- Modifikationen des *A-Kriteriums*:
  - Wegfall des diagnostischen Sonderstatus für bizarren Wahn und Halluzinationen ersten Ranges nach Schneider (die nach DSM-IV jeweils allein zur Erfüllung des A-Kriteriums ausreichten), aufgrund geringer Spezifität bzw. geringer Reliabilität dieser Kriterien.
  - Die Diagnose von Schizophrenie setzt jetzt zwei A-Kriterium-Symptome voraus, von denen eines der drei Symptome Wahn, Halluzinationen oder desorganisierte Sprache sein muss.
- Wegfall der *Schizophrenie-Subtypen:* Die Aufgliederung in Paranoider, Desorganisierter und Katatoner Typus wurde nicht ins DSM-5 übernommen.
- (optionale) Erfassung der *Symptom-Schwere auf Kontinuen:* Alle vorhandenen A-Kriterium-Symptome werden in ihrer aktuellen Intensität (höchste Ausprägung innerhalb der letzten Woche) auf einer Skala von 0 bis 4 quantifiziert.

Änderungen im Kapitel Schizophrenie Spektrum und andere psychotische Störungen

- Die *Schizoaffektive Störung* wurde rekonzeptualisiert als längsschnittliche Diagnose. Nach Erfüllung des A-Kriteriums ist nun erforderlich, dass eine majore affektive Episode über den Großteil der Störungsdauer vorhanden ist.
- Für das A-Kriterium der *Wahnhaften Störung* ist nun nicht mehr erforderlich, dass der Wahn nicht bizarr ist. Daneben erfordert ein neues Ausschlusskriterium, dass die Symptome nicht besser durch eine Zwangsstörung oder körperdysmorphe Störung mit mangelnder Einsicht erklärt werden können.
- Die diagnostischen Kriterien für *Katatonie* wurden kontextübergreifend vereinheitlicht. Im DSM-5 kann Katatonie einheitlich als Spezifikation diagnostiziert werden, wenn drei von zwölf Katatonie-Symptomen vorliegen – unabhängig davon, ob sie im Rahmen einer psychotischen, affektiven oder medizinischen Störung diagnostiziert wird.

Neben den Eingangskriterien, die in jedem Fall erfüllt sein müssen, unterscheidet die ICD-10 noch drei Subtypen der Schizophrenie. Diese werden durch die zum Untersuchungszeitpunkt vorherrschende Symptomatik bestimmt. Aufgrund der häufigen Überschneidungen von Symptomen, die verschiedenen Subtypen zuzuordnen wären, folgt die Zuordnung der Regel, dass die vorherrschenden Symptome die Wahl des Typus bestimmen sollen. Die paranoide Schizophrenie (F20.0) ist durch Wahnphänomene und Halluzinationen gekennzeichnet. Bei der hebephrenen Schizophrenie (F20.1) stehen hingegen Verflachung, Oberflächlichkeit Inadäquatheit oder Unangebrachtheit des Affektes im Vordergrund, oder aber zielloses und unzusammenhängendes Verhalten oder eindeutige Denkstörungen. Hingegen ist die katatone Schizophrenie (F20.2) durch mindestens eines der folgenden Merkmale gekennzeichnet: (1) Stupor oder Mutismus, (2) Erregung, (3) Haltungsstereotypien, (4) Negativismus, (5) kataleptische Starre, (6) wechselnde Biegsamkeit, Verharren der Glieder oder des Körpers in Haltungen, die von außen auferlegt sind, (7) Befehlsautomatismus. Das schizophrene Residuum (ICD-10: F20.5) soll für Störungsbilder verwendet werden, bei denen in der Vergangenheit mindestens eine schizophrene Episode vorgelegen hat und fortlaufend Hinweise für das Erkrankungsbild vorhanden sind, aber ausgeprägte Symptome für eine floride Phase nicht mehr erfüllt sind. Hier dominieren stattdessen eher negative Symptome das klinische Bild. Die ICD-10 beinhaltet schließlich auch eine Restkategorie für Zustandsbilder die zwar die allgemeinen Kriterien einer Schizophrenie erfüllen, aber keinem Typus eindeutig zuzuordnen sind (F20.3: undifferenzierte Schizophrenie).

Ein Problem bei der Subtypenzuordnung besteht aber darin, dass die Unterformen nicht klar voneinander abgrenzbar sind und dass sich die Typzuordnung häufig im Verlauf der Erkrankung ändert. Im DSM-5 wurde daher auf eine entsprechende Subtypisierung verzichtet. Stattdessen wird die gegenwärtige Intensität von jedem der fünf im A-Kriterium beschriebenen Symptome (Wahn, Halluzinationen, Desorganisierte Sprache, Katatonie und Negative Symptome) auf einer Skala von 0 (= nicht vorhanden) bis 4 (= vorhanden und schwer) quantifiziert. Es ist zu erwarten, dass auch die ICD-11 die Subtypenunterscheidung nicht beibehalten wird.

In der ICD-10 wird schließlich unter der Bezeichnung „Schizophrenia Simplex" (F20.6) eine Form der Schizophrenie beschrieben, bei der sich eine ausgeprägte Negativsymptomatik entwickelt, ohne dass jemals zuvor eine akute schizophrene Episode aufgetreten ist. Die Betroffenen zeigen aber deutliche und anhaltende Veränderungen früherer Persönlichkeitsmerkmale, die sich in Antriebs- und Interessenverlust oder ziellosem Verhalten, Selbstversunkenheit und sozialem Rückzug äußern. Hinzu kommen eine Abnahme sozialer Aktivität, des sozialen Funktionsniveaus und der schulischen und beruflichen Leistungsfähigkeit.

1.4 Differenzialdiagnostik

Eine gründliche differenzialdiagnostische Abwägung ist wichtig. Ähnliche Zustandsbilder können durch medizinische Faktoren ausgelöst werden. Zudem sind die Symptome einer Schizophrenie nicht immer leicht von denen benachbarter Störungen zu unterscheiden.

Bei der differenzialdiagnostischen Abgrenzung ist daher sowohl an sekundäre, somatisch induzierte sowie an substanzinduzierte Schizophrenien zu denken. Des Weiteren muss das Vorliegen von Persönlichkeitsstörungen oder anderen psychotischen Störungen in Betracht gezogen werden. In Tabelle 1 wird ein Überblick über die wichtigsten Differenzialdiagnosen und ihre Abgrenzung gegeben.

Sogenannte „Symptomatische Schizophrenien" können beispielsweise durch Epilepsien, Tumore, Schädel-Hirn-Traumata, zerebrovaskuläre Erkrankungen,

Tabelle 1: Übersicht differenzialdiagnostischer Aspekte der Schizophrenie (aus Lincoln et al., 2019, S. 23; in Anlehnung an First, 2017)

Andere psychotische Störungen		
Differenzialdiagnose	**Gemeinsamkeiten**	**Abgrenzung**
Wahnhafte Störung	Wahn	Fehlen anderer für die Schizophrenie charakteristischer Symptome (z. B. Halluzinationen, desorganisierte Sprechweise und desorganisiertes Verhalten).
Schizophreniforme Störung bzw. Kurze psychotische Störung	Psychotische Symptome	Dauer: weniger als 6 Monate.
Schizoaffektive Störung	Psychotische Symptome	Gleichzeitiges Auftreten einer Major Depression/manischen Episode; affektive Symptome über den Großteil der akuten Phase vorhanden.
Schizotype Personlichkeitsstörung	Verzerrungen des Denkens und der Wahrnehmung; Eigentümlichkeiten des Verhaltens	Unterschwellige Symptomatik (z. B. ungewöhnliche Wahrnehmungserfahrungen, magisches Denken), die mit überdauernden Persönlichkeitsmerkmalen assoziiert ist; keine floriden Symptome.
Affektive Storung mit psychotischen Merkmalen (insbesondere Depression, Bipolare Störung)	Psychotische Symptome	Affektive Symptome sind ausgeprägt und dominierend; Wahn und Halluzinationen treten ausschließlich während einer depressiven oder manischen Episode auf.
Zwangsstörung und Körperdysmorphe Störung mit geringer oder mangelnder Einsicht	Wahnhaft anmutende Gedanken	Zwangssymptome (z. B. kontrollieren) bzw. die anhaltende Beschäftigung mit dem eigenen Körper stehen im Vordergrund.
Posttraumatische Belastungsstörung	Dissoziative Reaktion (Flashbacks) konnen Halluzinationen ähneln; Hypervigilanz mit paranoidem Ausmaß	Vorhandensein eines traumatischen Erlebnisses und charakteristische Symptommerkmale wie Wiedererleben und Reagieren auf das Ereignis; Inhalt von Wahn/Halluzination steht in Zusammenhang mit Trauma.
Autismus-Spektrum-Störung oder Kommunikationsstörungen	Fehlendes soziales Interesse und eingeschränkte Aktivität zeigen Überschneidungen zur Negativsymptomatik	Viel deutlichere Beeinträchtigung der sozialen Interaktionsfähigkeit; repetitive Verhaltensmuster, Interessen und Aktivitäten.

ZNS-Infektionen, Chorea Huntington, Endokrinopathie, metabolische Störungen, Autoimunerkrankungen, Vitaminmangel-Syndrome und Intoxikation verursacht sein (Falkai et al., 2017). Es gibt zudem eine Reihe genetisch übermittelter schwerer Hirnerkrankungen, die zum Auftreten schizophrener Symptomatik beitragen. Zu den wichtigsten Erkrankungen, die mit Wahn, Halluzinationen, Denkstörungen oder auch negativen Symptomen einhergehen können, zählen Chorea Huntington, Demenz vom Alzheimer Typ, die autosomal dominante Erbkrankheit Porphyrie und – seltener – multiple Sklerose. Eine ärztlich-medizinische Abklärung ist von daher zur Diagnosestellung unerlässlich.

Des Weiteren können Gifte, die spezifische Auswirkungen auf Gehirnfunktionen haben, eine akute Symptomatik hervorrufen. Als solche gelten in überdosierter Form Amphetamine und andere Substanzen, die über den Transmitter Dopamin vermittelt werden (beispielsweise Kokain und L-Dopa). Auch kleine Dosen von Ketamin, Psilocybin oder Phencyclidin können schizophrene Syndrome verursachen. Substanzinduzierte Psychosen können zudem durch Halluzinogene, Cannabinoide, Anticholinergika, Alkohol, Alkoholentzug sowie Barbiturat- und Benzodiazepinentzug ausgelöst werden.

1.5 Komorbide Störungen

Unter den Störungen, die häufig im Zusammenhang mit Schizophrenie gefunden werden, befinden sich in erster Linie Störungen im Zusammenhang mit psychotropen Substanzen, Angststörungen und Affektive Störungen. Trotz der hohen Komorbidität mit anderen Störungen finden zusätzliche Störungen in der klinischen Diagnostik und der Behandlung von Schizophrenien bisher wenig Beachtung. Eine Ausnahme bildet dabei die spezifische Behandlung von Patienten mit der Doppeldiagnose von Schizophrenie und Sucht in einigen Abteilungen und Therapieeinrichtungen.

Substanzmissbrauch und Substanzabhängigkeit

Von Belang sind in erster Linie der Missbrauch oder die Abhängigkeit von Alkohol und Cannabis, die bei fast der Hälfte der Patienten vorkommen (Buckley et al., 2009) aber auch der Missbrauch von Psychostimulanzien, Benzodiazepinen, Halluzinogenen, Antiparkinsonmitteln sowie ein hoher Nikotinkonsum. In einer WHO-Studie berichteten 57 % der männlichen Patienten einen Alkoholmissbrauch (Jablensky et al., 1992). Dies ist auch relevant, weil Alkohol einerseits als Copingstrategie, mit hoher Wahrscheinlichkeit in einem affektregulierenden Sinne, eingesetzt wird und sich andererseits negativ auf die Wirkung neuroleptischer Medikation auswirkt. Circa 70 % aller Patienten mit Schizophrenie rauchen (de Leon, Tracy, McCann, McGory & Diaz, 2002). Auch das Rauchen und oftmals stark erhöhter Kaffeekonsum werden von Patienten als Copingstrategien eingesetzt. Insgesamt geht die Doppeldiagnose Schizophrenie und Sucht mit einer schlechteren Prognose einher (Fenton, 2001).

Angststörungen

Verschiedene Untersuchungen konnten zeigen, dass etwa 50 % aller Patienten, die die Diagnose einer Schizophrenie erhielten, gleichzeitig unter einer komorbiden Angststörung litten. Besonders häufig treten dabei Panikstörungen oder soziale Ängste auf (Buckley et al., 2009; Fenton, 2001). Große Aufmerksamkeit erhielt in jüngerer Zeit die Prävalenz posttraumatischer Belastungssymptome. Einige Studien fanden sehr hohe Prävalenzraten von bis zu über 50 % für eine posttraumatische Belastungsstörung im Anschluss an eine stationäre Behandlung. In diesen Studien konnte zudem demonstriert werden, dass sowohl der erlebte Kontrollverlust in der Behandlung (vor allem durch Unterbringungen in gesicherten Einzelzimmern und anderen Zwangsmaßnahmen) als auch die psychotischen Symptome selbst (vor allem Ängste im Zusammenhang mit Wahn und Halluzinationen) traumatisierend sein können (Frueh et al., 2005; Frame & Morrison, 2001; Shaw, McFarlane & Bookless, 1997). Aber auch eine gewisse Überlappung zwischen Symptomen einer Zwangsstörung und psychotischen Symptomen ist belegt (Eisen & Rasmussen, 1993; Moritz & Larøi, 2008).

Affektive Störungen und Suizid

Am wenigsten überrascht vielleicht die Komorbidität von Schizophrenie und Depression. Im Durchschnitt leiden etwa 25 % aller von Schizophrenie betroffenen Patienten zusätzlich unter ausgeprägter Depressivität (Siris, 1991). Legt man eine weitere Definition von Depression zugrunde (nur das Vorhandensein depressiver Stimmung) oder berücksichtigt auch vergangene depressive Episoden, so liegen die Prävalenzen deutlich höher (Fenton, 2001). Die Komorbidität mit Depression ist in gewisser Weise kennzeichnend für das Klassifikationsdilemma der Schizophrenie (Exner & Lincoln, 2012). Das klassische Konstrukt der Depression taucht innerhalb der Kategorie der psychotischen

Störungen zum einen in Form der „postschizophrenen Depression" auf, die nach ICD-10 als weiterer Untertyp der Schizophrenie kodiert wird (F20.4). Darüber hinaus gibt es in DSM-5 und ICD-10 mit der „Schizoaffektiven Störung" eine eigenständige Störungskategorie, die sich durch eine „relative Balance zwischen Zahl, Schwere, und Dauer schizophrener und affektiver Symptome auszeichnet" (S. 95). Ferner treten psychotische Symptome auch bei Personen mit der Diagnose einer Majoren Depressiven Episode oder einer Bipolaren Störung auf. Die symptomatische und ätiologische Überlappung zwischen Schizophrenie und affektiven Störungen ist sogar so ausgeprägt, dass einige Forscher dafür plädieren, von nur einem Störungskomplex auszugehen und die bisherige Einteilung in verschiedenen Entitäten in DSM und ICD aufzugeben (van Os & Reininghaus, 2016).

Im Zusammenhang mit Depression ist auch die hohe Suizidrate bei Personen mit einer Schizophrenie zu beachten. In den meisten Publikationen zum Thema wird die Rate versuchter Suizide etwa zwischen 20 und 40 % und die Rate vollendeter Suizide mit circa 5 bis 10 % angegeben. Ein größeres Suizidrisiko besteht bei Betroffenen mit höheren Depressionswerten in der Residualphase sowie bei jenen mit einer höheren Einsicht in Bezug auf das Vorhandensein von Symptomen, ihrer Ursache und ihren Konsequenzen („Krankheitseinsicht"). Die kritische Periode für Suizide liegt in der Residualphase, wenn die Episode und ihre Konsequenzen verarbeitet werden (Nordentoft et al., 2015).

1.6 Verlauf und Prognose

Das durchschnittliche Alter bei Erstmanifestation liegt bei Männern im zweiten bis dritten und bei Frauen im späten dritten Lebensjahrzehnt. McGlashan und Johannessen (1996) schlagen ein Modell vor, das verschiedene Phasen im Frühverlauf der Schizophrenie unterscheidet. Der Störungsverlauf beginne mit einer prämorbiden Phase, in der noch keine klinischen Symptome vorliegen, aber bereits Vulnerabilitäts- und Stressfaktoren beobachtbar und messbar sein können. Dieser Phase folge eine präpsychotische Prodomalphase, in der erstmalig klinische Symptome auftreten. Allerdings erfüllten diese Symptome nicht die Diagnosekriterien der Schizophrenie. Vielmehr sei diese Phase gekennzeichnet durch unspezifische Symptome wie Grübeln, quälende Gedanken, Schlafstörungen, innere Anspannung, Nervosität, Unruhe, Konzentrationsschwierigkeiten, Reizbarkeit, Ängste, Interessenverlust, depressive Symptome, Sorgen oder mangelndes Selbstvertrauen. Auch die Einbußen im sozialen Funktionsniveau, die typischerweise mit Schizophrenie einhergehen, wie der Verlust des Arbeitsplatzes oder Schwierigkeiten beim Eingehen oder Aufrechterhalten von Partnerschaften oder der Selbstständigkeit in der Erledigung von Alltagsangelegenheiten können bereits in dieser präpsychotischen Phase auftreten. In der dritten Phase des von McGlashan und Johannessen beschriebenen Phasenmodells liegen bereits Symptome vor, die die Diagnosekriterien der Schizophrenie erfüllen, ohne dass diese jedoch behandelt werden. Schätzungen zufolge befinden sich in Deutschland Personen mit Schizophrenie durchschnittlich über ein Jahr in dieser Phase, bevor der erste professionelle Behandlungskontakt erfolgt (Köhn et al., 2004). Erst in der vierten Phase findet üblicherweise die Standardbehandlung mit antipsychotischer Medikation statt. Diese Phase wird in der Regel gefolgt von einer Phase der Remission der Symptomatik (Remissionsphase), der trotz Behandlung erneute Rezidive folgen könnten, die sich wiederum durch Frühsymptome ankündigen. Rückblickend können in den meisten Fällen sowohl die Symptome der Prodromalphase als auch Frühymptome eines Rezidivs mit den Betroffenen rekonstruiert und als Warnsignale für das Auftreten einer neuen akuten Periode genutzt werden.

Obwohl somit deutlich wird, dass das Auftreten von attenuierten psychotischen Symptomen oder zeitlich begrenzten Positivsymptomen (z. B. kurzzeitiges Stimmenhören oder vorübergehende Wahneinfälle) eine akute psychotische Phase ankündigen kann, ist der im Phasenmodell von McGlashahn und Johanssen beschriebene Übergang von einem solchen Stadium in eine volle psychotische Störung alles andere als zwingend. Nur etwa ein Drittel der Patienten, die die Kriterien für das sogenannte Hochrisikosyndrom (vgl. Kasten 7) erfüllen – welches bislang die beste Vorhersagekraft aufweist – erfüllen 1 bis 3 Jahre später auch die Kriterien für eine psychotische Störung (Schultze-Lutter et al., 2015; Fusar-Poli et al., 2012).

Kasten 7: Kriterien Hochrisikosyndrom (Schultze-Lutter et al., 2015)

Für das Hochrisikosyndrom muss eines der folgenden Kriterien erfüllt sein:

- Attenuierte psychotische Symptome: abgeschwächte psychotische Symptome wie paranoide Ideen, Größenideen oder Beziehungsideen, ungewöhnliche Wahrnehmungen, magisches Denken, merkwürdige Überzeugungen oder Sprache.
- Kurze, limitierte, intermittierende psychotische Symptome: vorübergehend voll ausgeprägte psychotische Symptome wie Halluzinationen, Wahn oder formale Denkstörungen, die nicht länger als

eine Woche andauern und spontan remittieren. Genetisches Risiko und funktionale Einschränkung: Es gibt Verwandte ersten Grades mit einer psychotischen Störung oder einer schizotypischen Persönlichkeitsstörung, und es liegt eine starke Einschränkung des psychosozialen Funktionsniveaus im Zeitraum des vergangenen Jahres vor.

Aus der regen Forschungstätigkeit zur Identifikation von Faktoren, die den Übergang von einem Hochrisikostatus in eine klinische diagnostizierbare Schizophrenie vorhersagen können, sind eine Reihe von Versuchen hervorgegangen, mit der medikamentösen und therapeutischen Behandlung bereits in dieser Phase anzusetzen (vgl. beispielsweise Bechdolf, Pützfeld, Güttgemanns & Groß, 2010). Dies ist mit der Hoffnung verknüpft, dass pharmakologische und/oder psychosoziale Interventionen in dieser frühen Phase die Entwicklung des vollen klinischen Störungsbildes verhindern könnten.

Klassifikation des Verlaufs

Der Verlauf der Störung im Anschluss an eine erste akute Phase ist sehr variabel. Nach DSM-5 und ICD-10 werden verschiedene Verlaufsbilder spezifiziert, die Tabelle 2 zu entnehmen sind.

Tabelle 2: Kategorisierung des Verlaufs der Schizophrenie nach DSM-5 und ICD-10 (aus Lincoln & Heibach, 2017, S. 13)

	DSM-5	ICD-10
Aktuelle Episode	*Erste Episode, Gegenwärtig Akut* Erstmanifestation, Symptomkriterien sind im aktuellen Zeitabschnitt erfüllt.	
	Erste Episode, Gegenwärtig Teilremittiert Verbesserung nach einer vorangegangenen Episode wird aufrechterhalten und die Kriterien der Störung sind nur teilweise erfüllt.	*Unvollständige Remission (F20.x4)*
	Erste Episode, Gegenwärtig Vollremittiert Keine störungsspezifischen Symptome nach vorangegangener Episode.	*Vollständige Remission (F20.x5)*

Die Uneinheitlichkeit bezüglich der Definition von Remission über verschiedene Untersuchungen hinweg macht eine exakte Aussage zum langfristigen Verlauf unmöglich. Es lässt sich aber grob festhalten, dass circa 20 % der Betroffenen sich vollständig von der Symptomatik erholen und nach der ersten Episode keine weiteren Episoden der Störung mehr erleben (Vollremission). Bei circa 30 % der Betroffenen treten mehrere Episoden ohne weitere Einschränkungen zwischen den Phasen auf. Etwa 10 % erleben mehrere Episoden mit einer gleichbleibenden Einschränkung zwischen den Episoden und etwa 40 % mehrere Episoden mit einer zunehmenden Einschränkung (Falkai, et al., 2017). Während die positiven Symptome der akuten Phasen in vielen Fällen gut auf medikamentöse Behandlung ansprechen, sind es eher die negativen Symptome, die zwischen den akuten Episoden bestehen bleiben.

In einer aktuellen Nacherhebung von Patienten, die 10 Jahre vor der Erhebung eine erste Episode einer psychotischen Störung erlebten, zeigten 59 % innerhalb von 1 bis 5 Jahren eine stabile Reduktion der Positivsymptomatik, 13 % wurden als nicht gebessert (Non-responder) eingestuft, und bei 28 % wurde ein episodischer Verlauf verzeichnet. Für die Negativsymptomatik zeigte die Hälfte der Kohorte allerdings *keine* stabile Reduktion innerhalb der 10 Jahre (Austin et al., 2015).

Allerdings plädieren sowohl Forscher als auch Praktiker inzwischen zunehmend dafür, sich von einer ausschließlich symptomfokussierten Definition des Verlaufs zu verabschieden und das globale oder soziale Funktionsniveau stärker zu berücksichtigen. In diesem Zusammenhang ist der Begriff „Recovery" relevant, mit dem eine umfassende und längerfristige Genesung von der Störung gemeint ist. Recovery beinhaltet nach Liberman (2008) die Teilnahme an produktiven Tätigkeiten wie Arbeit oder Schule, die unabhängige Bewältigung von Alltagsanforderungen sowie herzliche familiäre Beziehungen, Freizeitaktivitäten und befriedigende freundschaftliche Beziehungen. Darüber hinaus betont er die Notwendigkeit, eine zusätzliche subjektive Komponente von Recovery zu berücksichtigen, die Aspekte wie Hoffnung, allgemeine Handlungskompetenz (Empowerment) und Coping beinhaltet.

Mit dem Verlauf assoziierte Faktoren

In einer Reihe von Studien wurden Faktoren identifiziert, die sich als günstig bzw. ungünstig für den Verlauf einer Schizophrenie nach der ersten Episode erwiesen haben (Falkai et al., 2017; Galderisi et al., 2014). Einige solcher Prädiktoren für einen günstigeren Verlauf sind:

- eine gute prämorbide Anpassung,
- ein akuter Störungsbeginn,
- vorwiegend positive Symptome,
- ländlicher Hintergrund,
- wenig Kritik und Überfürsorglichkeit in der häuslichen Umgebung,
- weniger belastende Lebensereignisse,
- die Beheimatung in einem Entwicklungsland,
- ein höheres Alter bei Ersterkrankung,
- weibliches Geschlecht,
- komorbide affektive Störungen,
- kurze Dauer der akuten Symptome
- und das Fehlen hirnstruktureller Auffälligkeiten.

Besonders hervorzuheben ist die Rolle der familiären Kommunikationsstrukturen für den Verlauf, weil sich in einer Reihe von Untersuchungen eindrucksvoll zeigte, dass eine Rückkehr in Familien, in denen der Kommunikationsstil eher von Kritik oder Überfürsorglichkeit gekennzeichnet ist (high expressed emotion) zu einer ungünstigeren Rückfallprognose beiträgt (Butzlaff & Hooley, 1998). Deshalb legen viele familientherapeutische Interventionen einen Schwerpunkt auf das Training von Kommunikation (vgl. Hahlweg, Dürr, Dose & Müller, 2006).

Dass Patienten mit Schizophrenie in Entwicklungsländern einen günstigeren Verlauf zeigen als Patienten in Industrieländern, wurde erstmalig in einer internationalen Pilotstudie der Weltgesundheitsorganisation berichtet (WHO, 1979) und anschließend durch weitere WHO-Studien bestätigt. Diese Befunde lösten eine bis heute hitzig geführte Debatte darüber aus, ob die Ursache für die Unterschiede durch einen ungünstigen Einfluss des westlichen, pharmakologisch und stationär ausgerichteten Behandlungsmodells auf den Verlauf erklärbar sein könnten. Zu berücksichtigen sind jedoch auch andere Unterschiede (z. B. Familienstrukturen, Stadt/Land-Unterschiede, kulturelle Unterschiede, Stigmatisierung). Ferner zeigt sich über Studien hinweg eine starke Heterogenität zwischen verschiedenen Ländern auch innerhalb der Kategorie „nicht westlich“, sodass weitere Forschung zu diesem interessanten Befund nötig ist, um ihn besser erklären und entsprechende Konsequenzen ziehen zu können.

1.7 Epidemiologische Befunde

1.7.1 Prävalenz der Schizophrenie

Aufwändige Untersuchungen zur Prävalenz der Schizophrenie ergeben bis auf wenige Ausnahmen Häufigkeitsraten in einem Schwankungsbereich von 1.4 bis 3.9/1000 und einer Lebenszeitprävalenz zwischen 0.5 und 1% (DSM-5, American Psychiatric Association, 2015). Frauen sind etwas seltener von Schizophrenie betroffen als Männer.

In der WHO Collaborative Study of Determinants of Outcome of Severe Mental Disorders (Jablensky et al., 1992) wurden Patienten in verschiedenen Zentren in Europa, Amerika, Afrika und Asien untersucht. Mit einer engen Definition von Schizophrenie, die auf akut psychotischen Kernsymptomen basierte, fanden sich übereinstimmend Inzidenzraten von circa 10/100.000. Schizophrenie zeichnete sich in dieser eng definierten Form durch eine große Konstanz der Inzidenzraten über verschiedene Regionen aber auch über Zeitperioden hinweg aus. Allerdings wird die lange als gesichert geglaubte Prävalenzstabilität von Schizophrenie durch neuere Studien in Frage gestellt, die hohe Schwankungsraten der Prävalenzen in Abhängigkeit von Umgebungsfaktoren, wie Urbanizität, niedrigerem ökonomischen Status, und Migrantenstatus, finden (McGrath et al., 2008).

1.7.2 Psychoseähnliche Symptome in der Normalbevölkerung

Halluzinationen in der Normalbevölkerung

Inzwischen zeigen viele Studien, dass psychisch nicht gestörte Menschen unter bestimmten Bedingungen akustische oder visuelle Halluzinationen, ähnlich denen in einer schizophrenen Psychose, erleben.

In einer der ersten solcher Studien akquirierten Romme und Kollegen (1989) über eine Fernsehsendung zum Thema Stimmenhören 450 Personen, die angaben, Stimmen zu hören. Von diesen waren 173 Personen nicht in psychiatrischer Behandlung. Barrett und Etheridge (1992) fanden in einer Stichprobe von 586 Studenten einen Anteil von 60%, die berichteten, schon einmal Stimmen gehört zu haben, wovon knapp die Hälfte angab, dass sie solche Erfahrungen mindestens einmal im Monat mache. In Übereinstimmung mit vorherigen Studien fanden die Autoren, dass Befragte am häufigsten angaben, in bestimmten Situationen den eigenen Namen zu hören, aber auch eigene Gedanken laut zu hören. Die Berichte über akustische Halluzinationen waren dabei nicht mit Psychopathologie assoziiert. In dem *Epidemiological Catchment Area Program* des *National Institutes for Mental Health* wurde eine Lebenszeitprävalenz von nicht substanzinduzierten Halluzinationen von 10% für Männer und 15% für Frauen sowie ein Anstieg von Halluzinationen im Alter gefunden. Die Raten für visuelle und taktile Halluzinationen waren vergleichbar (Tien, 1991). Diese Prozentangaben liegen im Vergleich mit früheren epidemiologischen Befunden an der unteren Grenze, wobei Schwankungen vermutlich in erster Linie auf Unterschiede in den Erhebungsinstrumenten zurückzuführen sind. Eine aktuelle Übersicht über eine Reihe solcher Untersuchungen findet sich bei Johns et al. (2014). In vielen der Studien konnte zudem gezeigt werden, dass die Halluzinationen bei dem überwiegenden Teil der Betroffenen nicht mit erheblichem Leidensdruck einhergehen.

Wahnvorstellung in der Normalbevölkerung

Auch Wahnvorstellungen oder überwertige Ideen sind in der normalen Bevölkerung keine Seltenheit. Stellvertretend für eine der frühen Studien in diesem Bereich sei an dieser Stelle auf eine große Befragung von Gallup und Newport (1991) an 1236 erwachsenen US-Amerikanern verwiesen, die unter anderem folgende Ergebnisse erbrachte: Jeder vierte Amerikaner gab an, an Geister zu glauben, jeder zehnte war überzeugt, schon mal in der Gegenwart eines Geistes gewesen zu sein, jeder vierte glaubte, schon einmal telepathisch mit einer anderen Person kommuniziert zu haben, jeder siebte gab an, schon ein UFO gesehen zu haben und jeder sechste war überzeugt, schon mal in Kontakt mit einem Toten gestanden zu haben.

Um wahnhaftes Denken in der normalen Bevölkerung näher zu untersuchen, wurde der Peters Delusion Inventory (PDI) entwickelt (Peters, Joseph & Garety, 1999). Der PDI enthält 40 Items, die überwiegend wahnähnliche Gedanken abdecken (z. B. „Haben Sie jemals den Eindruck, dass Sie nicht von sich selbst, sondern von einer fremden Macht kontrolliert werden?“). Neben den wahnhaften Überzeugungen an sich, erfragt der PDI inwiefern der Befragte von der jeweiligen Idee überzeugt ist, die zeitliche Beschäftigung mit der wahnhaften Idee sowie die Beunruhigung, die die Überzeugung hervorruft. Wir haben den PDI in einer Befragung einer im Hinblick auf Alter, Schulbildung und Geschlecht annähernd repräsentativen Bevölkerungsstichprobe in Marburg und Umgebung eingesetzt (Lincoln, Keller & Rief, 2009). In dieser Studie gaben 38 % der 420 befragten Teilnehmer an, davon überzeugt zu sein, dass Menschen telepathisch kommunizieren können, 24 % bejahten die Frage, ob sie manchmal denken, dass andere Menschen mit Absicht versuchen würden Ihnen zu schaden, und 9 % bejahten den Eindruck, dass eine Verschwörung gegen sie im Gange wäre.

In unserer Studie haben wir zudem die Angaben aus der Bevölkerungsstichprobe in Marburg mit den Antworten von 54 Patienten mit psychotischen Störungen verglichen. Uns interessierte dabei, wie stark die Überlappung zwischen den Stichproben ist, also inwiefern die Anzahl bejahter Wahnüberzeugungen dazu geeignet wäre, gesunde Teilnehmer von solchen mit einer psychotischen Störung zu trennen. Wir fanden, dass wenn man nur die Anzahl bejahter Items zugrunde legt, 24 % der Normalbevölkerungsstichprobe als Personen mit Schizophrenie und 37 % der Gesunden als gesund klassifiziert worden wären. Eine schrittweise Diskriminanzanalyse zeigte, dass die mit den wahnhaften Überzeugungen einhergehende Beeinträchtigung besser zwischen den Stichproben unterschied als die bloße Anzahl bejahter Wahnüberzeugungen. Überraschenderweise unterschieden sich die Stichproben am wenigsten hinsichtlich der Überzeugungsstärke (Lincoln, 2007).

An den Ergebnissen aus diesen und ähnlichen Studien wird deutlich, dass Wahn und wahnähnliche Gedanken in normalen Bevölkerungsstichproben häufiger auftreten, als es die Prävalenzraten für schwere psychische Störungen erwarten lassen. Dabei scheinen die Prävalenzen umso höher zu sein, je weniger die erfassten Überzeugungen eng definierten psychotischen Symptomen entsprechen (van Os et al., 2009).

Weitere psychotische Phänomene in der Normalbevölkerung

Auch weitere entscheidende Merkmale der Schizophrenie können in Stichproben gefunden werden, die keine manifesten Krankheitssymptome zeigen. Skalen zur Erfassung von Schizotypie umfassen beispielsweise ungewöhnliche Erfahrungen (z. B. „Haben Sie jemals besondere, fast magische Kräfte erlebt?“), kognitive Desorganisation (z. B. „Kommt es vor, dass Sie den Eindruck haben, dass das was Sie sagen, schwer verständlich ist, weil die Worte durcheinander sind und keinen Sinn ergeben?“), Anhedonie (z. B. „Sind Sie zu unabhängig, um sich wirklich auf Menschen einzulassen?“) und Impulsivität (z. B. „Haben Sie jemals das Bedürfnis, etwas zu zerstören?“) (Mason, Claridge & Jackson, 1995).

Im internationalen Kontext hat sich die Erforschung solcher subklinischer Psychosephänomene mit dem Fragebogen Community Assessment of Psychic Experiences (CAPE) durchgesetzt, der unter http://cape42.homestead.com/ in vielen Sprachen abrufbar ist (aber Achtung, die deutsche Version ist schlecht übersetzt und dies wurde auch auf beharrliche Hinweise hin von den Administratoren der Homepage leider nicht korrigiert), mit dem verschiedene Symptomcluster differenziert werden können (z. B. Halluzinationen, ungewöhnliche Erfahrungen, Paranoia, Grandiosität, magisches Denken, sozialer Rückzug, Affektverflachung, und Antriebslosigkeit; Schlier et al., 2015). Mit der CAPE finden sich länderübergreifend für alle Cluster nennenswerte Anteile von Personen, die angeben, die entsprechenden Symptome oder Erlebnisse wenigstens manchmal zu haben (zwischen 9 % und 99 % je nach Symptomcluster und Land; Wüsten et al., 2018).

Theoretische Implikationen

Es gibt also im Grunde keinen Anlass zu der Annahme, dass Schizophrenie anhand der Symptome exakt von psychischer Gesundheit zu trennen ist. Vielmehr scheint es so, als lägen zwischen einer eng definierten Schizophrenie auf der einen und einer völligen Symptomfreiheit auf der anderen Seite fließende Übergänge, die vom Auftreten psychoseähnlicher Symptome in der gesunden Bevölkerung, über leichte schizophrenieähnliche Spektrumstörungen und Schizotypie hin zu psychotischen Störungen reichen.

Deshalb plädieren viele Forscher dafür, bei der Betrachtung psychotischer Symptome von einem Kontinuum zwischen Psychose und normalen Erleben auszugehen (van Os et al., 2009; Strauss, 1969).

Daraus lässt sich folgern, dass Interventionen, die auf normalpsychologischen Mechanismen beruhen, auch für die Bearbeitung von psychotischen Symptomen geeignet sein könnten.

Merke

Ein Kontinuumsmodell der Schizophrenie, das die Betonung auf Ähnlichkeiten über verschiedene Störungen hinweg legt und fließende Übergänge zwischen „normalem“ und psychotischem Erleben propagiert, bildet eine wesentliche Grundlage für die Psychotherapie von Schizophrenie.

Kapitel 2
Ätiologie

2.1 Risikofaktoren

Es wird oft behauptet, dass Schizophrenie eine psychische Störung mit unbekannter Ätiologie sei. Dies ist letztlich richtig. Inzwischen sind jedoch immerhin eine Reihe von Faktoren bekannt, die das Risiko, eine Schizophrenie zu entwickeln oder Rückfälle zu erleiden, erhöhen. Allerdings ist bisher noch nicht erklärt, in welcher Weise die bekannten Risikofaktoren eine Schizophrenie auslösen, d.h. die ätiologischen Mechanismen für die Entwicklung einer Schizophrenie sind bisher unbekannt. Hinzu kommt, dass die relative Konstanz der eng definierten Prävalenz für Schizophrenie dadurch zustande kommen könnte, dass es viele Ursachen gibt und jede einzelne nur einen geringen Beitrag zur Entstehung leistet. Darüber hinaus bestehen komplexe Interaktionen zwischen genetischen und Umweltfaktoren (van Os, Kenis & Rutten, 2010). Die wichtigsten ätiologischen Risikofaktoren werden im Folgenden vorgestellt.

2.1.1 Genetische Risikofaktoren

Einer der entscheidendsten der bisher bekannten Risikofaktoren für Schizophrenie ist das Vorliegen der Störung bei nahen Verwandten. Adoptionsstudien haben ergeben, dass genetische Ursachen eine wichtige Rolle in der Entwicklung einer Schizophrenie spielen. So liegt beispielsweise das Erkrankungsrisiko eines eineiigen Zwillings bei knapp 50 %, wenn der andere Zwilling die Störung bereits hat. Kinder, bei denen beide Eltern an Schizophrenie leiden, haben ebenfalls ein Erkrankungsrisiko von knapp 50 %. Bei dizygoten Zwillingen sinkt das Risiko auf unter 20 %, ebenso bei Nachkommen, bei denen nur bei einem Elternteil die Störung vorliegt. Metaanalytische Auswertungen von Zwillingsstudien kommen zu dem Schluss, dass ca. 80 % der Varianz in der Vulnerabilität für psychotische Störungen durch genetische Einflüsse erklärbar sind (z.B. Sullivan et al., 2003). Allerdings sind die Zwillingsstudien, auf denen solche Einschätzungen beruhen, auch kritisiert worden (vgl. Beiträge von Read, Mosher & Bentall, 2004), weil verschiedene methodische Mängel wahrscheinlich zu einer Überschätzung des genetischen Einflusses geführt haben.

Für eine genetische Komponente sprechen allerdings auch Studien, die eine erhöhte Rate von Spektrumstörungen unter Verwandten an Schizophrenie erkrankter Personen finden. Spektrumsstörungen bezeichnen mehr oder weniger leichte, der Schizophrenie ähnliche Achse-I-Störungen und Persönlichkeitsstörungen (z.B. schizotype oder schizoide Persönlichkeitsstörungen). Die Anzahl von Verwandten mit Spektrumsstörungen hängt vom Schwellenwert für die Zuordnung von Symptomen zu einer solchen Störung ab. Daher variieren die Schätzwerte für Merkmalsträger von Spektrumsstörungen zwischen 20 und 50 %. Des Weiteren finden sich unter Verwandten ersten Grades auch die für Schizophrenie typischen neuropsychologischen Defizite in den Bereichen Wahrnehmung, Gedächtnis, sensomotorische Koordination, Abstraktion und Sprache, wenn auch in geringerem Ausmaß (Snitz, MacDonald & Carter, 2006).

Molekulargenetische Studien nutzen Kopplungs- und Assoziationsmethoden, um Orte einzugrenzen, an denen sich „Risikogene" für Schizophrenie mit hoher Wahrscheinlichkeit befinden. In den letzten Jahren hat es eine deutliche Vermehrung von Studien gegeben, die über die Entdeckung solcher Risikogene für Schizophrenie berichten. Nimmt man allein nur die Ergebnisse aus Assoziationsstudien, die mindestens viermal repliziert wurden, zeigt eine Metaanalyse bereits 24 Genvarianten in 16 verschiedenen Genen, die mit einem erhöhten Risiko für Schizophrenie assoziiert sind (Allen et al., 2008). Bei diesen „Risikogenen" handelt es sich meist um normale Varianten eines Allels, die auch in der gesunden Bevölkerung verbreitet vorkommen. Jede dieser Genvarianten beeinflusst für sich genommen das Risiko für eine psychotische Störung nur um 1 bis 2%. Eine Kombination dieser Risikogene sowie Gen-Umwelt-Interaktionen erhöhen dann die Vulnerabilität für die Störung. Genomweite Screeninguntersuchungen werden in der Zukunft vermutlich noch weitere Risikogene hervorbringen. Als sicher kann aber heute schon gelten, dass die erblich bedingte Vulnerabilität für schizophrene Störungen durch einen komplexen polygenen Erbgang zustande kommt. Es ist nicht damit zu rechnen, dass noch DAS „Schizophrenie-Gen" gefunden wird (Exner & Lincoln, 2011).

Die Tatsache, dass inzwischen zahlreiche Risikogene bekannt sind, bedeutet zudem nicht, dass auch jeweils verstanden ist, wie oder warum das Gen das Risiko für Schizophrenie begünstigt. Bei einigen Risikogenen besteht jedoch eine Verbindung zwischen ihrer physiologischen Funktion und den bei Schizophrenie vermuteten pathophysiologischen Mechanismen, z.B. Veränderungen des Dopaminstoffwechsels (vgl. Kapitel 2.2; Exner & Lincoln, 2011).

2.1.2 Prä- und perinatale Risikofaktoren

Metaanalysen konnten zeigen, dass Geburtskomplikationen das Risiko, vor dem 25. Lebensjahr eine Schizophrenie zu entwickeln, in etwa verdoppeln. Die Ergebnisse zeigen auch, dass Geburtskomplikationen für die Entwicklung von späten Schizophrenien keine Rolle mehr spielen. Es scheint jedoch so, dass keiner spezifischen Komplikationen eine entscheidende Rolle zukommt. Vielmehr sind eine Reihe von prä-, und perinatalen Faktoren involviert, die mehr oder weniger gut repliziert werden konnten. Zu den besser belegten Komplikationen im Zusammenhang mit Schizophrenie gehören fieberhafte Erkrankungen oder Unterernährung der Mutter während der Schwangerschaft sowie Atemstillstand des Kindes unter oder unmittelbar nach der Geburt. Für die Rolle von Infektionserkrankungen der Mutter während der Schwangerschaft sprechen zudem Befunde, die zeigen, dass Menschen, die in den späten Wintermonaten geboren wurden, ein leicht erhöhtes Risiko haben, eine Schizophrenie zu entwickeln (vgl. z.B. Cannon, Jones & Murray, 2002; Exner & Lincoln, 2011).

Dabei muss aber auch in Betracht gezogen werden, dass die genetischen und sozialen Faktoren, die für die Entstehung von Schizophrenie verantwortlich sind, auch zur Häufung von Schwangerschafts- und Geburtskomplikationen führen könnten. Schließlich sei angemerkt, dass Schwangerschafts- und Geburtskomplikationen in der Gesamtbevölkerung häufig sind. Die Tatsache, dass sie bei schizophrenen Patienten in etwa doppelt so häufig auftreten, machen sie also nicht zu einem guten Prädiktor für die Entwicklung einer Schizophrenie.

2.1.3 Kritische Lebensereignisse

Psychosoziale Faktoren tragen sowohl zum Beginn der Schizophrenie als auch zu Rückfällen bei. Besonders gut dokumentiert ist dies für die Rolle belastender Lebensereignisse.

Als kritische Lebensereignisse werden wesentliche Veränderungen im Leben gewertet, die sich der Kontrolle des Individuums entziehen und maßgebliche Veränderungen mit sich bringen (z.B. Arbeitsplatzverlust, Scheidung, Wohnortwechsel, Elternschaft). Solche Ereignisse stellen in der Regel eine Herausforderung für die Anpassungsleitung des Individuums dar und gehen von daher mit Stresserleben einher. In Studien zum Einfluss von Lebensereignissen und Schizophrenie wird die Anzahl von Lebensereignissen in der Zeit vor dem Beginn der Psychose (oder vor einem Rückfall) mit der Anzahl von Lebensereignissen während gesunder Episoden oder mit der Anzahl von Lebensereignissen in einer Vergleichsgruppe verglichen. Eine viel zitierte frühe Studie von Brown und Birley (1968) ergab, dass Personen mit einer psychotischen Störung fast doppelt so viele Lebensereignisse in den drei Monaten vor Ausbruch der letzten psychotischen Episode berichteten wie eine altersparallelisierte Kontrollgruppe. Auch die Ergebnisse weiterer „Life-event"-Studien bestätigen überwiegend eine Häufung von kritischen Lebensereignissen vor Ausbruch einer psychotischen Episode (für einen Überblick vgl. Beards, Gayer-Andderson, Borges, Dewy & Fisher, 2013). Aus solchen Befunden wurde gefolgert, dass kritische Lebensereignisse wahrscheinlich einen Beitrag zum Ausbruch psychotischer Episoden leisten. Andererseits sind die Lebensereignis-Studien aufgrund der retrospektiven Designs wiederholt kritisiert worden. Eine Überschätzung könnte beispielsweise dadurch entstehen, dass Betroffene in ihrem Bemühen, ihre Symptome zu verstehen, dazu neigen, belastende Ereignisse im Nachhinein näher an die Psychose zu rücken sowie zufälligen Gegebenheiten Bedeutung beizumessen. Zudem stellt sich bei dieser Art von Design die Frage der Kausalität (Henne-Ei-Problem), d.h. ob mehr belastende Ereignisse zu einem Anstieg der Symptomatik führen oder

Symptome, z. B. über psychosozialen Stress, eine Zunahme an Belastungen (z. B. Trennung, Arbeitsplatzverlust) begünstigen. Ferner erscheint es wichtig, den Fokus nicht nur auf das Ereignis selbst, sondern auch auf die Bewertung des Ereignisses zu legen. Untersuchungen der Reaktionen auf natürlich auftretende Stressoren, wie Erdbeben, haben gezeigt, dass Personen mit Schizophrenie dasselbe Ereignis als belastender und weniger kontrollierbar wahrnehmen als Gesunde (z. B. Jones & Fernyhough, 2007).

2.1.4 Kindheitstraumata

Nachdem Arbeiten zum Zusammenhang von Trauma und Schizophrenie aufgrund von methodischen Schwächen fast schon in Verruf gekommen waren, und die Erforschung sozialer Ursachen durch die zunehmend stärkere Ausrichtung an neurobiologischen Fragestellungen in den Hintergrund rückte, erschien 2005 eine systematische Übersichtsarbeit von Read und Kollegen über den Einfluss von Kindheitstraumata auf die Entwicklung schizophrener Psychosen (Read, Os, Morrison & Ross, 2005). In dieser Arbeit schlussfolgerten die Autoren, dass psychotische Symptome, insbesondere Halluzinationen, mindestens im gleichen Ausmaß mit Trauma assoziiert sind wie viele andere psychische Störungen. Diese Arbeit hat die Debatte über die Bedeutung von Kindheitstraumata für Schizophrenie wieder neu entfacht und weitere Metaanalysen nach sich gezogen.

Um zumindest einige der Probleme der für dieses Feld typischen retrospektiven Untersuchungsdesigns zu umgehen, haben andere Forscher Untersuchungen zum korrelativen Zusammenhang zwischen Trauma und psychotischer Symptomatik in der Bevölkerung oder innerhalb großer Patientendatenbanken durchgeführt. In einer sehr großen bevölkerungsrepräsentativen Umfrage befragten Scott et al. (2007) über 10.000 Personen zu Traumata, psychotischen Symptomen und Symptomen einer Posttraumatischen Belastungsstörung (PTBS). Sie fanden, dass Traumata ohne die nachfolgende Entwicklung einer PTBS mit einem erhöhten Risiko für die Entwicklung von Wahnsymptomen einhergingen. Die zusätzliche Diagnose von PTBS erhöhte das Risiko für Wahnsymptome noch weiter. Des Weiteren fanden sie, dass mehr traumatische Erfahrungen mit stärker ausgeprägter Symptomatik einhergingen. In einer neueren und groß angelegten Metaanalyse zum Thema werteten Varese und Kollegen (2012) 18 Fall-Kontroll-Studien, 10 prospektive und 8 populationsbasierte querschnittliche Studien zu der Fragestellung aus, ob belastende Kindheitserfahrungen einen Zusammenhang mit dem späteren Auftreten einer psychotischen Störung zeigen. Sie fanden in allen drei Arten von Studien signifikante und ausgeprägte Zusammenhänge zwischen Traumata und psychotischen Störungen. Die Fall-Kontrollstudien ergaben, dass Personen mit einer psychotischen Störung etwa 2,7-mal so häufig Kindheitstraumata ausgesetzt waren als Kontrollpersonen. Für die klinische Praxis bedeuten diese Studien, dass Berichte von Patienten über Traumatisierung ernst genommen und keineswegs voreilig als Teil des Wahns abgetan werden sollten.

2.1.5 Migration

In einer Metaanalyse von 40 Studien, die zwischen 1977 und 2003 durchgeführt wurden fanden Cantor-Graae und Selten (2005), dass Migranten der ersten Generation im Vergleich zur Normalbevölkerung ein 2,7-fach erhöhtes gewichtetes relatives Risiko hatten, eine psychotische Störung zu entwickeln. Als noch höher erwies sich sogar das Risiko für Migranten der zweiten Generation. Dabei war das Schizophrenie-Risiko für Migranten aus Entwicklungsländern noch größer als für Migranten aus entwickelten Ländern. Einige Studien zeigen zudem eindrucksvoll, dass reale Diskriminierungserfahrung einen Einfluss auf die Entwicklung paranoider Ideen haben könnte. So fand eine niederländische Studie, die die Rate neu auftretender Fälle (Inzidenz) von Schizophrenie bei gebürtigen Holländern mit der Rate in verschiedenen ethnischen Minoritäten verglich, dass die Inzidenz mit dem Ausmaß der Diskriminierung der jeweiligen ethnischen Minorität anstieg. Es zeigte sich in der Gruppe der Marokkaner, die in den Niederlanden der höchsten Diskriminierung ausgesetzt sind, die höchste Inzidenz; bei Immigranten aus westlichen Ländern war sie gegenüber den gebürtigen Niederländern hingegen kaum erhöht (Veling et al., 2007). Aber auch bei Nicht-Migranten gibt es Hinweise darauf, dass reale negative zwischenmenschliche Erfahrungen die Entwicklung von Wahn begünstigen könnten. Mirowsky und Ross (1983) konnten beispielsweise mit einem pfadanalytischen Auswertungsdesign einer Fragebogenerhebung in den USA und Mexiko zeigen, dass Misstrauen und Verfolgungsideen mit sozioökonomischen Status und Bildungsmöglichkeiten in der erwarteten Weise zusammenhingen. In einer weiteren Studie fand Harris (1987) eine um das Zwanzigfache erhöhte Häufigkeit von bedrohlichen Ereignissen (wie Drohungen durch den Vermieter, Einbrüche, polizeiliche Ermittlungen, sexuelle Belästigung) bei Personen kurz vor einer erneuten psychotischen Episode im Vergleich zu normalen Kontrollpersonen. Fuchs (1999) fand in einer Stichprobe von Personen, die spät an einer paranoiden Schizophrenie oder Wahnhaften Störung erkrankt waren im Vergleich zu spät an Depression erkrankten Personen eine höhere Frequenz von Berichten über Diskriminierung, Außenseiterpositionen sowie demütigende oder bedrohliche Lebensereignisse. Schließlich zeigten Freeman und Kollegen (2013), dass Menschen, die einem (Raub-) Überfall ausgesetzt waren, nicht nur Symptome der posttraumatischen Belastungsstörungen zeigten, sondern auch einen Anstieg von paranoiden Gedanken, der bei 66 % der Stichprobe auch nach sechs Monaten noch zu verzeichnen war.

2.1.6 Urbanizität

Als weiteren Beleg für den Einfluss chronischer Stressoren, finden sich in verschiedenen Populationsstudien deutliche Hinweise, dass städtische Ballung ein zusätzlicher Risikofaktor für Schizophrenie sein könnte. Krabbendam und Van Os (2005) werteten die Effekte von 10 Studien aus, die die Prävalenzen von Schizophrenie in urbanen und ländlichen Gegenden verglichen und fanden, dass die Rate von Schizophrenie in urbanen Gegenden fast doppelt so hoch ist wie in ländlichen Gegenden. Dies war auch dann noch der Fall, wenn mögliche Einflussfaktoren, wie z. B. Alter, Geschlecht, Ethnizität, Drogenkonsum und sozioökonomischer Status, kontrolliert wurden. Es gibt verschiedene vermutete Gründe für diesen Zusammenhang. Da Personen mit Schizophrenie auch konsistent über eine geringere soziale Unterstützung und kleinere Netzwerke berichten (Gayer-Anderson & Morgan, 2013) könnte man mutmaßen, dass das Großstadttrisiko neben dem Lärmfaktor darin besteht, dass Personen in Großstädten trotz der hohen Dichte letztlich sozial isolierter leben. Möglicherweise besteht in der Erfahrung des sozialen Ausschlusses oder einer mangelnden sozialen Akzeptanz der eigenen Person ein gemeinsamer Nenner vieler sozialer Risikofaktoren. Auch wenn diese Annahme empirisch sicher weiter untersucht werden muss, ist es hilfreich, sie beim Umgang mit Wahn im Rahmen der Therapie im Hinterkopf zu haben.

2.1.7 Alltagsstressoren

Auch im Hinblick auf Alltagsstressoren wurde untersucht, inwiefern Menschen, die eine Schizophrenie haben oder psychosevulnerabel sind, stärker auf die Stressoren reagieren als psychisch gesunde Menschen. Die von Myin-Germeys in die Forschung zu Stress und Psychose eingeführte Experience-Sampling-Methode (ESM) hat sich im Hinblick auf diese Frage als hilfreich erwiesen. In einer ersten Studie (Myin-Germeys, Van Os, Schwartz, Stone & Delespaul, 2001) wurden Personen mit psychotischen Störungen, ihre Verwandten sowie gesunde Kontrollprobanden aufgefordert, an aufeinanderfolgenden Tagen mehrmals täglich auf ein Signal hin ihre aktuelle Situation und Stimmung zu protokollieren. Die Patienten berichteten wie erwartet mehr stressauslösende Ereignisse, vor allem im Zusammenhang mit sozialen Interaktionen. Eine Zunahme an Stress war in allen Gruppen mit einer Zunahme von negativem Affekt assoziiert. Dieser Zusammenhang war aber in der Patientengruppe am deutlichsten, was darauf hinweist, dass die Patienten stärker auf die Stressoren reagiert haben. In einer weiteren Studie ging die Zunahme von Stress sogar mit der Zunahme der Intensität subtiler psychotischer Erfahrungen einher (Myin-Germeys, Delespaul & Van Os, 2005).

Die Bedeutung sozialer Stressoren für die Entwicklung psychotischer Symptome kommt auch in der Forschung zu Expressed Emotion (EE) zum Ausdruck. Expressed Emotion bezeichnet einen von Kritik, Feindseligkeit oder Überfürsorglichkeit geprägten Kommunikationsstil, der mit einem erhöhten Stressgefühl und einer ungünstigeren Rückfallprognose bei Personen mit Schizophrenie einhergeht (Butzlaff & Hooley, 1998; vgl. auch Kapitel 1.6).

2.1.8 Gemeinsamer Nenner sozialer Risikofaktoren

Verschiedentlich ist spekuliert worden, dass viele der genannten sozialen Risikofaktoren in gewisser Weise einen gemeinsamen Nenner haben, der vielleicht am besten als soziale Erniedrigung in Worte gefasst werden kann (engl. social defeat) (Selten et al., 2013). Tatsächlich konnten wir in einer großen Onlinestudie zeigen, dass soziale Risikofaktoren auf einem gemeinsamen Faktor laden (Jaya et al., 2017), was diese Annahme bestätigt.

Ferner ist es naheliegend davon auszugehen, dass soziale Risikofaktoren bestimmte Vulnerabilitäten begünstigen, die wiederum die Entstehung von Symptomen erklären können. Als solche „Vermittler" zwischen sozialen Risikofaktoren und Positivsymptomen wie Wahn oder Halluzinationen bieten sich maladaptive Schemata (Kesting et al., 2013) genauso an wie Hypervigilanz oder Schwierigkeiten in der Emotionsregulation (Lincoln et al., 2015), um nur einige Möglichkeiten zu nennen. In jüngerer Zeit haben sich sowohl längsschnittliche als auch Experience Sampling Studien darauf konzentriert, solche vermittelnden Prozesse besser zu verstehen. So zeigen die Arbeiten von Edo Jaya, dass der Zusammenhang zwischen sozialen Risikofaktoren im Allgemeinen und psychotischer Symptomatik sowohl querschnittlich (Jaya et al., 2017) als auch längsschnittlich (Jaya et al., 2018) durch negative Schemata über sich und andere vermittelt wird. Ferner bestätigte sich die Annahme, dass Schwierigkeiten in der Emotionsregulation den Zusammenhang zwischen zurückliegenden (erinnerten) Traumata und Symptomstress im Alltag vermitteln (Lincoln, Marin & Jaya, 2017).

2.2 Neurochemische Befunde und Erklärungsmodelle

Neurochemische Erklärungsmodelle haben vor allem die Rolle von Dopamin, aber auch den Einfluss von Serotonin und anderen Neurotransmittern hervorgehoben.

Die einfache Dopaminhypothese postuliert prä- und postsynaptische Regulationsstörungen des Dopaminstoffwechsels, die mit einer überschießenden dopaminergen Aktivität in den limbischen Hirnregionen und möglicherweise mit einer Minderaktivität im Frontalhirn einhergehen. Das dopaminerge Bahnsystem des Gehirns lässt sich in vier Subsysteme unterschiedlicher Funktion und Lage untergliedern: das nigrostriatale System verbindet die Basalganglien (Kontrolle von Bewegung), das mesolimbische System besteht aus Bahnen zwischen Hippocampus, Amygdala, limbischen Kortex, Septum und Hypothalamus (Emotionsregulation, Stimmung, Antrieb, Motivation, Kognition), im mesokortikalen System verbinden Bahnen Anteile des Hirnstamms (laterales Tegmentum) mit Strukturen des Frontalhirns (Emotionsregulation, Lernen, Gedächtnis) und das tuberoinfundibuläre System, welches Einfluss auf den Hormonhaushalt z. B. Prolaktin hat. Antipsychotika blockieren die Dopamin-Rezeptoren in all diesen Systemen und vermindern dort somit die Dopamin-Aktivität. Der Effekt von Antipsychotika auf das mesolimbische System scheint für ihre therapeutische (antipsychotische) Wirkung verantwortlich zu sein, während der Effekt von Antipsychotika auf das nigrostriatale System als ursächlich für ihre Hauptnebenwirkungen, die motorischen Störungen (Parkinson-Effekt) gilt.

Molekularbiologisch lassen sich die Dopaminrezeptoren in die Familien D_1, dazu zählen die D_1- und D_5-Rezeptoren und D_2 (D_2, D_{2a}, D_3, D_4) aufteilen. Dopaminrezeptoren befinden sich den dopaminergen Neuronen sowohl postsynaptisch (D_1, D_2) als auch in der Funktion von Rückkopplungsmechanismen als präsynaptische Autorezeptoren (D_3). Die einzelnen Rezeptorpopulationen sind darüber hinaus in den erwähnten Bahnsystemen unterschiedlich häufig verteilt. So überwiegen im nigro-striatalen System D_1- und D_2-Rezeptoren in hoher Dichte, während in den limbischen Regionen und im frontalen Kortex D_3- und D_4-Rezeptoren in geringerer Dichte überwiegen. Antipsychotische Substanzen haben zudem eine unterschiedlich hohe Affinität zu den verschiedenen Dopaminrezeptoren. Ein Umstand, der einerseits die unterschiedlichen Nebenwirkungsprofile der einzelnen Substanzen erklären hilft, andererseits zu einer grundlegenden Revision der einfachen Dopamin-Theorie der Schizophrenie in der Hinsicht führte, dass Schizophrenie als durch eine Überaktivität speziell an den D_2-Rezeptoren und nicht an Dopamin-Rezeptoren im Allgemeinen verursacht gesehen wurde.

Die Entwicklung neuer Antipsychotika stellte jedoch auch die revidierte Dopaminhypothese als alleinigen neurochemischen Mechanismus in Frage. Die sogenannten atypischen Antipsychotika sind bisweilen vergleichsweise schwache D_2-Rezeptorblocker, sondern zeigen eine höhere Affinität zu D_3- und/oder D_4-Rezeptoren sowie zu verschiedenen Serotonin-Rezeptoren (5-HT_{2A}, 5-HT_{2C}) und sind dennoch wirksam (vgl. Kapitel 4.2). Die durch diese Medikamente erzielten therapeutischen Effekte weisen darauf hin, dass sich die Entwicklung einer psychotischen Symptomatik nicht ausschließlich auf einen einfachen Überschuss von Dopamin im synaptischen Spalt an D_2-Rezeptoren zurückführen lässt. Dagegen spricht zudem, dass Antipsychotika die Dopaminrezeptoren sofort nach der Einnahme blockieren, therapeutische Effekte sich aber erst nach Tagen oder Wochen zeigen.

Inzwischen wird davon ausgegangen, dass das Zusammenwirken des dopaminergen Systems mit weiteren Neurotransmittersystemen (Noradrenalin, Serotonin, Glutamat, GABA, Histamin und Acetylcholin), Neuromodulatoren, second messenger Systemen sowie Bahnungsvorgänge (kindling) im Gehirn für die Symptomatik der Schizophrenien verantwortlich ist. Hieraus ist zu schließen, dass die Wirkungsweise der Antipsychotika nicht nur auf einfachem Hemmen exzessiver Transmitteraktivität, sondern vermutlich auf durch unterschiedliche Transmitteraktivität hervorgerufenen, langsamen und bleibenden Veränderungen an Gehirnzellen beruht (Laux, Dietmaier & König, 2001). Im Hinblick auf kausale Erklärungsmodelle (im Sinne von „veränderte Transmitterprozesse *verursachen* die Störung", „Neuroleptika setzen an dieser *Ursache* an"), die vielen Betroffenen (nicht nur in den Werbebroschüren der Pharmaindustrie) vermittelt werden, sollte allerdings nachdenklich stimmen, dass belastbare Belege für eine postsynaptische Dysregulation von Dopamin und für andere Transmitterstörungen bislang nicht existieren. Hinweise für Schizophrenie-spezifische Abweichungen im dopaminergen System finden sich lediglich auf präsynaptischer Ebene in Form einer vermehrten Dopaminproduktion, die aber nicht auf das limbische System begrenzt ist (Howes & Murray, 2014). Ferner bleibt zu zeigen, dass diese Abweichungen der Symptomentwicklung zeitlich vorausgehen.

Dennoch gibt es interessante theoretische Modelle, die die Vorstellung einer dopaminergen Dysfunktion mit dem Erleben von Wahn in Beziehung setzen, indem sie die zentrale Rolle des Dopamins in der Vermittlung von Bedeutung zu Ereignissen unterstreichen. Dabei wird vermutet, dass ein dysregulierter, hyperdopaminerger Zustand eine Bedeutungszuschreibung von ansonsten unbedeutsamen äußeren Ereignissen begünstigt, woraus dann Beziehungswahn und andere Wahnvorstellungen resultieren könnten (Howes & Murray, 2014).

2.3 Vulnerabilitäts-Stress-Modelle

Ein Modell, das klassischerweise zur Erklärung der Symptomatik, auch gegenüber den Betroffenen, herangezogen wird, ist das Vulnerabilitäts-Stress-Modell, das ursprünglich von Zubin und Spring (1977) entwickelt wurde. Das Modell nimmt an, dass ein großer Teil der an Schizophrenie erkrankten Personen ziemlich ähnliche Vulnerabilitätsindikatoren als stabile Merkmale aufweisen. Diese würden überwiegend genetisch übermittelt und/oder perinatal erworben. Zu diesen Indikatoren zählten in erster Linie Dysfunktionen der sozialen Wahrnehmung, suboptimale kognitive Leistungen beim Kurzzeit- und Arbeitsgedächtnis, beim Langzeitgedächtnis, bei der Sprachflüssigkeit und beim Problemlöseverhalten sowie eine gestörte Filterfunktion der Wahrnehmung mit Defiziten der selektiven Aufmerksamkeit. Die auf mehreren Ebenen verringerte Informationsverarbeitungskapazität soll nach diesem Modell zwar bei der Bewältigung einfacher Aufgaben hinreichend funktionieren, bei komplexen Aufgaben jedoch an ihre Grenzen gelangen. Mit der Überschreitung der Verarbeitungsschwelle komme es dann zum Zusammenbruch der Funktionen und zum Auftreten von Symptomen. Dies geschehe beispielsweise, weil die selektive Auswahl der Informationen aus einer Umweltsituation nicht mehr gelinge und Wahrnehmungs- und Aufmerksamkeitsfunktionen von der hohen Zahl nicht mehr zu verarbeitender Eindrücke überfordert werden. Dahinter steckt die Annahme, dass die verfügbaren, in Netzwerken verschiedener neuronaler Verbindungen des Gehirns repräsentierten Algorithmen nur noch unzureichend in der Lage sind, die verfügbare Information sinnvoll zu integrieren oder sie in zielgerichtete Aktion umzusetzen. Unterbrochene, gehemmte oder überaktive Verbindungen führten dann zu den vielfältigen Dysfunktionen in der Psychose. Aus diesem Modell wird die Notwendigkeit abgeleitet, Bewältigungsverhalten gezielt zu fördern, d.h. beispielsweise, Patienten anzuleiten, die Stressbelastung so weit zu reduzieren, dass das Rückfallrisiko vermindert wird.

Die Arbeitsgruppe um Nuechterlein (Nuechterlein & Dawson, 1984) hat die Grundidee des Vulnerabilitäts-Stress-Modells von Zubin und Spring (1977) aufgegriffen und spezifiziert. Sie gehen, verkürzt dargestellt, davon aus, dass prädisponierende Faktoren für die Entwicklung einer Schizophrenie in dopaminergen Dysfunktionen, reduzierten Informationsverarbeitungsressourcen, Hyperreaktivität und schizotypen Merkmalen bestehen. Diese Vulnerabilitätsfaktoren interagierten mit belastenden psychosozialen Faktoren wie beispielsweise einem ungünstigen Familienklima, belastenden Lebensereignissen und übermäßiger sozialer Stimulierung. Durch diese Interaktion entstünden vorübergehende Zustände, die durch eine Überlastung der Verarbeitungskapazität, autonomer Hypererregung und beeinträchtiger Verarbeitung sozialer Stimuli gekennzeichnet seien. Diese Zustände und ihre Korrelate auf der Verhaltensebene erhöhten wiederum das Ausmaß und die Häufigkeit belastender Stressoren in der Umwelt, indem sie für Störungen in der unmittelbaren sozialen und familiären Umgebung des Individuums sorgten. Durch diese Feedbackschleife werde die Überlastung der Verarbeitungskapazität, die autonome Hypererregung sowie die beeinträchtigte Verarbeitung sozialer Stimuli immer weiter verstärkt. Der Teufelskreis wiederhole sich bis zum Auftreten psychotischer Symptome, wenn er nicht durch ein hinreichendes Ausmaß an protektiven Faktoren (Coping und Selbsteffizienz, Medikation, effektive Problemlösefertigkeiten der Familie, unterstützende psychosoziale Interventionen) verhindert oder abgeschwächt werde.

Eine weitere Generation von Vulnerabilitäts-Stress-Modellen (Walker & Diforio, 1997) fokussierte stärker auf die neurobiologischen Prozesse der Stressregulation. Solche Modelle postulieren, dass es aufgrund einer gestörten Stressregulation durch die Hypothalamus-Hypophysen-Nebennierenrinden-Achse zu einer Überaktivierung dopaminerger Transmission kommt und sehen hierin den vermittelten Faktor zwischen Stressoren und Symptomatik.

2.4 Kognitiv-behaviorale Erklärungsansätze

Die traditionellen Vulnerabilitäts-Stress-Modelle bildeten auch die Grundlage für kognitive symptomspezifische Erklärungsmodelle, die auf psychologischer Grundlagenforschung zu Wahn, Halluzinationen und Negativsymptomatik aufbauen. In dieser Grundlagenforschung steht die Frage nach den Mechanismen für die Entstehung und Beibehaltung der Symptome im Vordergrund. Hierzu werden, in der Regel anhand von Paradigmen aus der Allgemeinpsychologie, kognitive Prozesse bei Probanden mit dem jeweiligen Symptom mit denen bei gesunden Probanden oder Probanden mit anderen psychischen Störungen verglichen.

2.4.1 Psychologische Grundlagenforschung zu Wahn

Schlussfolgerndes Denken

Eine Reihe von Studien hat bei Patienten mit Schizophrenie Auffälligkeiten beim schlussfolgernden Denken gefunden. Diese Studien deuten insbesondere darauf hin, dass diese Patientengruppe im Vergleich zu Gesunden zu schnelleren (voreiligen) Schlussfolgerungen bei uneindeutiger Datenlage kommt. Die Pionierarbeit in diesem Bereich stammt von Huq, Garety und Hemsley (1988). Diese Autoren präsentierten wahnhaften Patienten und einer nicht klinischen Stichprobe zwei Gläser mit Perlen. Ein Glas hatte zu einem Anteil von 85 % schwarze und zu einem Anteil von 15 % weiße Perlen, während das Verhältnis im anderen Glas andersherum war. Die Gläser wurden dann aus dem Sichtfeld des Patienten genommen und der Versuchsleiter präsentierte den Probanden nach und nach Perlen aus einem der Gläser und forderte sie auf, zu entscheiden, aus welchem der Gläser die Perlen gezogen wurden. Die Probanden mit Wahn entschieden sich im Vergleich zu der Kontrollgruppe schneller, warteten also weniger Perlen ab als die gesunde Vergleichsgruppe. Auch in weiteren Studien mit dieser Aufgabe findet sich übereinstimmend, dass Patienten mit Wahn voreiliger schlussfolgern als Gesunde und Personen mit anderen psychischen Störungen, die vergleichsweise mehr Züge für ihre Entscheidung abwarten und bei Zugrundelegung des Bayes-Theorems sogar überzögerlich reagieren (Dudley et al., 2015; Ziegler et al., 2009). Auffällig ist zudem, dass Personen mit Schizophrenie oft schon bereits nach ein bis zwei Kugeln eine Entscheidung fällen, ein Effekt, der in der Literatur als „Jumping to Conclusions"-Bias bezeichnet wird. In Studien, die konkretes oder emotional bedeutsames Material einsetzten, waren die Effekte in der Tendenz sogar etwas deutlicher (Ziegler et al., 2009). In Einklang mit der Kontinuumsannahme von psychotischen Symptomen, scheint es auch ein Kontinuum der dazugehörigen Korrelate zu geben, denn auch bei Personen mit erhöhter subklinischer Wahnsymptomatik wurde eine ausgeprägtere Tendenz zu voreiligem Entscheiden nachgewiesen, insbesondere bei Vorgabe von emotional bedeutsamen Material (vgl. Ziegler et al., 2009). Aus den bisherigen Untersuchungen, die fast alle zumindest das Intelligenzniveau kontrolliert haben, geht hervor, dass Jumping-to-Conclusions ein von neuropsychologischen Funktionseinschränkungen weitgehend unabhängiges Phänomen ist (van Hooren et al., 2008). Daraus könnte man schlussfolgern, dass Personen mit Wahnsymptomen einem logischen, rationalen kognitiven Ansatz zugänglich sein müssten, da sie nicht generell unlogisch oder irrational denken, sondern lediglich eine Tendenz zu voreiliger und bestätigender Informationsverarbeitung zeigen.

Soziale Aufmerksamkeitsprozesse

Es gibt einige Hinweise darauf, dass Abweichungen in sozialen Aufmerksamkeitsprozessen zur Entwicklung von Wahnvorstellungen beitragen könnten. Da visuelle Information erst das Auge passieren muss, bevor weitere Verarbeitungsprozesse stattfinden können, ist es naheliegend, die Position der Augen zu erfassen, um zu erfahren, welche Informationen überhaupt erst von einer Person aufgenommen werden. Die Blickbewegungsregistrierung ist dabei eine gut geeignete Methode, um vergleichsweise objektiv Aufmerksamkeitsprozesse abzubilden.

Da es sich bei Wahn oft auch um Fehldeutungen sozialer Interaktionen und Ereignisse handelt, hat sich die Blickbewegungsforschung in diesem Bereich vor allem auf die visuelle Aufmerksamkeit bei Gesichtern konzentriert. Ähnlich wie beim bereits beschriebenen „Jumping to conclusions bias" ist es naheliegend davon auszugehen, dass Personen mit paranoidem Wahn weniger (visuelle) Informationen sammeln (bevor sie zu einer Schlussfolgerung kommen) und dass diese Schlussfolgerung entsprechend mit höherer Wahrscheinlichkeit falsch ist. Dass Personen mit psychotischen Störungen tatsächlich mehr Fehler in der Emotionserkennung machen, ist inzwischen gut belegt (Kohler et al. 2010). Auch zeigen verschiedene Studien, dass Patienten mit der Diagnose einer Schizophrenie im Vergleich zu gesunden und auch zu klinischen Kontrollprobanden einen signifikant kürzeren durchschnittlichen Blickpfad und vergleichsweise wenig Fixationen im Bereich wichtiger Gesichtsbereiche (Auge, Nase, Mund) aufweisen (Überblick bei Toh, Rossell & Castle, 2011). Hingegen ist ein spezifischer Zusammenhang dieses Blickbewegungsmusters mit Wahn noch weniger gut untersucht. Phillips und Kollegen untersuchten die Augenbewegungen bei paranoiden Patienten, denen Bilder mit bedrohungsrelevanten Ausschnitten gezeigt wurden. Diese Patienten verweilten im Vergleich mit anderen Patientengruppen interessanterweise weniger lange auf den bedrohungsrelevanten Ausschnitten (Philips & David, 1998).

In einer eigenen Studie fanden wir, dass reduzierte Blickbewegungen in einer gemischten Stichprobe von psychisch gesunden Probanden und Patienten mit Schizophrenie den Zusammenhang zwischen Paranoia und Fehlern in der Emotionserkennung vermittelte (Hillmann et al., 2018), was dafür sprechen könnte, dass paranoide Vorannahmen dazu führen, dass weniger Informationen aus den Gesichtern aufgenommen werden und es deshalb zu mehr Fehlern im Erkennen des emotionalen Ausdrucks des Gesichts kommt. Ob diese Fehler dann wiederum zur Aufrechterhaltung von Paranoia beitragen, konnte in der Studie allerdings nicht beantwortet werden. Insgesamt bleiben im Bereich der Aufmerksamkeitsforschung viele Fragen offen: Insbesondere ist unklar, ob die abweichenden Blickbewegungen auf ein *basales Defizit* hinweisen, dass, ähnlich wie die neuropsychologischen Defizite (vgl. Kapitel 1.1), weitestgehend unabhängig vom Symptomprofil bei Personen mit Schizophrenie auftritt, oder ob es sich um eine wahnspezifische *Verzerrung der Informationsverarbeitung* (Bias) handelt, der auf einer späteren Verarbeitungsebene auftritt und, der, ähnlich wie es auch aus dem Bereich von Angststörungen bekannt ist, durch angstbedingte Vermeidung geprägt ist.

Theory of Mind

Ein weiterer Bereich, in dem Auffälligkeiten bei Patienten mit Schizophrenie gefunden wurden, ist die Fähigkeit, sich in andere Personen hineinzuversetzen, bzw. ihre Überzeugungen, Einstellungen und Absichten zu verstehen. Diese Fähigkeit wird unter dem Begriff „Theory of Mind" (ToM; in der psychodynamischen Literatur wird dies auch als Mentalizing bezeichnet) subsumiert. In einer Pionierarbeit fanden Corcoran, Mercer und Frith (1995), dass Patienten mit paranoider Symptomatik die Absichten anderer Personen schlechter einschätzen konnten als gesunde oder klinische Kontrollprobanden und dass Patienten in Remission bei ToM-Aufgaben deutlich besser abschnitten als akute Patienten. Der Befund, dass Patienten mit Schizophrenie vor allem in der akuten Phase unter Defiziten in ToM-Fähigkeiten leiden, ist in einer Vielzahl von Studien repliziert worden (Brüne, 2005). Obwohl ToM auch mit Wahn assoziiert ist (Mehl et al., 2010a), sprechen die Ergebnisse insgesamt nicht für einen spezifischen Zusammenhang zwischen Wahn und ToM-Defiziten. Vielmehr scheint die schizophrene Symptomatik an sich (formale Denkstörungen, Positiv- und Negativsymptome) mit Theory of Mind Defiziten einherzugehen. Als eine mögliche Erklärung für diese Defizite wird die Beeinträchtigung des autobiografischen Gedächtnisses schizophrener Patienten diskutiert. Dabei wird postuliert, dass Menschen unter anderem auf autobiografische Information zurückgreifen, um dann analog auf die Absichten anderer Menschen in einer gegebenen Situation zu schließen. Auf solche Information haben Patienten mit Schizophrenie aufgrund ihrer defizitären Erinnerungsleistung aber weniger Zugriff. Die Richtigkeit dieser Annahme konnten Corcoran und Frith (2003) an einer Stichprobe von 59 schizophrenen Patienten demonstrieren. Sie fanden einen signifikanten Zusammenhang zwischen den Werten in einem autobiografischen Gedächtnisinterview und ToM-Aufgaben. Dies konnten wir in einer eigenen Studie replizieren (Mehl et al., 2010b). Auch wenn die Ursachen von Theory of Mind Defiziten noch weiterer Erforschung bedürfen, könnten auch diese Befunde Implikationen für die Therapie von Psychosen liefern. Therapeuten sollten dieses Defizit berücksichtigen und Patienten dazu ermutigen, sich mehr Zeit für die Generierung möglicher Absichten anderer Personen zu lassen, bevor sie ihre Absichten beurteilen.

Selbstwertgefühl und Selbstkonzepte

Das Selbstwertgefühl hat die Forschung bislang vor allem im Zusammenhang mit Verfolgungswahn beschäftigt. Dabei wurden eine Reihe unterschiedlicher Theorien vorgelegt, die die Bedeutung eines reduzierten Selbstwertgefühls für Verfolgungswahn betonen und zu erklären versuchen, warum ein geringer Selbstwert Wahn begünstigt. Bentall et al. (2001) gehen davon aus, dass bei Patienten mit Verfolgungsideen ein niedriger Selbstwert durch externale Attributionen (wie sie für Wahn charakteristisch sind) stabilisiert werden soll. In Fällen, in denen dies gelingt, wären nach Bentall Selbstwerteinbußen weniger in expliziten Maßen (wie Fragebögen) zu finden, da diese eher den durch Wahn stabilisierten Selbstwert widerspiegeln, sondern eher in impliziten Maßen (wie

z. B. Reaktionszeitparadigmen) nachweisbar, die jene Aspekte des Selbstwerts wiedergeben, die nicht bewusst zugänglich sind. Darüber hinaus leitet er aus seiner Annahme ab, dass bei Patienten mit Wahnsymptomatik eine stärkere Diskrepanz zwischen explizitem und implizitem Selbstwert gefunden werden sollte. Ferner wäre nach dieser Theorie ein instabiler, durch Schwankungen gekennzeichneter Selbstwert zu erwarten, sofern man annimmt, dass die Stabilisierung des Selbstwerts mal besser und mal schlechter gelingt. Der Wahn erfüllt nach Annahme dieser Forscher die Funktion, diese Diskrepanz durch Externalisierung von Misserfolgen zu schließen. Hingegen betonen Freeman et al. (2002) und weitere Autoren, dass negative Einstellungen über die eigene Person, über andere und über die Umwelt auch explizit vorhanden sind und die Entstehung von Verfolgungswahn begünstigen. Im Gegensatz zu Bentall schreiben Freeman und Kollegen dem Verfolgungswahn demnach keine selbstwertschützende Funktion zu, sondern nehmen an, dass die paranoiden Ideen bestehende negative Selbstschemata direkt widerspiegeln. In Weiterführung dieser Annahme, haben andere Forscher postuliert, dass weniger das globale Selbstwertgefühl als vielmehr spezifische Aspekte des Selbstwertgefühls im Hinblick auf Verfolgungswahn relevant sein könnten (z. B. Fowler et al., 2006; Lincoln, Mehl, Ziegler, Kesting, Exner & Rief, 2010). Diese spezifischen Aspekte beinhalten Schemata, die die eigene Schwäche, die eigene Schlechtigkeit oder das eigene Versagen in den Vordergrund rücken (z. B. ich bin schwach, böse, ein Versager), oder dysfunktionale Selbstkonzepte in Bezug auf interpersonelle Beziehungen (z. B. „Ich bin anderen unterlegen") und somit eine direktere Passung zu den Wahninhalten aufweisen. In einer weiteren Theorie postulieren Chadwick et al. (2005) zwei verschiedene Formen von Verfolgungswahn, die sich auch in Bezug auf die Sichtweise der eigenen Person unterscheiden: In der einen Form (bad-me paranoia) wähnen sich die Betroffenen aufgrund ihrer Schlechtigkeit zurecht als verfolgt während bei der anderen Form (poor-me paranoia) die eigene Person als Opfer und die anderen als Täter gesehen werden. Folglich wird davon ausgegangen, dass das Selbstwertgefühl lediglich bei der Bad-me-Gruppe beeinträchtigt ist, die ihre Verfolgung als verdient ansieht.

Die dargestellten Theorien, insbesondere die Theorie von Bentall et al. (2001), haben eine Fülle von Studien nach sich gezogen. In einer systematischen Überblicksarbeit haben wir 52 Studien zum Zusammenhang von Verfolgungswahn und Selbstwert ausgewertet (Kesting & Lincoln, 2013). Diese Studien zeigten konsistent ein im Vergleich zu gesunden Kontrollgruppen deutlich verringertes Selbstwertgefühl sowie negativere Selbstkonzepte bei Personen mit Verfolgungswahn. Dabei zeigte sich in Korrelationsstudien auch, dass das Selbstwertgefühl umso geringer ausfiel je stärker die Wahnsymptomatik war. Ferner weisen die Studien darauf hin, dass paranoide Tendenzen bereits bei Gesunden mit geringerem Selbstwert einhergehen. In neun Studien wurden auch Personen mit Depression als Vergleichsgruppe herangezogen. Die Mehrzahl dieser Studien fand, dass das globale Selbstwertgefühl bei Personen mit Depression noch etwas stärker beeinträchtigt war als bei Personen mit Verfolgungswahn. Die Studien ergaben jedoch keine überzeugenden Hinweise für implizite Selbstwerteinbußen, noch zeigte sich konsistent eine Differenz zwischen implizitem und explizitem Selbstwert, wie durch die Theorie von Bentall vorhergesagt, wobei die Interpretation dieser Befunde durch mangelnde Validität der impliziten Methoden auch erschwert war. Allerdings zeigten sich in longitudinal angelegten Studien, im Sinne von Bentalls Theorie, deutliche Hinweise darauf, dass das Selbstwertgefühl bei Personen mit Verfolgungswahn im Vergleich zu Gesunden stark fluktuiert.

Eine Reihe von Forschungsarbeiten unterschieden zwischen positiven Selbstaussagen und negativen Selbstaussagen und zeigten übereinstimmend, dass Personen mit Verfolgungswahn signifikant häufiger negativen Selbstaussagen zustimmten als Gesunde, sich aber in ihrer Zustimmung zu positiven Selbstaussagen nicht von Gesunden unterschieden (Kesting & Lincoln, 2013). Andere Studien fanden, dass dysfunktionale Selbstschemata, im Sinne von Becks dysfunktionalen konditionalen Annahmen (z. B. „Ich muss von allen geliebt werden, um wertvoll zu sein") und die Einschätzung, von anderen wenig akzeptiert und anerkannt zu sein mit Verfolgungswahn assoziiert waren. Allerdings war die Anzahl der Studien zu dieser Frage zu gering, um zuverlässige Schlussfolgerungen ziehen zu können. Eine ebenfalls kleine Anzahl Studien fand sowohl in klinischen als auch in gesunden Stichproben, dass die Annahme, die Verfolgung sei verdient mit geringerem Selbstwert assoziiert war. Zusammenfassend kann man die Ergebnisse dieser Arbeiten wohl am deutlichsten als Beleg dafür sehen, dass der explizite Selbstwert bei Personen mit Verfolgungswahn beeinträchtigt ist, und damit als Bestätigung der Theorie von Freeman et al (2002). Allerdings können die Befunde zur Instabilität des Selbstwertes sowie auch die bestehende Differenz im Selbstwert zwischen Personen mit Wahn und Personen mit Depression gut mit Bentalls Theorie in Einklang gebracht werden. Ferner fanden die Annahmen, dass spezifische Anteile des Selbstwertes beeinträchtigt sein könnten und dass es im Hinblick auf den Selbstwert relevant ist, ob die Verfolgung als verdient gewertet wird, ebenfalls Unterstützung. Letztlich schließen sich die postulierten Theorien auch nicht aus, da die verschiedenen Mechanismen sowohl gleichzeitig als auch bei verschiedenen Personen in mehr oder weniger starkem Ausmaß zutreffen könnten.

Merke

Aus therapeutischer Perspektive bedeuten die Ergebnisse, dass die Erhöhung und Stabilisierung des Selbstwertgefühls bei Personen mit Verfolgungswahn ein wichtiges Therapieziel ist.

Attributionsstile

Mit Selbstdienlichkeit ist die Neigung gemeint, sich Erfolg selbst zuzuschreiben, während Misserfolg anderen zugeschrieben wird. Wie im vorherigen Abschnitt deutlich wurde, vertreten einige Forscher, v.a. Bentall, die Auffassung, dass paranoide Überzeugungen möglicherweise das Ergebnis solcher external-personaler Attributionen sein könnte. Gemessen wird der Attributionsstil in der Erforschung von Wahn typischerweise mit dem Internal Personal and Situational Attributions Questionnaire (IPSAQ, Kinderman & Bentall, 1996). Im IPSAQ wird den Probanden eine Reihe von sozial uneindeutigen Situationen vorgelegt, für die sie eine mögliche Ursache benennen sollen. Anschließend werden sie aufgefordert, diese Ursache als internal, external-personal oder external-situational einzuordnen. Mit diesem Verfahren konnte in der Tat immer wieder gezeigt werden, dass Personen mit Wahnsymptomatik Abweichungen der Attribution zeigen (vgl. Bentall et al., 2001), wobei vor allem die Externalisierung von Misserfolg als gut belegt gelten kann (Moritz & Lincoln, 2007). Dennoch ist die Evidenz für eine Selbstdienlichkeit umstritten. Zum einen ist die Annahme, dass Wahn überhaupt eine Funktion erfüllt, durch die rein querschnittlichen Designs schwer zu belegen, zum anderen sind Studien, die den IPSAQ einsetzten nicht immer zu einheitlichen Ergebnissen gekommen. Einige Studien sprechen beispielsweise eher für eine allgemeine Externalisierungstendenz unabhängig davon, ob es sich um positive oder negative Ereignisse handelt (Moritz et al., 2007; Lincoln, Mehl, Exner, Lindenmeyer & Rief, 2010), was mit einem Selbstdienlichkeitsbias kaum in Einklang zu bringen wäre. Andererseits konnten wir jüngst zeigen, dass eine paranoid externalisierende Erklärung für eine sozial beunruhigende Situation bei gesunden Probanden im Vergleich zu einer selbstwertschädigenden Erklärung in der Tat zu einem kurzfristigen Anstieg des Selbstwertgefühls führte, was wiederum die Annahme einer Funktionalität von Wahn bestätigen würde (Lincoln, Stahnke & Moritz, 2014).

2.4.2 Kognitive Modelle zur Entstehung von Wahn

Garety, Kuipers, Fowler, Freeman und Bebbington (2001) postulierten basierend auf den empirischen Belegen ein kognitives Modell psychotischer Symptomatik. Die Autoren gehen davon aus, dass frühe negative Erfahrungen beispielsweise aufgrund von sozialer Marginalisierung oder schweren Kindheitstraumata zu einer kognitiven Prädisposition führen, die durch negative Schemata in Bezug auf sich und die Welt charakterisiert ist (beispielsweise die Überzeugung, anfällig für bedrohliche Ereignisse zu sein oder dass andere Menschen gefährlich sind). Ein bestimmtes Ereignis löse dann bei einer vulnerablen Person eine Störung kognitiver Prozesse aus. Dies geschehe entweder durch die Schwächung des Einflusses gespeicherter Informationen auf die aktuelle Wahrnehmung, die dann zu mehrdeutigem, unstrukturierten sensorischen Input führe oder durch Schwierigkeiten in der Wahrnehmung von eigenen Intentionen und Aktionen, die als von Außerhalb kommend angesehen werden. In jedem Fall komme es zu anomalen bewussten Erfahrungen (erhöhte Reizwahrnehmung, Gefühl des Gemachten, Gedankenrasen, Gedankenausbreitung, Wahrnehmung von Zusammenhängen zwischen verschiedenen Ereignissen), die – für sich genommen – noch nicht als psychotische Ereignisse beschrieben werden. Diese Erlebnisse lösten eine emotionale Erregungsreaktion aus, die ihrerseits die Verarbeitung der anomalen Erfahrungen beeinflusse. Darüber hinaus lösten die anomalen Ereignisse eine Suche nach Erklärungen ihrer Ursache aus, die dann zu wahnhaften Überzeugungen führe. In diesem Prozess wird den bei Personen mit psychotischer Symptomatik häufig gefundenen Attributionsstilen sowie dem voreiligen Schlussfolgern eine wichtige Rolle zugeschrieben. Des Weiteren wirke sich die einsetzende soziale Isolation nachteilig aus, die den Zugang zu alternativen Erklärungen reduziere. Die Autoren argumentieren, dass bei Personen mit quasi-psychotischen Erfahrungen keine ausgeprägte Psychose entsteht, wenn sie in der Lage sind, die Hypothese der Externalität zu verwerfen (z.B. „Ich dachte ich hörte die Stimme Gottes, aber vielleicht spielt mein Gehirn mir gerade einen Streich. Ich bin wahrscheinlich zur Zeit ziemlich gestresst"). Die zentralen Annahmen des Modells liegen auf den aufrechterhaltenden Faktoren der psychotischen externalen Bewertung, d.h. auf der Frage, warum jemand eine wahnhafte Überzeugung nicht korrigiert, wenn die Beweise dafür ausbleiben. Die Autoren postulieren, dass die kognitiven Stile, die zur Entstehung führen ebenfalls zur Aufrechterhaltung der Symptomatik beitragen. Als solche sind „voreiliges Schlussfolgern", „einseitige Informationsaufnahme", „externalisierender Attributionsstil" und ein „mangelndes Verständnis sozialer Situationen" anzusehen. Diese Stile würden ihrerseits durch die eintretende soziale Isolation verstärkt. Ein weiterer aufrechterhaltender Faktor liege in negativen Selbstschemata, die vermutlich aus ungünstigen sozialen Beziehungen entstünden. Wahnhafte Überzeugungen würden eher beibehalten, wenn sie bereits vorhandene (negative) Selbstkonzepte bestätigen. Schließlich führten metakognitive Konzepte, wie beispielsweise die Überzeugung der Unkontrollierbarkeit eigener Gedanken zu einem Anstieg negativer Emotion. Die negativen emotionalen Zustände führten zu Rückzugs- und Sicherheitsverhalten, die wiederum korrigierende Erfahrungen behinderten. Das Modell von Garety et al. (2001) bildet einen der wesentlichen Ausgangspunkte für die Kognitive Verhaltenstherapie für Schizophrenie. Über dieses Modell hinaus sind zu Anfang der 2000er Jahre einige symptomspezifische Modelle vorgelegt worden. Freeman und Kollegen haben beispielsweise ein spezifisches Modell zur Erklärung von Verfolgungswahn postuliert, welches auf dem ersten Modell aufbaut, aber die Rolle von Angst für die Entstehung und Aufrechterhaltung unterstreicht (Freeman, Garety, Kuipers, Fowler & Bebbington, 2002). Weitere wahnspezifische Modelle stammen u.a. von Bentall und Kollegen (Bentall et al., 2001), die Selbstwert und Attribution stärker in den Fokus rücken und von Blackwood et al. (2001), die den Aufmerksamkeitsprozessen mehr Bedeutung zuschreiben.

Diese kognitiven Modelle erfahren immer mal wieder Aktualisierungen oder Ergänzungen, ohne dass sich aber an ihren grundsätzlichen Postulaten Wesentliches geändert hätte.

Kernaussagen des kognitiven Modells von Garety et al. (2001):

Die Kernaussagen bestehen in der Annahme einer durch negative Schemata gekennzeichneten kognitiven Disposition, die bei auslösenden Ereignissen zu einer Störung kognitiver Prozesse führt. Daraus resultierende ungewöhnliche Wahrnehmungserfahrungen werden aufgrund ungünstiger Attributionsstile und mangelnder Hinterfragung von Ursachen wahnhaft verarbeitet. Dieselben Verarbeitungsstile sowie das Ausbleiben von korrigierender Information aufgrund zunehmender sozialer Isolierung werden in dem Modell für die Aufrechterhaltung von Wahn verantwortlich gemacht. Das Modell bietet eine hilfreiche Grundlage für die Erarbeitung eines individuellen Störungsmodells im Rahmen der Kognitiven Verhaltenstherapie.

2.4.3 Psychologische Grundlagenforschung zu Halluzinationen

Der Forschungsstand zu Mechanismen der Entstehung oder Aufrechterhaltung von Halluzinationen ist von verschiedenen Autoren dargestellt worden (für einen Überblick vgl. McCarthy-Jones, 2012). Arbeiten aus diesem Bereich mit Relevanz für die kognitive Therapie haben sich in erster Linie mit der Frage beschäftigt, unter welchen Bedingungen Halluzinationen auftreten, mit welchen Personeneigenschaften oder Defiziten sie assoziiert sind und welche Rolle dysfunktionale Kognitionen für die Entwicklung von Halluzinationen spielen.

Faktoren, die Halluzinationen beeinflussen

Stress. Die Ergebnisse einer Vielzahl von Studien sprechen dafür, dass Halluzinationen selbst bei nicht psychotischen Personen unter extrem belastenden Bedingungen wie Geiselnahme, Einzelhaft, Schlafentzug oder sensorischer Deprivation auftreten können (Überblick bei McGovern & Turkington, 2001). Deshalb überrascht nicht, dass halluzinatorische Erfahrungen von Patienten mit Schizophrenie mit belastenden Lebensereignissen wie dem Verlust des Partners, Unfällen, Militäreinsätzen, terroristischen Angriffen sowie kurzfristigen Stresssituationen (z.B. inmitten einer großen Menschenmenge sein) oder anhaltendem moderaten Stress (z.B. Familienkonflikten, finanziellen Problemen) einhergehen (Bentall, 1990; Beck & Rector, 2003). Die Berichte von Patienten, die angeben, dass Halluzinationen das erste Mal im Anschluss an eine extrem belastende Lebenssituation auftraten (Romme & Escher, 1989) stehen hiermit ebenso im Einklang wie die klinische Beobachtung, dass Patienten in Anspannungssituationen zu stärkeren Symptomen neigen. Schließlich liegen experimentelle Beobachtungsstudien vor, die zeigen, dass Halluzinationen verstärkt in Zuständen stressinduzierter Anspannung auftreten (z. B. Dudley et al., 2014; Delespaul, deVries & van Os, 2002).

Hintergrundgeräusche. In einigen älteren Studien konnte demonstriert werden, dass weißes Rauschen in moderater Lautstärke das Auftreten von Halluzinationen bei Betroffenen verstärkt, während ein hoher Lautstärkepegel ihre Auftretensrate verringert (z. B. Margo, Hemsley & Slade, 1981). Im Einklang damit stehen auch Befunde, die zeigen, dass Personen mit Halluzinationen mehr Fehler bei einer Worterkennung vor einem Geräuschhintergrund machen, obwohl sie die Aufgabe scheinbar selbstsicher in Angriff nahmen (vgl. Heilbrun & Blum, 1984). Solche und ähnliche Befunde bestätigen die klinische Beobachtung, dass Halluzinationen oft in Situationen auftreten, in denen uneindeutige Hintergeräusche zu vernehmen sind.

Stimulierung. Des Weiteren konnte gezeigt werden, dass mit zunehmender Konzentration auf Aufgaben (z. B. Lesen, Benennen von Buchstaben, in geringerem Umfang auch Schreiben) Halluzinationen in den Hintergrund treten oder verschwinden. Dieser Effekt zeigt sich umso deutlicher, je bedeutungsvoller (interessanter) die Aufgaben waren (Margo et al., 1981; vgl. auch Bentall, 1990).

Assoziierte Eigenschaften und Defizite

Einige Autoren haben Hinweise dafür gefunden, dass Personen, die Halluzinationen erleben, empfänglicher für Suggestion sind. In verschiedenen Aufgaben, die beinhalteten, etwas möglichst gut zu imaginieren (beispielsweise eine Melodie), glaubten im Anschluss jeweils mehr Patienten mit Halluzinationen als Kontrollprobanden, dass die Imagination tatsächlich echt war (also die Melodie gleichzeitig tatsächlich gespielt wurde). Allerdings täuschten sich auch die Kontrollprobanden gelegentlich (vgl. Bentall, 1990; Beck & Rector, 2003). Andererseits fand sich dieser Effekt für Patienten mit Schizophrenie im Allgemeinen und nicht spezifisch bei Personen mit Halluzinationen. Außerdem bleibt unklar, ob sich die erhöhte Suggestibiliät auf alle Aufgabenbereiche erstreckt oder nur auf Wahrnehmungsurteile beschränkt.

Aufschlussreicher als Studien, die die bewusst herbeigeführte Imaginationsfähigkeit untersuchen (die sich von unwillkürlich entstehenden Halluzinationen unterscheidet) sind solche, in denen die Wahrnehmungsschwelle für visuelle oder akustische Reize untersucht wird. So konnte in verschiedenen Signalentdeckungsaufgaben demonstriert werden, dass Personen mit Halluzinationen signifikant häufiger ein Geräusch oder eine Stimme hörten, wenn diese (noch) nicht präsent war (falscher Alarm) als Kontrollprobanden (Bentall, 1990; Beck & Rector, 2003).

Des Weiteren wurde bereits in einigen älteren experimenteller Untersuchungen gefunden, dass eine eingeschränkte Fähigkeit, die eigenen Gedanken wiederzuerkennen, einen prädisponierenden Faktor für die Entwicklung von Halluzinationen darstellt. So zeigen Heilbrun und Kollegen, dass Personen mit Halluzinationen eigene Bemerkungen, die sie eine Woche vorher gemacht hatten, in einer Auswahl von ähnlichen Bemerkungen seltener als ihre eigenen identifizieren konnten als Kontrollprobanden. Des Weiteren fanden die Autoren, dass halluzinierende Probanden mehr Schwierigkeiten hatten, die Lokalisation von Geräuschen vorzunehmen. Schließlich wurde gezeigt, dass sie bei Worterkennungsaufgaben, bei denen ihnen aufgrund von Hintergrundgeräuschen schwer verständliche Worte präsentiert wurden, voreilige Entscheidungen fällten und alternative Bedeutungen weniger in Betracht zogen als Kontrollprobanden (Heilbrun, 1980; Heilbrun, Blum & Haas, 1983). Der Befund, dass Personen mit Halluzinationen dazu tendieren, die Quelle für selbstproduzierte Worte einer externalen Quelle zuzuschreiben ist inzwischen durch viele Studienergebnisse gesichert (vgl. Waters et al., 2012). Auch attribuieren sie im Vergleich zu Kontrollprobanden ihre eigene, aber experimentell in der Höhenfrequenz manipulierte Stimme signifikant häufiger als external (Johns et al., 2001; Allen et al., 2004).

Schließlich findet sich in einigen Studien eine beeinträchtigte Fähigkeit halluzinierender Patienten in der Inhibition bestimmter mentaler Prozesse. Spezifisch sind Anhaltspunkte für die mangelnde Inhibition von Intrusionen aus dem Langzeitgedächtnis untersucht und bestätigt worden (u. a. Waters, Badcock, Maybery & Michie, 2003; Badcock, Waters, Maybery & Michie, 2005; Waters et al., 2012).

Die Rolle von dysfunktionalen Kognitionen

Mehrere Beobachtungen sprechen dafür, dass es sich bei Halluzinationen um eine (fehlattribuierte) Repräsentation innerer Selbstverbalisationen handeln könnte (Morrison et al., 1995): Die Inhalte der meisten Halluzinationen zeigen eine personenbezogene Bedeutung. Des Weiteren zeigen sie eine große Übereinstimmung zu den Selbstverbalisationen von depressiven oder sozialphobischen Patienten oder den aufdringlichen Gedanken von Zwangspatienten (klinische Beispiele finden sich bei Beck & Rector, 2003). Es konnte zudem demonstriert werden, dass Subvokalisationen die neuronalen Substrate von Vokalisationen teilen und ebenfalls eine perzeptive Komponente (innere Stimme) sowie eine motorische Komponente (Subvokalisation) aufweisen. Subvokalisationen zeigen außerdem in ihren Aktivierungsbereichen eine Überlappung mit den Bereichen, die sich in bildgebenden Verfahren bei halluzinierenden Patienten als aktiviert erweisen (Überblicke über die entsprechenden Studien finden sich bei Stephane, Barton & Boutros, 2001 und bei Waters et al., 2012). Für eine gemeinsame Basis spricht auch der Befund von Margo et al. (1981), dass verbale Aufgaben sowohl Selbstverbalisationen als auch Halluzinationen blockieren, wobei dies nicht für alle Betroffenen bestätigt werden kann (Stephane et al., 2001). Lobban et al. (2002) fanden, dass Patienten mit Halluzinationen und solche mit Angststörungen im Vergleich zu Gesunden signifikant höhere Werte auf der Unterskala „ungewollte Gedanken" (Itembeispiel: „Ungewollte Gedanken kommen mir in den Sinn") erzielten. Patienten mit Halluzinationen unterschieden sich diesbezüglich auch signifikant von Patienten mit Schizophrenie ohne Halluzinationen. Allerdings waren die Unterschiede nach der statistischen Kontrolle von Depression und Angst nicht mehr signifikant.

Andere Studien untersuchten, inwiefern dysfunktionale Bewertungen von Halluzinationen eine Rolle für die Aufrechterhaltung spielen, indem sie zu einer erhöhten Belastung oder Stress beitragen, die dann wiederum die Auftretenswahrscheinlichkeit von Halluzinationen erhöht. Mawson, Cohen und Berry (2010) legten eine systematische Übersichtsarbeit vor, die 26 Studien auswertete, die den Zusammenhang zwischen den Bewertungen von Stimmen und erlebter Beeinträchtigung durch die Stimmen untersuchten. Sie fanden, dass die Bewertung der Stimmen als bösartig oder überlegen, Stimmen, die einer mit der Person bekannten Person zugeordnet wurden und abwertende Stimmen bei Stimmenhörern mit stärkerer Belastung einhergingen. Allerdings betonen die Autoren die Notwendigkeit, im Hinblick auf diese Zusammenhänge auch Selbstwert oder soziale Schemata zu berücksichtigen.

2.4.4 Kognitive Modelle zur Entstehung von Halluzinationen

Die Wahrnehmung visueller und akustischer Information ist ein hochkomplexer Prozess, bei dem external verursachte akustische oder visuelle Signale (Wellen) von den sensorischen Organen empfangen und in mentale Bilder verwandelt werden. Die daraus resultierende Wahrnehmung ist jedoch nicht das exakte Abbild der Realität, sondern ist beeinflusst durch eine Reihe anderer Faktoren, wie biologische Dispositionen in den Wahrnehmungsapparaten, Erwartungen aufgrund von kognitiven Schemata oder äußeren Hinweisreizen. In bestimmten Situationen kann es deshalb zu Fehlwahrnehmungen kommen, wie z. B. zahlreiche Phänomene von optischen Täuschungen demonstrieren.

Die Fehleranfälligkeit unserer Wahrnehmung bildet die Basis der verschiedenen Erklärungsansätze für Halluzinationen, die sich allerdings in den Annahmen unterscheiden, warum Fehler gemacht werden.

Halluzinationen aufgrund beeinträchtigter Quellenwahrnehmung

Es kann davon ausgegangen werden, dass Menschen auf der Basis vielfältiger Informationsquellen zu einem Urteil über die Quelle bestimmter Ereignisse (z. B. als internal oder external) kommen und auch dabei Fehler gemacht werden können.

Diese Überlegungen sind der Ausgangspunkt für die Theorie von Bentall (1990). Für ihn stellt die Fähigkeit, die Quelle eines wahrgenommenen Ereignisses zu beurteilen eine metakognitive Fähigkeit dar. Eine deutliche Beeinträchtigung in dieser Fähigkeit führe dazu, dass eine Person internale Ereignisse als external fehlattribuiere und Halluzinationen erlebe. Diese seien im Falle von inneren Gedanken oder inneren Selbstgesprächen akustisch und im Falle innerer Bilder visuell. Personen mit Halluzinationen zögen voreilige und unangemessen sichere Urteile über die Quelle von Ereignissen und wiesen dabei einen Bias in Richtung einer Attribution zu einer externalen Quelle auf. Direkte Anhaltspunkte für die Hypothese, dass Halluzinationen aus falschen Schlussfolgerungsprozessen stammen könnten, zieht Bentall aus den bereits erwähnten Signalentdeckungsstudien sowie aus den diversen Studien, die fanden, dass Personen mit Halluzinationen unter verschiedenen Bedingungen dazu neigen, auch selbstproduzierte Stimuli (z. B. eigene Sätze) fälschlicherweise einer externen Quelle zuzuschreiben. Mit der Annahme einer beeinträchtigten Realitätserkennungsfähigkeit ließe sich nach Bentall auch logisch nachvollziehen, dass sich Halluzinationen unter belastenden Bedingungen (wie Stress oder Lärm) verstärken, da unter solchen Bedingungen die Fähigkeit des Individuums zur Verwendung von Kontextinformationen und Hinweisreizen eingeschränkt sei. Im Grunde würden, nach Bentalls Theorie, alle Umstände, die die Fähigkeit zur Realitätserkennung beeinträchtigen, zu einer erhöhten Wahrscheinlichkeit des Auftretens von Halluzinationen führen. Dies erkläre, warum auch gesunde Personen unter bestimmten Umständen akustische Halluzinationen erleben.

Die folgenden Modelle basieren auf diesen Überlegungen von Bentall (1990) aber versuchen, detaillierter zu erklären, welche Mechanismen an der Fehlattribution beteiligt sind.

Halluzinationen als fehlattribuierte Instrusionen

Morrison et al. (1995) betonen in ihrem Modell die Ähnlichkeit von Halluzinationen und intrusiven Gedanken und postulieren, dass akustische Halluzinationen das Ergebnis einer Attribution von ego-dystonen, ungewollten und unkontrollierbaren Gedanken auf eine externe Quelle darstellen. Die Fehlattributionen dienten dazu, kognitive Dissonanz zwischen unkontrollierbaren Gedanken und metakognitiven Überzeugungen zu reduzieren.

Ferner kommt in dem Modell von Morrison et al. (1995; vgl. auch Chadwick, Birchwood & Trower, 1996) der Bewertung der Stimmen eine entscheidende Rolle zu. Die Bewertungen, die auf die Stimme folgen und das Ergebnis bereits vorhandener emotionaler oder sozialer Schemata sein können, lösen nach diesem Modell wiederum emotionale, somatische und Verhaltensreaktionen aus, die das Auftreten intrusiver Gedanken und somit auch der akustischen Halluzinationen begünstigen.

Halluzinationen als Zusammenspiel von kognitiven Schemata und Defiziten

Nach dem Modell von Beck und Rector (2003) formieren hyperaktive kognitive Schemata, die möglicherweise auf Lebensereignisse zurückzuführen sind, „heiße" Kognitionen, von denen manche dazu tendieren, in akustische bildhafte Repräsentationen umgewandelt zu werden. Die betroffenen Personen hätten eine geringe Schwelle für die Formierung von inneren (akustischen) Bildern (predisposition to imaging). Dies gelte vor allem unter Bedingungen uneindeutiger akustischer Stimulation oder unter akustischer Deprivation. Bestimmte hypervalente Kognitionen überschritten die Schwelle zu unintendierter bildhafter Verarbeitung und würden trotz der Abwesenheit von Input durch die sensorischen Organe als identisch zu external produzierten Reizen erlebt (perceptualization). Gleichzeitig seien normale Einschränkungen bei der Formierung von endogenen Repräsentationen durch disinhibitorische Prozesse enthemmt. Der externalizing bias bestärke dann die Überzeugung einer externalen Quelle, während die überzogen selbstsichere Urteilsbildung und eine defizitäre Realitätstestung dazu führten, dass es nicht zu einer hinreichenden Erkennung und Korrektur von Attributionsfehlern komme. Somit bleibe die Überzeugung unkorrigiert. An der Aufrechterhaltung seien sowohl wahnhafte Überzeugungen in Bezug auf die Quelle der Stimme als auch metakognitive Überzeugungen im Hinblick auf die Bedeutung der Stimmen beteiligt. Wahnhafte Überzeugungen entstünden zum Teil durch zirkuläre Argumentation (z. B. Es klingt wie die Stimme meines verstorbenen Vaters, was bedeutet, dass ich nicht in der Gegenwart, sondern in der Vergangenheit lebe.). Des Weiteren trüge die von vielen Patienten berichtete aufgebaute Beziehung zu den Stimmen zu Erwartungseffekten und einer Verstärkung der emotionalen Reaktionen bei, die ebenfalls als Teil des aufrechterhaltenden Prozesses bewertet werden. Ähnlich wie bei Angststörungen seien zudem Vermeidung und Sicherheitsverhalten durch Lernprozesse an der Aufrechterhaltung beteiligt. Schließlich führe die Interaktion zwischen externen Stressoren und dysfunktionalen kognitiven Schemata dazu, dass weiterhin hypersaliente Kognitionen formiert würden.

Die Stärken dieses Modells liegen in dem Bemühen, möglichst viele Befunde zu integrieren sowie in seiner Brauchbarkeit für kognitive Interventionen. Einige der postulierten Zusammenhänge bedürfen jedoch weiterer Präzisierung und empirischer Untermauerung.

2.4.5 Psychologische Grundlagenforschung zu Negativsymptomatik

Die typischen Bestandteile der Negativsymptomatik wie geringe Motivation, Energieverlust, Einschränkung in der emotionalen und verbalen Ausdrucksweise und sozialer Rückzug wurden über lange Zeit als Defizite gesehen, die nicht durch psychologische Therapie geändert werden können. Gegen eine solch pessimistische Sichtweise spricht die Beobachtung, dass Negativsymptomatik sich für die meisten Patienten über die Zeit verändert und durch interne oder externe Faktoren ausgelöst oder verstärkt werden kann, zum Beispiel durch Belastungen wie Hospitalisierung, das Hören von Stimmen oder negative Bewertungen. Auch die Verbesserung von Negativsymptomatik lässt sich oft mit externen Faktoren in Zusammenhang bringen, z. B. mit der Entlassung aus einem langen Klinikaufenthalt oder dem Beginn einer neuen Stelle. Solche Beobachtungen legen nahe, dass psychologische Faktoren (z. B. Bewertungen, Informationsverarbeitung) für Negativsymptomatik relevant sind und somit auch psychologische Behandlungen sehr wohl einen Einfluss auf Negativsymptomatik haben könnten (Lincoln, Riehle et al., 2017). Aufgrund dieser Erkenntnis nimmt die Erforschung psychologischer Prozesse im Zusammenhang mit Negativsymptomatik jetzt an Fahrt auf.

Faktoren, die aus therapeutischer Sicht im Hinblick auf Negativsymptomatik von Interesse sind, lassen sich im Wesentlichen dem Bereich der sozialen Kognition und dem Bereich maladaptiver Kognitionen zuordnen.

Unter sozialer Kognition versteht man die mentalen Prozesse oder Fähigkeiten, die sozialen Interaktionen unterliegen. Diese beinhalten die Wahrnehmung und Interpretation des Verhaltens anderer Personen und die Generierung eigener Antworten und Verhaltensweisen in der Interaktion mit anderen (Green et al., 2008). Unter sozialer Kognition werden viele einzelne Konzepte gebündelt, darunter auch Theory of Mind, soziale Wahrnehmung, Attributionsprozesse (vgl. Kapitel 2.4.1) und Empathie-Fähigkeit. Die meisten Studien zu sozialer Kognition und Negativsymptomatik haben sich auf die Rolle von Theory of Mind konzentriert, für die ein Zusammenhang zu Negativsymptomatik auch bereits metaanalytisch belegt werden konnte (Sprong et al., 2007). Es ist naheliegend, dass Schwierigkeiten, sich in die Intentionen und Gefühle anderer Personen hineinzuversetzen, sich negativ auf die Fähigkeit und Motivation auswirken, in soziale Interaktion einzutreten.

Im Hinblick auf maladaptive Kognitionen interessieren vor allem solche, die das Angehen von Zielen erschweren oder verhindern. In der Erforschung solcher Annahmen hat die Arbeitsgruppe um A.T. Beck (2009) eine Vorreiterrolle übernommen und viele maladaptive Annahmen identifiziert, die sie verschiedenen Kategorien zuordnen. Eine Kategorie beinhaltet sogenannte „sozial aversive Gedanken" wie beispielsweise: „Ich schaue lieber fern, als mit anderen Leuten auszugehen." Oder „Ich bin viel zu unabhängig, um mich wirklich auf andere Leute einzulassen." Oder „Ich könnte glücklich sein, wenn ich ganz allein in einer Hütte im Wald oder auf dem Berg leben würde." Studien konnten verschiedentlich belegen, dass Patienten mit schizophrener Negativsymptomatik eine höhere Ausprägung und Stabilität solcher Einstellungen aufwiesen (z. B. Blanchard et al., 1998). Eine weitere Kategorie haben Rector und Beck als „dysfunktionale Leistungsannahmen" bezeichnet. Solche Überzeugungen beinhalten Gedanken wie „Wenn ich zum Teil versage, ist es genauso schlimm, wie total zu versagen." oder „Wenn man etwas nicht sehr gut macht, liegt wenig Sinn darin, es überhaupt anzufangen." Der Zusammenhang zwischen Negativsymptomatik und dysfunktionalen Leistungsannahmen ist inzwischen vielfach belegt worden (Campellone et al., 2016). Grant und Beck fanden zudem, dass solche dysfunktionalen Einstellungen als Mediator zwischen neurokognitiver Beeinträchtigung und dem sozialen Funktionsniveau fungierten (Grant et al., 2009). Basierend auf der Beobachtung, dass Patienten mit Negativsymptomatik zukünftigen Ereignissen oft mit wenig Erwartung von Freude, Erfolg oder Akzeptanz entgegen blicken und sich selbst nicht zutrauen, die kognitiven Ressourcen zu haben, die für die Erledigung der vor ihnen liegen Aufgaben oder Herausforderungen benötigt werden, benennen Beck und Kollegen (2009) schließlich „negative Erfolgserwartungen" (beispielsweise „Ich werde eh nichts an meiner Situation ändern können", „Es wird mir eh keinen Spaß machen") als weitere Kategorie von dysfunktionalen Annahmen. Diese negativen Erwartungen zeichnen sich zum einen durch mangelnde Selbstwirksamkeitserwartungen aus, für die Zusammenhänge zu Negativsymptomatik verschiedentlich gezeigt werden konnten (z. B. Bentall et al., 2010). Ferner sind sie von den Schwierigkeiten geprägt, positive Gefühle zu antizipieren, die inzwischen auch in vielen empirischen Studien klar belegt wurden (Kring et al., 2013). Diese Schwierigkeiten schildern Beck et al. (2009) am Beispiel eines jungen Patienten, der dazu neigt, jeden Tag viele Stunden im Bett zu verbringen. Einmal überlegte er sich, dass er seine Gitarre zur Hand nehmen und ein Paar Akkorde spielen könnte. Dann aber stellte er fest, dass die Gitarre erst gestimmt werden müsste und dachte, „Ach wozu der Aufwand, das lohnt sich nicht, es wird eh keinen Spaß machen." und schaltete stattdessen den Fernseher ein. Schwierigkeiten von Patienten mit Negativsymptomatik, Vorfreude aufkommen zu lassen, dürfte sich deutlich auf ihre Motivation auswirken, Handlungen, insbesondere soziale Interaktionen, überhaupt in Angriff zu nehmen.

In einer eigenen Studie (Lincoln, Mehl, Kesting & Rief, 2011) untersuchten wir verschiedene Korrelate von Negativsymptomatik sowie ihre Interaktionen. Dabei konnten wir zeigen, dass Negativsymptomatik signifikant mit Schwierigkeiten in der Theory of Mind, weniger Empathie, geringerem Selbstwert und negativeren Selbstkonzepten im Hinblick auf interpersonelle Fähigkeiten sowie dysfunktionalen Annahmen (z. B. die Annahme, dass es für den eigenen Wert entscheidend ist, von allen Personen anerkannt oder geliebt zu werden) assoziiert war. Interessanterweise zeigte sich, dass Schwierigkeiten in der Theory of Mind bei Personen mit geringem Selbstwert stärker mit Negativsymptomatik assoziiert waren als bei Personen mit hohem Selbstwert. Dies könnte bedeuten, dass die Fähigkeit, die Intentionen und Gefühle anderer zu erkennen, nur bei Personen mit geringem Selbstwert zu sozialem Rückzug und Interessensverlust führt. Diese sind möglicherweise stärker geneigt, anderen Personen eine unfreundliche, die eigene Person abwertende Intention zuzuschreiben. Zusammengenommen erklärten die von uns untersuchten Variablen aus dem Bereich der sozialen Kognition und der Interaktionseffekt knapp 30 % der Varianz der Negativsymptomatik, nachdem für neurokognitive Variablen und Medikation kontrolliert wurde. Diese Ergebnisse unterstreichen die Relevanz von Selbstkonzepten im Hinblick auf Negativsymptomatik und stellen eine hilfreiche Basis für die Therapie dar.

Neben den Fertigkeiten im Bereich der sozialen Kognition und Überzeugungen spielen aber auch äußere Faktoren für Negativsymptomatik eine bedeutsame Rolle. So galt die Rolle sozialer Isolierung und die Abwesenheit stimulierender Ereignisse in der Verursachung und Aufrechterhaltung von Negativsymptomatik als ein Argument für die Verkürzung langer Psychiatrieaufenthalte und die Eingliederung psychisch Kranker in die Gemeinden. In der Tat ließ sich zeigen, dass bei Patienten, die zum Zeitpunkt der Entlassung aus einem psychiatrischen Krankenhaus in Bezug auf Positivsymptomatik gut remittiert waren, der Entlassung ein deutlicher Abfall der Negativsymptomatik folgte (Lincoln et al., 2005). In einer anderen Studie konnten Barrowclough und Kollegen (2003) zeigen, dass das Ausmaß wahrgenommener kritischer Kommentare durch Familienmitglieder den Schweregrad und das Ausmaß negativer Symptome, nicht aber positiver Symptome, vorhersagte. Im Kontrast zeigte sich, dass wenn die Angehörigen als warm und unterstützend erlebt wurden, Patienten eine positivere Bewertung ihrer eigenen Leistung und Rollenerfüllung berichteten.

Weitere Ansätze für psychotherapeutische Interventionen bieten die Überlappung zwischen Negativsymptomatik und anderen psychischen Störungen. Für Depression erscheint dies besonders naheliegend. Bei einigen Patienten spielen aber auch Ängste in Bezug auf soziale Kontakte im Sinne einer sozialphobischen Symptomatik eine Rolle. In Studien konnten entsprechend Zusammenhänge zwischen Symptomen einer sozialen Angststörung und Negativsymptomatik gezeigt werden (z. B. Blanchard et al., 1998). Eine weitere Möglichkeit, die unter Forschern diskutiert wird, ist die Bewertung bestimmter Negativsymptome als Symptome einer Posttraumatischen Belastungsstörung. Als solche könnten z. B. die emotionale Verflachung, Vermeidung, Konzentrationsschwierigkeiten und Derealisationsgefühle gewertet werden, die ein Individuum aufgrund der traumatisierenden Erfahrung der akuten Psychose und der Einweisung in die Psychiatrie entwickelt haben kann (Frame & Morrison, 2001; Shaw, McFarlane & Bookless, 1997). Häufig berichten Patienten aus der Zeit auf der Akutstation oder im Hinblick auf Bedrohungserleben in der akuten Psychose traumatische Erinnerungen, Flashbacks oder Albträume. Nicht selten berichten sie auch von realen Gewalterfahrungen durch die Polizeibeamten im Rahmen ihrer Zwangseinweisung. Manche Patienten ziehen sich zurück, weil sie befürchten, dass sie sich überfordern und dadurch eine erneute psychotische Episode auslösen könnten. Aber auch Ängste im Zusammenhang mit Wahnerleben können die Ursache von sozialem Rückzug sein.

Schließlich erschweren möglicherweise Sorgen um Stigmatisierung die Kontaktaufnahme zu anderen Menschen. Die über das bereits erwähnte neuroleptika-induzierte Defizitsyndrom (Lewander, 1994) induzierten Nebenwirkungen der Neuroleptika (z. B. extrapyramidale Nebenwirkungen, Gewichtszunahme oder Nachlassen der sexuellen Erregbarkeit) können dabei auch von Patienten als soziales Handicap wahrgenommen werden, auf das sie mit sozialem Rückzug reagieren. Um die Anteile der Negativsymptomatik, die infolge von äußeren und inneren Ereignissen auftreten, von jenen abzugrenzen, die als eher stabil und Auslöser unabhängig angesehen werden, werden oftmals die Bezeichnungen primäre und sekundäre Negativsymptomatik verwendet. Je besser jedoch die psychologischen Prozesse und Auslöser entschlüsselt werden, desto obsoleter dürfte die Vorstellung einer primären Negativsymptomatik werden.

Ein kognitives Erklärungsmodell für Negativsymptomatik

In einem kognitiven Modell für Negativsymptomatik, das ebenfalls auf den traditionellen Vulnerabilitätsstress-Modellen aufbaut, bringen Rector, Beck und Stolar (2005) die verschiedenen Kategorien dysfunktionaler Annahmen direkt mit den spezifischen Anteilen der Negativsymptomatik zusammen. So gehen sie davon aus, dass Affektverflachung durch Annahmen geringer Selbsteffizienz („Wenn ich meine Gefühle zeige, werden andere sehen, dass ich inadäquat bin"), geringer Freude („Ich fühle mich nicht wie früher"), geringer Akzeptanz („Mein Gesicht fühlt sich steif und verzerrt an und andere werden es sehen"), und die Annahme nicht hinreichender Ressourcen („Ich habe nicht die Fähigkeit, meine Gefühle zum Ausdruck zu bringen") ausgelöst und verstärkt wird. Die mit Negativsymptomatik assoziierte geringe Sprachproduktivität wird ebenfalls mit dysfunktionalen Annahmen aus diesen Kategorien in Verbindung gebracht („Ich werde nicht die richtigen Worte finden, um mich auszudrücken." – „Ich brauche zu lang, um meinen Punkt rüberzubringen, sodass es langweilig ist." – „Ich werde komisch, blöd oder merkwürdig klingen." – „Es ist zu anstrengend zu sprechen."). Auch den Antriebschwierigkeiten werden ganz spezifische dysfunktionale Bewertungen zugeschrieben („Warum sich anstrengen, ich werde eh versagen". – „Es ist die Mühe nicht wert". – „Es ist besser, gar nicht erst involviert zu werden."). In ihrem Modell gehen sie zudem davon aus, dass dysfunktionale Annahmen aus einer Kategorie dysfunktionale Annahmen aus anderen Kategorien aktivieren können. Beispielsweise hat ein Patient, der nicht erwartet, mit einer Aufgabe Erfolg zu haben, auch eine geringere Wahrscheinlichkeit, sich auf diese Aufgabe zu freuen. Ferner nehmen sie an, dass sich negative Erwartungen und Negativsymptomatik gegenseitig verstärken, sodass die Verschlechterung der Negativsymptomatik weitere negative Erwartungsbewertungen auslöst und so einen Teufelskreis oder eine Abwärtsspirale bildet.

Auf der Vulnerabilitätsebene verorten die Autoren des Modells neben den bekannten neuropsychologischen und neurobiologischen Beeinträchtigungen auch Persönlichkeitseigenschaften, beispielsweise schizoide Persönlichkeitszüge, die dadurch gekennzeichnet sind, dass Personen ohnehin geringe Freude an engen Beziehungen haben und eine Präferenz für das Alleinsein aufweisen. Als weiterer Vulnerabilitätsfaktor wird die Positivsymptomatik gesehen, da auch Wahn und Halluzinationen mit Ängsten und dadurch bedingtem sozialen Rückzug einhergehen können, der die Spirale der Negativsymptomatik in Gang setzen kann. Des Weiteren könne die Spirale durch äußere Stressoren oder durch Seiteneffekte der Medikation ausgelöst werden. Eine Stärke des Modells ist der Detailgrad der verschiedenen dysfunktionalen Annahmen, die hervorragende Ansatzpunkte für die Therapie der Negativsymptomatik bieten.

Kapitel 3
Diagnostische Verfahren

3.1 Ziele der Diagnostik

Das Ziel einer modifikationsorientierten Diagnostik ist einerseits die Erstellung und Bestätigung einer reliablen und validen Diagnose, die die Basis für den Einsatz störungsspezifischer Interventionen bildet. Des Weiteren muss ein Verständnis für die Probleme aus Sicht des Patienten entwickelt werden, da dies eine der Voraussetzungen für die Förderung von Veränderungsmotivation darstellt. Darüber hinaus sollten in der Diagnostik die relevanten Probleme und Symptome identifiziert, Lebensereignisse, die an der Entstehung und Aufrechterhaltung der Probleme beteiligt sind, erfasst und die Interaktionen zwischen Problemen und Erlebnissen herausgearbeitet werden.

Tabelle 3: Auslösende und aufrechterhaltende Faktoren, zu erfassende Merkmale und daraus resultierende Interventionen

Relevante Faktoren	Zu erfassende Merkmale	Beispiele für Interventionen
Schützende Umweltfaktoren	• Soziale Unterstützung • Befriedigende Tagesstrukturierung • Familiäre Problemlösefertigkeiten • Rückzugsmöglichkeiten	• Soziotherapeutische Maßnahmen (z. B. Wohnen und Arbeiten mit abgestufter Anforderung, Tages- und Nachtkliniken, Kontaktstellen)
Belastende Umweltfaktoren	• Belastende Ereignisse, Überstimulation • Kritisches und überinvolviertes Familienklima	• Familientherapie (Psychoedukation, Problemlösetraining, Kommunikationstraining, systemische Therapie)
Individuelle, personenbezogene Schutzfaktoren	• Bewältigungskompetenzen (rechtzeitiges Erkennen von Warnsignalen für Rezidive und adäquate Reaktion, Stressmanagement, Fähigkeit zur Alltagsbewältigung, Problemlösefertigkeiten, Einnahme von Medikation) • Soziale Kompetenzen	• Psychoedukation inklusive rückfallpräventiver Elemente zur Erkennung von Frühwarnzeichen • Medikation • Diverse Trainings (Soziales Kompetenztraining, Stressmanagementtraining, Problemlösetraining) • Aktivitätenaufbau
Individuelle, personenbezogene Vulnerabilitätsfaktoren	• Dysfunktionale selbst- und fremdbezogene Kognitionen und Verarbeitungsstile (z. B. negatives Selbstbild, dysfunktionale Bewertung von Symptomen, voreiliges Schlussfolgern, einseitige Informationsaufnahme, externalisierender Attributionsstil) • Dysfunktionale Bewältigungsstile (z. B. Substanzmissbrauch) • Kognitive Defizite (z. B. Gedächtnis, Aufmerksamkeit, exekutive Funktionen)	• Kognitive Interventionen zur Veränderung dysfunktionaler Annahmen über die eigene Person, andere Personen, sowie über Symptome und die Diagnose • Metakognitive Trainings • Verhaltenstherapeutische Ansätze für komorbide Sucht • Neuropsychologische Therapie (kognitive Remediation)

Zusätzlich sollten alle Informationen erfasst werden, die zum Einen für die Erstellung eines individuellen Störungsmodells zum Anderen für die Planung und Durchführung der darauf basierenden Therapie notwendig sind.

Die multifaktorielle Bedingung der Schizophrenie muss sich auch in den diagnostischen Ansatzpunkten widerspiegeln, wenn kein wichtiger Bereich außen vor gelassen werden soll. Die in Kapitel 2.3 vorgestellten Vulnerabilitäts-Stress-Modelle (Zubin & Spring, 1977; Nuechterlein & Dawson, 1984) sowie die neueren kognitiven Modelle zur Entstehung von Wahn, Halluzinationen und Negativsymptomatik (u.a. Garety et al., 2001; Morrison et al., 1995, vgl. Kapitel 2.4) bilden eine Basis für die Ableitung sinnvoller therapeutischer Ansatzpunkte. Tabelle 3 zeigt die psychologisch relevanten Faktoren für die Auslösung und Aufrechterhaltung schizophrener Symptomatik, die in einer modifikationsorientierten Diagnostik berücksichtigt werden sollten.

Im Bereich der schützenden und belastenden Umweltfaktoren muss also die vom Patienten erlebte soziale Unterstützung im Familienkreis und sozialen Umfeld, die Zufriedenheit mit der Tagesstrukturierung sowie die Wohn- und Arbeitssituation erfasst werden. Erhoben werden muss zudem, wie das soziale Umfeld mit der Störung umgeht und ob günstige Problemlösefertigkeiten und Kommunikationsstrukturen bereits vorhanden sind oder aufgebaut werden müssen. Ferner interessiert, welche Lebensereignisse in der Vergangenheit als belastend erlebt wurden und welche Ereignisse in der Zukunft symptomauslösend wirken könnten. Im Bereich der individuellen personenbezogenen Vulnerabilitätsfaktoren ist der bisherige Störungsverlauf des Patienten von Bedeutung. Ist es ihm in der Vergangenheit gelungen, rechtzeitig Warnsymptome zu erkennen und Stress zu reduzieren? Wie ist er mit der Medikation umgegangen? Welche Behandlungsformen hat er als hilfreich erlebt? Welche eigenen Bewältigungsmechanismen hat er eingesetzt? Welche waren hilfreich? Des Weiteren sollte eine Einschätzung sozialer Kompetenzen und Problemlösefertigkeiten sowie des Ausmaßes neurokognitiver Defizite erfolgen. Als Basis für kognitv-verhaltenstherapeutische Ansätze sind die Einstellungen zu der Diagnose sowie zu vorrangigen Symptomen (z.B. Stimmen), die Ausprägung der Überzeugungsstärke bei Wahnvorstellungen, ungünstige kognitive Verarbeitungsstile und negative selbstbezogene Annahmen zu erfassen. Schließlich sollten in der Diagnostik auch Instrumente eingesetzt werden, die die Veränderung in relevanten Symptom- und Funktionsbereichen im Verlauf der Therapie abbilden können.

Merke

Da es sich bei der Schizophrenie um eine multifaktoriell bedingte Störung handelt, sollte die Diagnostik Aufschluss über relevante Faktoren auf verschiedenen Problemebenen geben. Aus den diagnostizierten Problembereichen lassen sich anschließend die vielversprechendsten Interventionen ableiten.

Die modifikationsorientierte Diagnostik sollte daher weitestgehend unabhängig von dem unmittelbar verfügbaren Therapieangebot des jeweiligen Therapeuten oder der Klinik erfolgen und ergebnisoffen sein. Passend zu den dort identifizierten störungsrelevanten Faktoren können dann die vielversprechendsten evidenzbasierten Therapien oder Therapiekombinationen ausgewählt werden. Bei einem Blick auf Tabelle 3 wird klar, dass dabei die kognitiv-behavioralen Interventionen, wie sie im Folgenden in diesem Manual dargestellt werden nicht die einzige Interventionsmöglichkeit darstellen und noch nicht einmal für jeden Bereich die vielversprechendste. Einen Überblick über weitere evidenzbasierte Ansätze bietet Kapitel 4. Viele dieser Ansätze lassen sich aber auch gut mit kognitiver Verhaltenstherapie verbinden.

3.2 Diagnostische Verfahren

Die in diesem Kapitel vorgestellten Verfahren sind als Pool zu verstehen, aus dem sich der Praktiker die für die spezifischen Problemfelder des jeweiligen Patienten sinnvollen Instrumente auswählen kann. Dabei ist eine sorgfältige und sparsame Auswahl anzuraten, da der Einsatz einer zu großen Anzahl von Fragebögen, Interviews und Tests gerade für Patienten mit Schizophrenie eine Überbelastung sein kann und die Compliance gefährden könnte.

In der Regel handelt es sich bei der Erfassung von Schizophreniesymptomen um Fremdbeurteilungsverfahren, bei denen Symptome auf mehrstufigen Rating-Skalen eingeschätzt werden. Für eine präzise Statusbestimmung sowie für die Verlaufs- und Veränderungsmessung der Symptomatik ist bei vielen Instrumenten vorgesehen, dass geschulte Beobachter (evtl. auch auf der Basis von Videoaufzeichnungen des Interviews) die Skalen ausfüllen. Der Einsatz von Fremdbeurteilungsverfahren wird damit begründet, dass die Mehrzahl der Patienten mit Schizophrenie sich durch eine mangelnde Krankheitseinsicht und damit einer realitätsfernen Wahrnehmung und Bewertung der eigenen Person und der Umwelt auszeichnen und deshalb nicht reliabel Auskunft über ihre Symptome geben können. Selbstbeurteilungsverfahren gewinnen aber, auch durch den Einfluss der kognitiven Ansätze, zunehmend an Bedeutung, zumal inzwischen mehrfach gezeigt werden konnte, dass Patienten mit Schizophrenie zuverlässig über ihre erlebten Symptome Auskunft geben können. In einer eigenen Studie fanden wir zudem sogar bei der Erhebung von Wahnsymptomen eine hohe Übereinstimmung zwischen Fremdeinschätzung und Patientenratings (Lincoln, Ziegler, Lüllmann, Müller & Rief, 2010). Außerdem ergeben auch Fremdbeurteilungsverfahren nicht immer zuverlässige Informationen über Symptome, wenn z. B. Patienten aufgrund von Symptomen paranoiden Misstrauens und Feindseligkeit keine Auskunft über ihre Symptomatik geben.

Im Folgenden sind sowohl eine Reihe seit langem gebräuchlicher Verfahren aufgeführt als auch neuere Verfahren, die erst jüngst auf den deutschen Sprachraum übertragen wurden. Die Auflistung stellt lediglich eine Auswahl der inzwischen vorhandenen Fülle von Instrumenten im Bereich schizophrener Störungen dar.

3.2.1 Instrumente zur Diagnoseerstellung

Für die Diagnosestellung der Schizophrenie kann auf ein strukturiertes Interview wie das *Strukturierte Klinische Interview für DSM-5®-Störungen* (SCID-5-CV; Beesdo-Baum, Zaudig & Wittchen, 2019) zurückgegriffen werden. Standardisierte Interviews wie das *Composite International Diagnostic Interview, CIDI* (Wittchen, Garczynski & Pfister, 2000) sind ebenfalls einsetzbar, wobei die Validität bei Patienten mit akuten psychotischen Symptomen eingeschränkt sein kann. Ein geeignetes und im englischen Sprachraum gebräuchliches Interview ist die Present State Examination (PSE, Wing, Cooper & Sartorius, 1982), die in deutscher Übersetzung vorliegt. Ein Fremdbeurteilungsverfahren mit dem Ziel der standardisierten Dokumentation des psychiatrischen Befundes sowie anamnestischer Daten ist das *AMDP-System (*Manual zur Dokumentation psychiatrischer Befunde; Arbeitsgemeinschaft für Methodik und Dokumentation in der Psychiatrie, 2000) mit einem dazugehörigen halbstrukturierten Interview (*Leitfaden zur Erfassung des Psychopathologisches Befundes – halbstrukturiertes Interview anhand des AMDP-Systems* von Fähndrich & Stieglitz, 1998). Zudem können die Diagnosechecklisten für DSM und ICD (IDCL; Hiller, Zaudig & Mombour, 1995; 1997) eingesetzt werden, die für die Diagnosen „Schizophrenie", „Schizoaffektive Störungen", „Wahnhafte Störungen", „Schizotype Störungen", „Schizophrenia simplex" und „Akute Vorübergehende Psychotische Störungen" vorliegen. Eine Anpassung all dieser Instrumente auf DSM-5 steht noch aus.

3.2.2 Instrumente zur Symptomerfassung

Brief-Psychiatric Rating Scale (BPRS, Overall & Gorham, 1962; deutsch: CIPS, 2005). Die BPRS ist ein zeitökonomisches Standardinstrument, bei der auf der Basis eines freien Interviews der Patient hinsichtlich 18 Items 7-stufig beurteilt wird (vgl. Arbeitsblatt 1). Diese werden durch die fünf Faktoren Angst/Depression, Anergie, Denkstörung und Aktivierung sowie Feindseligkeit/Misstrauen abgebildet. In einer Untersuchung mit der deutschen Version der BPRS fanden Maß, Burmeister und Krausz (1997) vier Faktoren, die gut mit den ursprünglichen Skalen übereinstimmen (Denkstörung, Feindseligkeit/Misstrauen, Angst/Depression und Anergie). Die BPRS wurde in erster Linie für erwachsene hospitalisierte Psychiatrie-Patienten entwickelt und eignet sich vor allem für die Beurteilung des Therapieerfolges oder -verlaufs. Als Therapieerfolg wird dabei die Reduktion des Summenwertes um 20 bis 40 % gewertet. Ein Vorteil dieser Skala ist das Vorhandensein von umfassenden normativen Vergleichsdaten. Von Nachteil ist, dass nur eine relativ globale Einschätzung möglich ist.

Arbeitsblatt 1: Brief Psychiatric Rating Scale (vgl. Anhang, S. 173–176).

Positive and Negative Syndrome Scale (*PANSS*; Kay, Fiszbein & Opler, 1987; CIPS, 2005). Die PANSS ist ein Fremdbeurteilungsverfahren, das in sieben Items zur Bewertung der Positivsymptomatik, sieben Items zur Bewertung der Negativsymptomatik und 16 Items zur Beurteilung der allgemeinen Psychopathologie untergliedert ist. Die 30 Items werden hinsichtlich ihrer Intensität und Frequenz eingeschätzt, wobei die einzelnen Abstufungen präzise definiert sind. Die *PANSS* wurde auf der Basis der *BPRS* entwickelt, ergänzt diese jedoch um negative Symptome. Zur PANSS existiert auch ein strukturierter Interviewleitfaden (*SCI-PANSS*; Kay & Opler, 1990). Als Kriterium für Therapieerfolg wird häufig eine Verbesserung des Gesamtscores um 20 % festgesetzt. Die Durchführungsdauer liegt bei etwa 30 Minuten.

Psychotic Symptom Rating Scales (PSYRATS, Haddock, McCarron, Tarrier & Faragher, 1999). Die PSYRATS bestehen aus einem strukturierten Interview, in dem verschiedene Dimensionen und Merkmale auditiver Halluzinationen (u. a. Häufigkeit, Dauer, Ort, Lautstärke, Inhalte, Kontrollierbarkeit, Belastung) und verschiedene Dimensionen von Wahn (u. a. Beschäftigungsdauer, Überzeugung, Intensität, Beeinträchtigung) erfragt werden. Die Fragen werden in der Regel im Hinblick auf die letzte Woche eingeschätzt. Eine deutsche Übersetzung findet sich bei Moritz, Veckenstedt, Randjbar und Vitzthum (2011) oder kann bei der Autorin angefordert werden. Die PSYRATS hat sich in der Evaluation von Therapiestudien, die auf die Behandlung von Wahn und Halluzinationen abzielen als differenzierteres Maß neben altbewährten Instrumenten durchgesetzt.

Maudsley Assessment of Delusions Schedule (*MADS*; Wessely et al., 1993). Die MADS ist ein halbstrukturiertes Interview, das auf die Erfassung wahnhafter Überzeugungen abzielt (vgl. Arbeitsblatt 2). Dabei werden die Überzeugungen über den Wahrheitsgehalt der wahnhaften Vorstellung erfragt. Weiterhin werden Faktoren, welche die Überzeugung stärken, die zeitliche Beschäftigung mit der Überzeugung, die Systematisierung sowie mit der Überzeugung assoziierte Emotionen und Verhaltensweisen in dem Verfahren erhoben. Die Durchführungsdauer beträgt ca. 30 Minuten.

Arbeitsblatt 2: Deutsche Übersetzung der Maudsley Assessment of Delusions Schedule (vgl. CD-ROM).

Calgary Depression Rating Scale for Schizophrenia (*CDSS*; deutsche Version: *CDSS-G*; Müller et al., 1999; CIPS, 2005). Die CDSS ist ein Fremdbeurteilungsinterview, das konzipiert wurde, um das Ausmaß an Depressivität unabhängig von anderen psychopathologischen Dimensionen sowohl in akuten als auch in chronisch-residualen Stadien abzubilden. Die 9 Fragenkomplexe umfassen die Bereiche Depression, Hoffnungslosigkeit, Selbstabwertung, schuldhafte Beziehungsideen, pathologische Schuld, morgendliche Depression, frühmorgendliches Erwachen, Suizidalität und beobachtete Depression, die auf einer vierstufigen Rating-Skala von fehlend bis schwer eingestuft werden.

Clinical Assessment of Negative Symptoms (CAINS, Horan et al., 2011). Negativsymptomatik bei Patienten mit Schizophrenie ist der wichtigste einschränkende Faktor für Lebensqualität und Funktionsniveau. Eine sorgfältige Diagnostik negativer Symptome ist daher Voraussetzung für eine erfolgreiche Hilfeplanung. Eine amerikanische Expertengruppe (Collaboration to Advance Negative Symptom Assessment in Schizophrenia) hat sich mit den Schwächen früherer Instrumente auseinandergesetzt und ein neues Instrument zur differenzierten Erfassung negativer Symptome entwickelt. Entstanden ist ein halbstrukturiertes Interview, welches neben Fragen auch Verhaltensbeobachtungen enthält. Das CAINS erfasst über verschiedene Lebensbereiche hinweg (Familie, Freunde, Arbeit/Schule und Freizeit) motivationale und emotionale Komponenten der Negativsymptomatik und berücksichtigt hierbei neben dem Ausdruck von Verhalten und Emotionen auch das kognitive und emotionale Erleben der Patienten. Nach erfolgreicher Evaluation wird das CAINS im amerikanischen Sprachraum bereits regelmäßig eingesetzt. Es wurden eine gute konvergente und diskriminante Validität sowie eine zufriedenstellende Reliabilität berichtet (Horan et al., 2011; Kring, Gur, Blanchard, Horan & Reise, 2013). Das ins Deutsche übersetzte Instrument (Engel, Fritzsche & Lincoln, 2014) weist ähnlich gute Validität auf und kann zur Diagnostik und Erforschung negativer Symptome im deutschsprachigen Raum empfohlen werden. Die deutsche Version des CAINS und das dazugehörige Manual erhalten Sie direkt über die Autorin dieses Manuals oder über die Homepage des ZPID (unter: https://www.zpid.de/retrieval/PSYNDEXTests.php?id=9007270).

Ergänzend können als Selbstbeurteilungsverfahren zur Symptomerfassung eingesetzt werden:

Allgemeine Symptomatik und Depression:
- *Symptom Checklist-90-Revised* (*SCL-90-R*; deutsche Version von Franke, 1995). Die SCL-90-R erfasst mit 90 Items die neun Symptombereiche Somatisierung, Zwanghaftigkeit, Unsicherheit im Sozialkontakt, Depressivität, Ängstlichkeit, Aggressivität/Feindseligkeit, Phobische Angst, Paranoides Denken und Psychotizismus. Die Bearbeitungszeit beträgt für den Patienten circa 15 Minuten.
- *Becks Depressions Inventar* (*BDI*; deutsche Version: Hautzinger et al., 1995) zur Erfassung der Schwere depressiver Symptome (21 Items, Dauer circa 10 Minuten).

Schizophrenie-spezifische Symptomatik:
- *Peters et al. Delusions Inventory* (PDI; Peters et al., 1999). Das PDI wurde auf der Grundlage der Present State Examination (PSE; Wing, Cooper & Sartorius, 1982) entwickelt, um wahnhaftes Denken in der Normalbevölkerung mehrdimensional zu erfassen (vgl. Arbeitsblatt 3). Es umfasst 40 Items, die die folgenden Kategorien von Wahnvorstellungen erfassen: Kontrollwahn (Items 1 bis 5), Fehlinterpretationen, Fehlidentifikation und Referenzideen (Items 6 bis 10), Verfolgungswahn (Items 11 bis 15), Größenwahn (Items 16 bis 20), Beeinflussungswahn und primäre Wahnvorstellungen (Items

21 bis 25), andere Wahnvorstellungen (Items 26 bis 30), einfache Wahnvorstellungen, basierend auf Schuldgefühlen, Depersonalisationsempfinden und Hypochondrie (Items 31 bis 35), und Erfahrungen mit Gedankenlesen, Gedankeneingabe, Widerhall von Gedanken u.Ä. (Items 36 bis 40). Die Probanden werden in dem einführenden Text darüber informiert, dass es nicht um Erfahrungen geht, die unter dem Einfluss von Drogen gemacht wurden. Neben der Zustimmung oder Ablehnung der Aussage, wird der Multidimensionalität von Wahnvorstellungen Rechnung getragen, indem der Proband die Items, denen er zugestimmt hat, entlang dreier verschiedener Dimensionen beurteilt: (1) Besorgnis, (2) zeitliche Beschäftigung mit der Thematik und (3) Überzeugungsstärke. Für diese Einschätzungen steht jeweils eine fünfstufige Likertskala zur Verfügung. In der Validierungsstudie (Peters et al., 1999) ergab sich für den Gesamtwert eine befriedigende interne Konsistenz mit einem Cronbach Alpha von .88. Die Test-Retest-Reliabilität für eine Subgruppe von 83 Personen betrug .82. Die deutsche Version des PDI (Lincoln et al., 2009) zeigte ebenfalls eine gute interne Konsistenz sowie hinreichende Kriteriums- und Konstruktvaliditát auf.

Arbeitsblatt 3: Deutsche Version des Peters et al. Delusions Inventory (PDI) (vgl. CD-ROM).

- *Frankfurter Beschwerdefragebogen* (*FBF*; Süllwold, 1991). Der FBF ist als spezielles Verfahren für schizophren Erkrankte entwickelt worden. Die Items basieren auf Beschreibungen von sprachflüssigen Patienten. Der Fragebogen besteht aus 98 Items, die faktorenanalytisch vier interpretierbare Faktoren ergaben: Störungen automatisierter Abläufe, Wahrnehmungsstörungen, Depressivität und Overinclusion (nicht zu bewältigende Reizfülle, die ein Gefühl des Kontrollverlustes verursacht).
- *Frankfurter Befindlichkeits-Skala für schizophren Erkrankte (FBS;* Süllwold & Herrlich, 1987). Die FBS ist ein mehr an der Erfassung der globalen Befindlichkeit orientiertes Selbstbeurteilungsverfahren, das kurzfristige Zustandsschwankungen erfassen soll und sich für Mehrfacherhebungen eignet. Es besteht aus 36 Symptombeschreibungen, die 4-stufig von nicht vorhanden bis stark eingestuft werden sollen. Faktorenanalytisch finden sich zwei Faktoren. Der erste wird von den Autoren als Hypersyndrom beschrieben und beinhaltet die Merkmale innere Getriebenheit, motorische Unruhe, Gedankenjagen, Überwachheit, Derealisation, übermäßige Selbstbeobachtung und Beherrschtwerden durch Gedanken. Der zweite Faktor, Hyposyndrom, ist charakterisiert durch Langsamkeit, Antriebsschwäche, Rückzug, Blockierungen, Teilnahmslosigkeit, Ängstlichkeit, Depression, Verwirrung und Erschöpfung.
- *Paranoia Checklist* (PCL; aktuellste deutsche Validierung von Schlier et al., 2016). Die Paranoia Checklist dient dazu, die Häufigkeit und weitere Aspekte paranoider Gedanken zu erfassen. In Form von 18 Items werden paranoide Gedanken wiedergegeben, die auf fünfstufigen Antwortskalen dahingehend bewertet werden sollen, wie häufig diese vorkommen, wie überzeugt man von ihrem Wahrheitsgehalt ist und als wie beunruhigend man die Gedanken empfindet. Die Paranoia Checklist ist über die Homepage des ZPID erhältlich (unter https://www.zpid.de/retrieval/PSYNDEXTests.php?id=9007271).
- *Motivation and Pleasure Scale - Self-Report* (MAP-SR; deutsche Version von Engel & Lincoln, 2016). Die MAP-SR dient als Screening-Instrument einer ersten Einschätzung der Schwere der Negativsymptomatik bei Patienten mit psychotischen Störungen. Dabei sollte jedoch beachtet werden, dass das Instrument ausschließlich auf die motivationale Negativsymptomatik (soziales Desinteresse, Anhedonie und Amotivation) fokussiert. Die MAP-SR ist ein Selbstbeurteilungsinstrument mit 15 Items, die Motivation, Anstrengung und Interesse sowie Freude über verschiedene Lebensbereiche hinweg erfassen. Auf einer fünfstufigen Skala, die von 0 (= nicht vorhanden) bis 4 (= stark vorhanden) reicht, werden die einzelnen Items bewertet und es kann ein Gesamtwert durch Aufsummieren errechnet werden. Höhere Werte sprechen dabei für eine stärkere Ausprägung von Negativsymptomatik. Die Reliabilität (interne Konsistenz) und Validität waren in der Validierungsstudie zur deutschen Version gut. Die MAP-SR ist über die Homepage der ZPID erhältlich (unter: https://www.zpid.de/retrieval/PSYNDEXTests.php?id=9007408).
- *Scale to Assess Unawareness of Mental Disorder* (*SUMD*; Amador et al., 1993). Die SUMD erfasst die Einsicht in das Vorhandensein einer psychischen Störung, einschließlich der sozialen Konsequenzen, der Notwendigkeit einer Behandlung (3 Items) und der Wahrnehmung und Attribution von Symptomen auf die Störung (17 Items) (vgl. Arbeitsblatt 4). Die Dauer des Interviews hängt von der Anzahl vorhandener Symptome ab und liegt im Durchschnitt bei ca. 15 bis 20 Minuten.

Arbeitsblatt 4: Deutsche Übersetzung der Scale to Assess Unawareness of Mental Disorder (vgl. CD-ROM).

3.2.3 Verfahren zur Erfassung neuropsychologischer Defizite

Gedächtnis: Zur Überprüfung expliziter visueller und verbaler Gedächtnisfunktionen können Untertests der revidierten Form der *Wechsler Memory Scale (WMS-R*; deutsche Version, Härting et al., 2000*)* verwendet werden. Kurzzeit- und Arbeitsgedächtnisleistungen werden beispielsweise mit den Untertests „Zahlenspanne vorwärts und rückwärts" sowie den Untertests „Blockspanne vorwärts" und „Blockspanne rückwärts" (Retest-Reliabilität = .60) erhoben, verbale Langzeitgedächtnisleistungen mit den Untertests „Logisches Gedächtnis I und II". Die Gesamtdauer für diese Untertests beträgt ca. 30 Minuten.

Aufmerksamkeit: Aufmerksamkeitsleistungen (Aufmerksamkeitskapazität und -selektivität) können mit den Untertests „Geteilte Aufmerksamkeit" (Cronbachs Alpha = .75) und „Reaktionswechsel" (Cronbachs Alpha = .99) aus der computergestützt durchgeführten *Testbatterie zur Aufmerksamkeitsprüfung (TAP*; Zimmermann & Fimm, 1993) untersucht werden. Die TAP weist inzwischen eine erweiterte Normierung und eine internationale Verbreitung auf. Die Bearbeitungszeit einschließlich Instruktion und Vortest beläuft sich pro Untertest auf etwa 10 Minuten.

Exekutivfunktionen: Für die Erhebung von Perseverationen und Abstraktionsvermögen wird der *Wisconsin Card Sorting Test* (*WCST*; Grant & Berg, 1993) als reliabler, gebräuchlicher und altersnormierter Test verwendet. Der WCST wird häufig zur Veränderungsmessung eingesetzt. Dies ist insofern problematisch, weil Erinnerungseffekte die Interpretation des Ergebnisses erschweren. Die Mindestbedingungen für eine Testwiederholung bestehen darin, hinreichend Zeit zwischen den Testungen einzuplanen und eine Kontrollgruppe zum Vergleich heranzuziehen. Die Dauer der Testung beträgt ca. 30 Minuten, die Auswertung ebenfalls. Kritisch anzumerken ist jedoch, dass für die Bewältigung dieses Tests multiple kognitive Prozesse erforderlich sind, was die Interpretation der Ergebnisse erschwert.

Das *Eppendorfer Schizophrenie-Inventar* (*ESI*; Maß, 2001) besteht aus 40 Items, die sich auf vier faktorenanalytisch fundierte klinische Skalen (Aufmerksamkeits- und Sprachbeeinträchtigung, Beziehungsideen, Akustische Unsicherheit, Wahrnehmungsabweichung) sowie die Kontrollskala Offenheit verteilen. Die mit dem ESI abgebildeten Dysfunktionen werden in der Regel von schizophrenen Personen nicht nur häufiger angegeben als von psychisch Gesunden, sondern auch häufiger als von anderen klinischen Gruppen, z. B. Personen mit einer Depression oder Zwangsstörung. Es werden sowohl die normierte ESI-Standardversion (Beurteilungszeitraum: die letzten vier Wochen) als auch eine zur engmaschigeren Verlaufsbeschreibung geeignete ESI-Kurzversion (Beurteilungszeitraum: die letzten sieben Tage) bereitgestellt. Die Bearbeitungsdauer beträgt 5 bis 10 Minuten.

3.2.4 Instrumente zur Erhebung dysfunktionaler Kognitionen

Der Cognitive Assessment of Voices: Interview Schedule (Chadwick, Birchwood & Trower, 1996). Dieses semistrukturierte Interview erfasst spezifische dysfunktionale Metakognitionen in Bezug auf akustische Halluzinationen, die genauen Eigenschaften der Halluzination, die Merkmale der Situation, in der die Halluzination auftritt sowie Reaktionen auf die Halluzination (vgl. Arbeitsblatt 5). Es ist untergliedert in die Bereiche Emotion, Kognition und Verhalten.

Darüber hinaus können mit dem *Revised Beliefs About Voices Questionnaire* (*BAVQ-R*; Chadwick, Lees & Birchwood, 2000) dysfunktionale metakognitive Überzeugungen in Bezug auf Stimmen erhoben werden (vgl. Arbeitsblatt 6). Die darin enthaltenen Überzeugungen können auf den Dimensionen „Allmacht" (Omnipotence, Items 3, 6, 9, 12, 15, 18), „Böswilligkeit" (Malevolence, Items 1, 4, 7, 10, 13, 16) und „Wohlwollen" (Benevolence, Items 2, 5, 8, 11, 14, 17) abgebildet werden. Alle Items werden auf einer vierstufigen Skala von 0 bis 3 geratet. Der zu erreichende Score pro Dimension variiert zwischen 0 und 18 Punkten. Der Fragebogen erfragt zudem auch Widerstand (Resistance) oder Compliance (Engagement) mit den Stimmen sowohl auf der emotionalen als auch auf der behavioralen Ebene.

Resistance: Emotion (Items 20, 22, 23, 25): Range 0 bis 12; Verhalten (Items 27, 28, 29, 30, 31): Range 0 bis 15.

Engagement: Emotion (Items 19, 21, 24, 26): Range 0 bis 12; Verhalten (Items 32, 33, 34, 35, 36): Range 0 bis 15.

Arbeitsblatt 5: Deutsche Übersetzung der Cognitive Assessment of Voices: Interview Schedule (vgl. CD-ROM).

Arbeitsblatt 6: Deutsche Übersetzung der Beliefs About Voices Questionnaire – Revised (vgl. CD-ROM).

Dysfunctional Attitude Scale (*DAS*; deutsch: Skala Dysfunktionaler Einstellungen, DAS, Hautzinger, Luka

& Trautmann, 1985; Hautzinger, Joormann & Keller, 2005). Die DAS erfasst depressionstypische negative und unangemessene Sichtweisen der eigenen Person, der Umwelt und der Zukunft im Sinne von Beck. Sie enthält 30 Items, die auf einer sieben-stufigen Skala beurteilt werden sollen.

3.2.5 Ein Instrument zur Erfassung KVT-spezifischer Veränderungen

CHoice of Outcome In Cbt for psychosEs (CHOICE; Greenwood et al., 2010): Mit der CHOICE ist eine Skala entwickelt worden, die die aus Betroffenensicht relevanten Veränderungen durch eine kognitiv-behaviorale Therapie für Schizophrenie erfasst (vgl. Arbeitsblatt 7). Die Entwicklung der Skala resultierte aus einer Unzufriedenheit darüber, dass die üblichen „Outcomeverfahren“ wie die Brief Psychiatric Rating Scale oder die Positive and Negative Syndrome Scale der pharmakologischen Forschung entspringen und einen einseitig symptomorientierten Ansatz verfolgen. Neben der Symptomverringerung, zielt die kognitiv-behaviorale Therapie für Schizophrenie auch auf andere Zielvariablen ab, beispielsweise auf die Verringerung von Beeinträchtigung durch die Symptome oder auf eine höhere Lebenszufriedenheit. Ferner ist auch aus Sicht der behandelten Patienten die Symptomreduktion nicht immer das primäre Ziel. Für die Entwicklung der CHOICE wurden relevante Zielvariablen in Zusammenarbeit zwischen Experten für KVT auf Behandlerseite und Patienten, die bereits an KVT für Schizophrenie teilgenommen hatten, erstellt. Die Endversion der CHOICE enthält 28 Items, die im Hinblick auf ihre Ausprägung und ihre Wichtigkeit eingeschätzt werden. Die Bearbeitung dauert ca. 8 bis 10 Minuten. Die Validität und Reliabilität wurden in einer Stichprobe von 152 Patienten belegt und es zeigte sich, dass die Items auf einem Faktor laden. Die deutsche Version wurde durch Übersetzung und Rückübersetzung in Zusammenarbeit mit den Originalautoren erstellt (Lincoln, Westermann & Greenwood, 2010). Die psychometrischen Werte der deutschen Version sind bislang noch nicht überprüft worden.

Arbeitsblatt 7: *CH*oice of *O*utcome *In C*bt for psychos*Es* (vgl. CD-ROM)

Kapitel 4
Überblick über Behandlungsansätze

4.1 Klassifikation der Behandlungsansätze

Behandlungsansätze der Schizophrenie lassen sich grob in soziotherapeutische Maßnahmen, medikamentöse Behandlungsansätze und psychologische Interventionen unterteilen, die meist als Einzelbausteine einer integrativen Therapie verstanden werden.

Soziotherapeutische Maßnahmen beinhalten unterstützende Rehabilitationsangebote, deren Ziel die Bereitstellung von Hilfen in Bereichen ist, die der Betroffene aus eigenem Vermögen nicht mehr zu bewältigen vermag. Hierzu zählen vor allem die Einrichtung von Wohnheimen und betreutem Wohnen in unterschiedlichen Abstufungen. Ein anderes wichtiges Ziel der Rehabilitation ist die Wiedereingliederung in den Beruf. Dort, wo das nicht möglich ist, soll die Bereitstellung von Arbeits- und Beschäftigungsmöglichkeiten, die die Belastungsgrenze der Betroffenen berücksichtigen, dem Betroffenen helfen, seine Fähigkeiten weiterhin zu erproben. Im Folgenden wird aber nicht weiter auf soziotherapeutische Maßnahmen eingegangen. Stattdessen soll, nach einer Würdigung und kritischen Bewertung medikamentöser Ansätze, der Fokus auf gängige psychotherapeutische Ansätze gelegt werden. Die kognitive Verhaltenstherapie und ihre Evidenz werden in Kapitel 5 gesondert dargestellt.

4.2 Medikamentöse Ansätze

4.2.1 Akutbehandlung

Der grundsätzliche Wirkmechanismus neuroleptischer Medikation wurde in Kapitel 2.2 beschrieben.

Medikamente, in Form von Neuroleptika, leisten für viele Patienten einen wertvollen Beitrag zur Genesung, dies gilt v.a. in der akuten Phase, in der sie für einen halbwegs raschen Rückgang quälender psychotischer Symptome sorgen können. Manche Patienten beschreiben diesen Effekt als „dickere Haut" oder, wenn er ggf. auch bereits zu stark ist, als „wie in Watte gepackt sein". Ein symptomreduzierender Effekt der Medikamente ist auch durch viele randomisiert-kontrollierte Studien belegt, bei denen Patienten mit akut psychotischer Symptomatik auf eine Bedingung mit einem bestimmten Neuroleptikum oder eine Placebobedingung randomisiert wurden. Die typische Studiendauer lag bei sechs Wochen, manchmal auch bei drei Monaten, nur in ganz wenigen Fällen ging sie darüber hinaus. Sie deckte somit bei Weitem nicht den gesamten Remissionszeitraum von etwa zwei Jahren ab.

Exemplarisch für eine Reihe von Metaanalysen in diesem Bereich, die überwiegend in den 2000er Jahren publiziert wurden, seien zwei methodisch hochwertige Metaanalysen von Leucht und Kollegen dargestellt: In einer Metaanalyse von 17 qualitativ hochwertigen Psychopharmakastudien, die insgesamt 7.245 Probanden unter Einnahme von Neuroleptika der zweiten Generation untersucht hatten, fanden Leucht, Pitschel-Walz, Abraham und Kissling (1999) im Vergleich zu Placebobehandlungen nur einen geringen signifikanten Effekt von $r = 0.25$ in Bezug auf Symptomverbesserung. Eine weitere Metaanalyse von Leucht et al. (2009) fand für die Positivsymptomatik eine moderate Effektstärke von $d = 0.48$ für die Verbesserung über alle psychopathologischen Symptombereiche hinweg. Anders formuliert bedeutet dies, dass neuroleptische Medikation nur für etwa 50 % der Patienten effektiv ist. Legt man verschiedene Metaanalysen und eine strengere Definition von Effektivität im Sinne einer klinischen Relevanz zugrunde, muss man sogar davon ausgehen, dass mindestens 7 Patienten mit Neuroleptika behandelt werden müssen, um bei einem Patienten eine klinisch relevante Veränderung zu erzielen. Zudem wirken die typischen und auch die atypischen Neuroleptika vor allem auf die Positivsymptomatik und bislang weder auf die Negativsymptomatik (Aleman et al., 2017) noch auf kognitive Störungen. An dieser Stelle sei zudem angemerkt, dass aufgrund des hohen wirtschaftlichen Interesses zwar viele pharmakologische Studien durchgeführt werden aber zu erwarten ist, dass der ohnehin bestehende Publikationsbias zugunsten positiver Therapieeffekte durch das Eigeninteresse der Auftraggeber zusätzliche Relevanz erhält.

In der Praxis wird in der Regel bei einer mangelnden beobachteten Wirksamkeit nach 2 bis 4 Wochen die Umstellung auf ein anderes Präparat empfohlen. Allerdings zeigt etwa ein Drittel der Patienten mit Schizophrenie auch beim zweiten oder dritten Neuroleptikum keine ausreichende Reduktion der psychotischen Symptomatik. Deshalb wird häufig auch eine Kombination verschiedener Neuroleptika oder eine Kombination von Neuroleptika mit Benzodiazepinen, Stimmungsstabilisatoren, Antidepressiva oder Beta-Blockern empfohlen. Insgesamt ist jedoch die Evidenzlage für den zusätzlichen Nutzen solcher kombinierten Therapien gegenüber einer Monotherapie mit Neuroleptika immer noch fraglich. Sie wird deshalb in den S3-Leitlinien des AWMF (Arbeitsgemeinschaft der Wissenschaftlichen Medizinischen Fachgesellschaften)[2] nicht empfohlen.

Ein großer Nachteil einer neuroleptischen Medikation besteht zudem darin, dass es häufig zu typischen unerwünschten Begleitwirkungen kommt, die störend, bisweilend auch quälend und sozial beeinträchtigend sind. Dies führt dazu, dass viele Patienten die medikamentöse Therapie ablehnen, abbrechen oder nur unter massiven Druck annehmen. Definiert man regelmäßige Medikamenteneinnahme als eine Einnahme, die in mindestens 75 % der Fälle wie verschrieben erfolgt, dann zeigen Studien, dass etwa 50 % der Patienten die Medikamente nicht regelmäßig einnehmen (Lacro et al., 2002). Nebenwirkungen sind ein wesentlicher Prädiktor für die mangelnde Adhärenz bei der Medikamenteneinnahme aber auch die Überzeugungen der Patienten im Hinblick auf die Ursachen der Störung und die Einstellungen des sozialen Umfelds spielen eine Rolle (Wiesjahn et al., 2014; Moritz, Favrod et al., 2013).

2 vgl. https://www.awmf.org/leitlinien/detail/ll/038-009.html

4.2.2 Längerfristige Behandlung (Rezidivprophylaxe)

Im Gegensatz zu den recht klaren Wirksamkeitsnachweisen in der Akutbehandlung wirft die Forschung zur längerfristigen Rezidivprophylaxe noch immer eine Reihe von Fragen auf.

Obwohl vielen Patienten noch immer vermittelt wird, sie sollen die Medikation dauerhaft einnehmen und – selbst wenn dies nicht gesagt wird – nur die wenigsten Ärzte, die Medikation ansetzen sich auch für das Absetzen verantwortlich sehen, gibt es im Grunde keine wirklich belastbare Evidenz bezüglich der langfristigen Wirksamkeit (Murray et al., 2016). Bislang wird lediglich die erhöhte Rückfallwahrscheinlichkeit nach Absetzen einer Medikation (Leucht et al., 2012) als Beleg für die langfristige Wirksamkeit gewertet. Hier zeigt sich (basierend auf 65 RCTs), dass Patienten, die nach einer Stabilisierungsphase mit Medikation die Medikation kontrolliert absetzten, häufiger erneut stationär aufgenommen werden mussten als Patienten, die die medikamentöse Behandlung fortsetzten (10 % vs. 26 %). Dies Ergebnisse als Beleg für die Notwendigkeit einer langfristigen Medikamenteneinnahme zu sehen, ist allerdings aus verschiedenen Gründen problematisch. Zum einen werden, wie man sehen kann, auch unter der Absetzbedingung weniger als ein Drittel der Patienten rückfällig. Ferner umfassten auch hier die untersuchten Zeitspannen selten die gesamte Genesungsperiode von zwei oder mehr Jahren und es gibt Hinweise darauf, dass die Unterschiede in der Anzahl von Rückfällen zwischen Patienten mit und ohne medikamentöser Rezidivprophylaxe sich über längere Zeiträume von mehreren Jahren wieder angleichen (Wunderink et al., 2013). Des Weiteren gibt es eine Reihe von Faktoren, von denen aus klinischer Erfahrung heraus vermutet wird, dass sie den Erfolg des Absetzens begünstigen (z. B. gute Vorbereitung, sehr langsames Absetzen, Einbezug des Umfelds, Stressbewältigungsstrategien u. a.; für einen Überblick vgl. Schlimme et al., 2018), und die in diesen Studien nicht berücksichtigt wurden. Schließlich erfolgten diese Studien notwendigerweise an Patienten, die Medikamente in einer akuten Phase der Erkrankung einnahmen. Es ist also nicht auszuschließen, dass die Rückfälle kein Hinweis auf die nun wieder aufkommende, der Person quasi innewohnende, Psychose sind, sondern lediglich Anpassungsstörungen beim Entziehen einer Substanz, an die sich die Synapsen über längere Zeit gewöhnt und angepasst haben (z. B. durch Erhöhung der Rezeptorendichte). Es ist also völlig offen, wie sich der langfristige Störungs- bzw. Genesungsverlauf bei Patienten entwickeln würde, denen man von Anfang an eine alternative Behandlung angeboten hätte (für eine kritische Diskussion vgl. Whitaker, 2010). Einige quasiexperimentelle und nicht kontrollierte Langzeitstudien deuten sogar darauf hin, dass es Personen, die die Medikation absetzen, im längerfristigen Verlauf besser geht (vor allem im Hinblick auf ihr Funktionsniveau) als solchen, die die Medikation langfristig beibehalten (Harrow & Jobe, 2013; Wunderink, Nieboer, Wiersma, Sytema, & Nienhuis, 2013). Es wäre im Grunde auch nicht verwunderlich, wenn der dämpfende Effekt („wie in Watte gepackt sein"), der in der akuten Phase für viele so hilfreich ist, im langfristigen Verlauf das aktive Verfolgen von Zielen und das Feintuning in zwischenmenschlichen Beziehungen erschweren würde. Des Weiteren häufen sich die Hinweise auf gesundheitliche Verschlechterungen und hirnstrukturelle Veränderungen in Folge von jahrelanger Neuroleptikaeinnahme (Murray et al., 2016; Moncrieff & Leo, 2010).

Somit ergibt sich für den Kliniker, und insbesondere den behandelnden Facharzt, ein Dilemma. Einerseits möchte er zur Entlastung des Patienten, und manchmal insbesondere seiner Angehörigen, möglichst rasch einen Rückgang der psychotischen Symptome erreichen. Andererseits ist unklar, für welchen Zeitraum eine solche Behandlung angesetzt werden sollte, bzw. ob sie langfristig nicht sogar schädlich sein kann. Hier müssen also die kurzfristigen Vorteile – in Form von kürzerer Dauer der psychotischen Akutsymptome – gegenüber den Nachteilen – in Form von gravierenden, auch langfristigen Nebenwirkungen – abgewogen werden. Was der optimale Absetzzeitpunkt für Neuroleptika ist, um das Beste der Wirkung bei einem minimalen Risiko zu erzielen, hängt auch vom bisherigen Störungsverlauf des Patienten ab und muss sorgfältig bedacht werden (vgl. auch Schlimme et al., 2018).

Die aktuellen NICE Guidelines (NCCMH, 2014) (vgl. Kasten 8 für einen unvollständigen Auszug aus der Leitlinie) empfehlen, bei Ersterkrankten bei gebesserter Symptomatik nach ca. einem bis zwei Jahren einen Absetzversuch zu machen. Dieser sollte schleichend und in Rücksprache mit dem behandelnden Arzt erfolgen.

Gute Forschung zu der Frage des Absetzens ist aber leider rar.

Kasten 8: Empfehlungen zur pharmakologischen Behandlung in Anlehnung an die NICE Guidelines (nach NCCMH, 2014, S. 379–385; aus Lincoln & Heibach, 2017, S. 82–83)

- Eine *Kombination von Psychopharmakologischer und Psychotherapeutischer Behandlung* sollte angeboten werden (auch in der Akutphase).
- Die *Auswahl der Medikation sollten Arzt und Patient gemeinsam treffen*, hierfür ist der Patient über alle zu erwartenden Nebenwirkungen aufzuklären (Stoffwechsel/Gewicht, Bewegungsstörungen, Kardiovaskuläre Veränderungen u. v. m.).
- Vor Behandlungsbeginn sollten *umfangreiche physiologische Basisparameter* erhoben werden.
- Dosiseinstieg mit einer niedrigen Dosierung, langsam steigern.
- Während der gesamten Behandlung sollten folgende Aspekte erhoben und dokumentiert werden: *Anschlagen der Behandlung bzgl. Symptomatik und Verhaltensveränderungen, Nebenwirkungen der Medikation* unter Berücksichtigung von Überlappungen von Nebenwirkungen mit Störungsmerkmalen (z. B. die Überlappung von Akathisie und agitierten Symptomen oder Angst) und Auswirkungen auf das Funktionsniveau, das Auftreten von Bewegungsstörungen, Gewicht, Bauchumfang jährlich, sowie Puls, Blutdruck, Nüchternblutzucker, HbAlc und Blutfettwerte nach 12 Wochen, einem Jahr und danach jährlich einmal.
- *Alternative Behandlungswünsche* des Patienten sollten besprochen werden.
- Der Gebrauch von Alkohol, Tabak, verschriebenen und nicht verschriebenen Medikamenten sowie illegalen Drogen sollte mit dem Patienten besprochen werden.
- Es sollten, außer in kurzen Phasen (z. B. bei Medikationswechsel) *nicht regulär mehrere neuroleptische Medikamente parallel* verordnet werden.
- Der Patient sollte über das *hohe Rückfallrisiko bei selbstständigem Absetzen* der Medikation in den ersten ein bis zwei Jahren informiert werden.
- Falls die Medikation abgesetzt wird, sollte dies *langsam und stufenweise* geschehen. Hinweise auf einen Rückfall und Symptomatik sollten über einen Zeitraum von mindestens zwei Jahren regelmäßig beobachtet werden.
- Die neuroleptische Medikation sollte *jährlich* unter Berücksichtigung von beobachtbaren Verbesserungen und allen Nebenwirkungen *auf den Prüfstand* gestellt werden.
- Gezielte diskontinuierliche Medikationsstrategien *(intermittierende Behandlung)* sollten *nicht routinemäßig* angewendet werden, sondern nur in Erwägung gezogen werden, wenn Patienten eine kontinuierliche Medikation nicht akzeptieren oder falls andere Kontraindikationen für kontinuierliche Medikation vor liegen, wie z. B. starke Nebenwirkungssensitivität.
- Der Vorschlag von *Depot- oder Langzeitmedikamenten* sollte in Betracht gezogen werden, wenn eine solche Behandlung nach akuten Episoden vom Patienten bevorzugt wird oder das Vermeiden von verdeckter (beabsichtigter oder versehentlicher) Nonadhärenz in der Behandlungsplanung klinische Priorität hat.

- Bei *unzureichendem Ansprechen* auf die Behandlung sollten folgende Variablen geprüft werden: die Diagnose, die Adherenz, die Dosis und Dauer der Medikamentengabe, in welchem Maß (fachgerechte) psychologische Therapien (KVT und Familienbetreuung) in Anspruch genommen wurden, andere Gründe für das Nicht-Ansprechen wie Substanzmissbrauch, andere Medikamente, körperliche Erkrankungen.

4.3 Psychotherapeutische Ansätze

Die Psychotherapie der Schizophrenie ist lange ein Stiefkind der psychologischen Therapieforschung gewesen. Nachdem sich die medikamentöse Therapie auch mit Hilfe massiven Lobbyierens durch die pharmazeutischen Unternehmen in den 60er und 70er Jahren (vgl. Whitaker, 2010) durchsetzte, hatten es psychotherapeutische Ansätze zunehmend schwerer. Eine Reihe von kleineren Studien zu psychodynamischen Ansätzen und eine Studie zur Gesprächspsychotherapie erbrachten nicht die verhofften Erfolge (wobei angemerkt werden muss, dass die Ergebnisse dieser Studien nicht so negativ ausfielen, wie vielerorts dargestellt). Infolge galt Schizophrenie lange Zeit als psychologisch nicht behandelbar. Die American Psychiatric Association korrigierte erst 1997 ihre Behauptung, dass Psychotherapie für die Behandlung von Schizophrenien nicht sinnvoll sei und führte psychosoziale Interventionen als „potenziell brauchbar" ein. Inzwischen existieren eine Reihe psychologischer Ansätze, die auf unterschiedliche Problembereiche abzielen, wenngleich diese in der psychiatrischen Praxis – trotz anderslautender Leitlinienempfehlungen – immer noch stiefmütterlich behandelt werden.

Zu diesen Ansätzen zählen individualisierte Therapieansätze, die sich an den klassischen Therapieschulen orientieren, aber auch Psychoedukation, verschiedene Arten von Familieninterventionen und eine Reihe von Trainings, die im Folgenden jeweils näher erläutert werden. Diese Aufzählung der unterschiedlichen Therapieansätze enthält nicht die kognitive Verhaltenstherapie, da auf diese in den nächsten Kapiteln noch ausführlich eingegangen wird.

In der jüngst erschienenen Leitlinie der Deutschen Gesellschaft für Psychologie (DGPs) (Lincoln et al., 2019) wurde – basierend auf einer aufwändigen und systematischen Recherche – die Evidenz aus Wirksamkeitsstudien und Metaanalysen für die verschiedenen Ansätze dargestellt. Dies erfolgte getrennt für verschiedene Zielbereiche (Verbesserung verschiedener Symptombereiche, Rückfallprävention und Funktionsniveau) sowie unterteilt in kurz- und langfristige Effekte. Statt auf einzelne Originalstudien oder Metaanalysen einzugehen, wird im Folgenden im Anschluss an die Darstellung der jeweiligen Therapieverfahren die Quintessenz der Ergebnisse aus dieser Leitlinie wiedergegeben. Dabei ist zu beachten, dass die ausgewerteten Studien sich zwar überwiegend auf Schizophrenie bezogen, aber auch andere psychotische Störungen wie Wahnhafte Störungen, Schizoaffektive Störungen und Kurze Psychotische Störungen mitberücksichtigt wurden. Für das genaue methodische Vorgehen und die Details der zugrunde gelegten Metaanalysen und Originalstudien sei der Leser auf die Darstellung in der Leitlinie verwiesen.

4.3.1 Psychoedukation (mit und ohne Einbezug der Familie)

Als weitere Interventionen haben sich in den deutschen Kliniken psychoedukative Verfahren durchgesetzt. In einer Befragung von Buttner und Kissling (1996) gaben etwa die Hälfte aller psychiatrischen Kliniken Süddeutschlands an, Psychoedukation anzubieten. Im Jahr 1996 gründete sich die deutsche Arbeitsgruppe „Psychoedukative Interventionen bei schizophrenen Erkrankungen", die Psychoedukation als systematische didaktisch-psychotherapeutische Interventionen definierte, die dazu geeignet sind, Patienten und ihre Angehörigen über die Erkrankung zu informieren, das Krankheitsverständnis und den selbstverantwortlichen Umgang mit der Krankheit zu fördern und sie bei der Krankheitsbewältigung zu unterstützen (Wiedemann et al., 2003). Als inhaltliche Komponenten finden sich im Wesentlichen Informationsvermittlung sowie verhaltenstherapeutische Methoden, bei denen an Hand des Vulnerabilitäts-Stress-Modells auf Auslöser psychotischer Episoden und deren Erkennung und Bewältigung fokussiert wird. Gemeinsam ist den Programmen, dass sie von Schizophrenie als einer *Erkrankung* ausgehen, die es zu bewältigen gilt. Zwar richten sich viele Programme an Patienten und Angehörige, aufgrund organisatorischer Schwierigkeiten in Bezug auf Angehörigenarbeit stehen jedoch bisher im deutschen Sprachraum rein patientenzentrierte Ansätze stärker im Vordergrund.

Ein sehr anwenderfreundliches psychoedukatives Therapieprogramm zur Krankheitsbewältigung für Menschen mit Psychose-Erfahrung ist von Bernd Behrend vorgelegt worden. Das Programm mit dem Namen „Meine persönlichen Warnsignale" (Behrend, 2001) ist ein kognitiv-verhaltenstherapeutisch orientiertes psychoedukatives Gruppenprogramm, das im stationären, teilstationären oder ambulanten Bereich eingesetzt wird und aus einem Manual für Gruppenleiter und einem Manual für Teilnehmer besteht. In dem Programm geht es neben der Vermittlung krankheitsspezifischen Wissens vor allem um die Erarbeitung der persönlichen auf einen möglichen Rückfall hindeutenden frühen Warnsignale und der individuellen Warnsignalmuster. Das Programm zielt darauf ab, dass die Teilnehmer mit Hilfe dieses Warnsignalmusters Rückfälle frühzeitiger erkennen und entsprechend auf sie reagieren können. In dem Programm werden daher auch allgemeine und individuelle Strategien der Stress- und Problembewältigung thematisiert und die Teilnehmer werden ermutigt, diese beim Auftreten von Frühwarnzeichen verstärkt einzusetzen.

In der DGPs-Leitlinie (Lincoln et al., 2019) erfolgte die Evidenzauswertung getrennt nach psychoedukativen Ansätzen, die sich ausschließlich an Patienten richteten, und solchen, die die Familie einbezogen (psychoedukative Familieninterventionen).

Die Bewertung von psychoedukativen Interventionen, die sich ausschließlich an Patienten richteten, basieren auf einer Subanalyse der Metaanalyse der britischen NICE Guidelines und einer weiteren Metaanalyse (Turner, van der Gaag, Karyotaki, & Cuijpers, 2014). Zusammengenommen konnte in diesen Metaanalysen keine Überlegenheit von Psychoedukation für Patienten in Bezug auf die Symptomatik gezeigt werden. Auch in Bezug auf Rückfälle und Rehospitalisierung zeigten sich keine robusten Effekte. Psychoedukation allein erreichte also für keinen der untersuchten Outcomebereiche befriedigende Ergebnisse.

Einschränkend ist zu beachten, dass die Metaanalysen nur wenige Studien inkludierten. Weitere Forschung zu dem – in der Praxis durchaus verbreiteten – Angebot von Psychoedukation, das sich nur an Patienten richtet, wäre also wünschenswert (Lincoln et al., 2019).

Die DGPs-Leitlinenbewertung (Lincoln et al., 2019) der psychoedukativen Familieninterventionen stützt sich auf eine Subanalyse der britischen NICE Guidelines (NCCMH, 2014) und eine weitere Metaanalyse (Lincoln et al., 2007), die allerdings beide auf einer recht kleinen Anzahl von nur sieben Studien beruhen. Zusammengenommen fanden sich Wirksamkeitsnachweise für eine Reduktion der Rückfall- und Rehospitalisierungsraten in mittleren Follow-up-Zeiträumen (moderate Effektstärke). Für die Gesamtsymptomatik fand sich kein signifikanter Effekt. Effekte psychoedukativer Familieninterventionen auf das Funktionsniveau sowie auf Positiv- und Negativsymptomatik wurden nicht ausgewertet.

4.3.2 Kognitiv-verhaltenstherapeutische Familieninterventionen

Zu den kognitiv-verhaltenstherapeutischen Familieninterventionen, die wir in der Leitlinie als psychoedukative Interventionen mit Fertigkeitentraining bezeichnet haben (Lincoln et al., 2019) zählen Ansätze, die neben psychoedukativen Elementen das Einüben bestimmter Fertigkeiten (z. B. Kommunikation, Problemlösestrategien, Soziales Kompetenzen) umfassen. Ein vorrangiges Ziel ist die Rückfallprophylaxe und die Verhinderung bzw. Milderung weiterer psychotischer Episoden. Es wird angenommen, dass es zu einer vermehrten Belastung der Familien im Rahmen der Versorgung der mit Schizophrenie diagnostizierten Familienmitglieder kommt, und möglicherweise ungünstige familiäre Interaktionsmuster einen Rückfall des Betroffenen begünstigen. Folglich sollen im Rahmen dieser Interventionen die familiären Kommunikations-, Interaktions-, Konflikt- bzw. Problemlösemuster verbessert werden. In der Regel beinhalten Programme neben einem psychoedukativen Teil Komponenten zur Verbesserung des emotionalen Familienklimas (meist mit Hilfe eines strukturierten Kommunikationstrainings), die Vermittlung und Einübung von Problemlösetechniken und die Erarbeitung von individuellen Frühwarnanzeichen und entsprechenden Copingstrategien zur Krisenintervention. Eine ausführliche Beschreibung der Familienbetreuung für Patienten mit Schizophrenie findet sich in der 2., überarbeiteten und erweiterten Auflage des Therapiemanuals von Hahlweg, Dürr, Dose und Müller (2006). Dieser familientherapeutische Ansatz stützt sich auf Konzepte von Falloon (2003) und beinhaltet neben einer ausführlichen Diagnostik zu Beginn der Therapie in der Regel psychoedukative Elemente, in der die Patienten mit Schizophrenie gemeinsam mit ihren Angehörigen über die Störung aufgeklärt werden. Kerninformationen, die vermittelt werden, sind Wissen über die Störung (z. B. mit welcher Häufigkeit sie auftritt, und mit welchen Symptomen sie einhergeht) und ihrer Ursachen, wobei hier, basierend auf den in Kapitel 2.3 beschriebenen Vulnerabilitäts-Stress-Modellen, biochemische Störungen im Gehirn als Ursache sowie Belastung und Spannung als Verstärker oder Auslöser betont werden. Ferner wird den Betroffenen und ihren Angehörigen verdeutlicht, dass Menschen mit einer Psychose möglicherweise mit einer besonderen Verletzlichkeit ausgestattet sind, dass die Psychose bei manchen Menschen vollständig geheilt werden kann, bei anderen aber ein Teil der Schwierigkeiten bestehen bleiben und es zu Rückfällen kommen kann. Wesentliche Ziele des psychoedukativen Teils liegen darin, zu verdeutlichen, dass Rückfällen vorgebeugt werden kann und es möglich ist, Schwierigkeiten im Alltagsleben zu bewältigen. Ferner, dass Familienangehörigen und Freunden dabei eine wichtige Rolle zukommt. Auch eine Aufklärung über die medikamentöse Behandlung ist Teil der Informationsphase. Indem betont wird, dass Neuroleptika ein wirksames Medikament zur Behandlung der Psychose darstellen und vor Rückfällen schützen und dass Nebenwirkungen erfolgreich bewältigt werden können, zielt diese Information vor allem darauf ab, die Betroffenen zu motivieren, ihre Neuroleptika wie verschrieben einzunehmen.

In dem Kommunikationstrainingsteil der Familienintervention geht es darum, den Patienten und ihren Angehörigen Kommunikationsfertigkeiten beizubringen, die ihnen ermöglichen, die durch die psychische Störung verursachten Probleme gemeinsam konstruktiv zu bewältigen. Das wesentliche Interventionselement stellen dabei Rollenspiele dar, die in der Regel aktuelle Inhalte des Familienlebens aufgreifen. Dabei lässt sich der Therapeut beispielsweise eine problematische Situation schildern und veranlasst die Familienmitglieder dann, die Situation in einem Rollenspiel unter Einsatz der erlernten Kommunikationsregeln zu wiederholen. Während des Rollenspiels gibt der Therapeut gezielte Hilfestellungen in Form direkter Instruktionen (z. B. „Fragen Sie Ihren Sohn, welche konkrete Situation er meint.") oder durch kurze Hinweise während der Übung (z. B. „lauter sprechen" oder „Wie geht es Ihnen dabei?"). Konkret vermittelt werden sollen dabei das Ausdrücken positiver und negativer Gefühle, aber auch die Fähigkeit, Wünsche zu äußern und das aktive Zuhören. Ungünstige Kommunikationsformen sollen hingegen aufgedeckt und abgebaut werden.

Ein letzter wichtiger Bestandteil dieser Familienintervention ist das Problemlösetraining (vgl. auch Kapitel 4.3.4). Hier geht es darum, anhand eines konkreten Problems, sechs Schritte zur Problemlösung gemeinsam zu durchlaufen. Der erste Schritt besteht in der Erstellung einer gemeinsamen Problemdefinition. Diese kann z. B. lauten, dass der Mann den Wunsch hat, mal wieder mit seiner Frau alleine zu verreisen, aber nicht weiß, wer sich in dieser Zeit um Haus und Garten kümmert, da der kranke Sohn (Patient) den Garten vielleicht verkommen lassen würde. Dieser Definition folgt ein Brainstorming, in dem verschiedene Lösungsmöglichkeiten möglichst unzensiert gesammelt werden (z. B. Vater verreist und Mutter bleibt zuhause oder der Garten soll einfach mal verwildern). Der dritte Schritt besteht in einer gemeinsamen Bewertung der Vorschläge und einer Abwägung ihrer Vor- und Nachteile. Der vierte Schritt besteht in der Auswahl des oder der besten Lösungsvorschläge, während im fünften Schritt festhalten wird, welche Schritte erfolgen müssen, um die ausgewählte Lösung in die Tat umzusetzen. Diese Schritte sollen möglichst konkret gesammelt, aufgelistet und durchgesprochen werden. Der letzte Schritt besteht schließlich in der Durchführung der Lösungsvorschläge und der Anerkennung der jeweiligen Bemühungen.

In die familiären Beziehungen und Konflikte mischen sich die Therapeuten in dieser Therapieform eher wenig ein, sie schenken zwar den vorgebrachten Inhalten Beachtung, konzentrieren sich jedoch eher auf den Interaktions- und Problemlöseprozess. Das Ziel ist dabei, die Familienmitglieder langfristig dahin zu bringen, dass sie positive und negative Gefühle spezifischer und konstruktiver einsetzen und mit dieser Kommunikation und den Problemlösekompetenzen ausgestattet, selbst in der Lage sind, ihre familiären Konflikte zu besprechen und zu lösen.

Die für die DGPs-Leitlinie (Lincoln et al., 2019) zugrunde gelegte Evidenz für diese Art der kognitiv-verhaltenstherapeutischen Familienintervention bezieht sich auf eine Metaanalyse von Pfammatter und Kollegen (2006). Diese ergab auf der Basis von 31 Studien Wirksamkeitsnachweise für eine Reduktion von Rückfällen und Rehospitalisierungen sowohl kurz- als auch langfristig (bis zu zwei Jahre später). Zudem ergaben sich Hinweise auf eine kurzfristige Verbesserung der Gesamtsymptomatik sowie des Funktionsniveaus. Positiv- und Negativsymptomatik wurden nicht einzeln ausgewertet. Einschränkend wurde in der Leitlinie moniert, dass die bei Pfammatter et al. (2006) u. a. einbezogenen Studien im Umfang des Anteils an Fertigkeitentraining an der Gesamtintervention sehr heterogen waren (Lincoln et al., 2019).

4.3.3 Systemische Familieninterventionen

Bei den systemischen Ansätzen ist einerseits von Interesse, wie sich Wechselbeziehungen zwischen Familienmitgliedern auf die Symptome des Betroffenen (also, auf seine Gedanken, Gefühle oder körperlichen Prozesse) auswirken. Andererseits spielen auch die Effekte der Symptome des Betroffenen auf die Wahrnehmung und das Verhalten der anderen Familienmitglieder eine wichtige Rolle. Es wird angenommen, dass durch Veränderung der Beziehungs- und Interaktionsmuster innerhalb des sozialen Systems Beschwerden des Betroffenen verändert werden können (Wissenschaftlicher Beirat Psychotherapie, 2008). In der systemischen Familientherapie bei Psychosen geht es beispielsweise zu Beginn darum, den oftmals aufgrund der Symptomatik aus der verbalen Kommunikation innerhalb der Familie ausgeschlossenen Patienten wieder in Gespräche einzubeziehen (Retzer, 2004). Zudem werden strukturelle (z.B. Joining, Enactments, Veränderung von Koalitionen), strategische (z.B. Umdeutungen, [Symptom-]Verschreibungen), symbolisch-metaphorische (Genogramm, Familienskulptur), zirkuläre (zirkuläres Interview, paradoxe Interventionen), lösungsorientierte (z.B. Wunderfragen), narrative (dominante, unterdrückte Familiennarrationen) und dialogische Methoden angewendet (Lincoln et al., 2019).

Die für die DGPs-Leitlinie (Lincoln et al., 2019) zugrunde gelegte Evidenz für systemische Familieninterventionen stützt sich auf eine Metaanalyse (Pinquart et al., 2016) sowie auf eine nähere Befassung mit der dieser Metaanalyse zugrunde gelegten Primärstudien, da in der Metaanalyse pro Messzeitpunkt nur eine allgemeine Effektstärke berechnet wurde anstatt nach Outcomebereichen zu differenzieren.

Für die Veränderung in diesem allgemeinen Maß fand sich ein als moderat einzustufender mittlerer Effekt zugunsten der systemischen Therapie im Vergleich zur Standardbehandlungsbedingung und zwar sowohl zum Behandlungsende als auch zum Follow-up-Zeitpunkt. Bei Hinzunahme der zweiten Evidenzebene der Primärstudien im Rahmen der Leitlinienbewertung zeigten sich in jeweils mindestens zwei Studien kurzfristige Effekte auf die Gesamt-, Positiv- und Negativsymptomatik. Für Rückfälle und Rehospitalisierungsraten zeigten sich keine Effekte. In einer Studie zeigte sich ein positiver Effekt von systemischer Therapie auf das Funktionsniveau. Einschränkend ist zu sagen, dass in der Metaanalyse nur sieben Studien ausgewertet wurden, die nicht alle methodisch einwandfrei waren. Außerdem lagen für den Follow-up-Zeitpunkt nur zwei Studien vor. Weitere methodisch hochwertige Forschung in diesem vielversprechenden Bereich wäre also wünschenswert.

4.3.4 Soziale Kompetenztrainings

Fertigkeitentrainings wie Trainings der sozialen Kompetenz oder Problemlösetrainings sind ebenfalls eine weitverbreitete Intervention bei der Rezidivprophylaxe schizophrener Patienten. Von der Beobachtung ausgehend, dass Defizite in der sozialen Interaktionsfähigkeit insbesondere bei chronisch kranken Patienten im Vordergrund stehen, dienen solche Trainings, basierend auf dem Vulnerabilitäts-Stress-Modell, vor allem dem Umgang mit Folgeproblemen der Störung (d.h. verloren gegangene Fähigkeiten sollen wieder aufgebaut werden) sowie dem Aufbau von ggf. auch prämorbid schon nicht vorhandenen Kompetenzen. Dabei wird davon ausgegangen, dass diese Defizite dazu beigetragen haben, dass Stressfaktoren entstanden sind. Auch hier findet sich kein einheitliches Programm, sondern es existieren eine Reihe unterschiedlicher Trainings, die unterschiedlich spezifisch auf Schizophrenie zugeschnitten sowie unterschiedlich gut evaluiert sind. Aufgrund seiner Ausführlichkeit und Spezifität hervorzuheben ist das Soziale Kompetenz-Programm von Bellack, Mueser, Gingerich und Agresta (1997), das verschiedene Module umfasst, die sich auf diverse Lebensbereiche beziehen wie Gestaltung der Freizeit, Kommunikationsfertigkeiten, aber auch auf den Umgang mit Symptomen und Medikamentenmanagement. Die Bewertung der Sozialen Kompetenztrainings in der DGPs-Leitlinie (Lincoln et al., 2019) stützt sich wieder auf die Metaanalyse NICE Guidelines (NCCMH, 2014) sowie auf eine Cochrane-Analyse (Almerie et al., 2015) und auf die bereits berichtete Metaanalyse von Turner und Kollegen (2014).

Insgesamt konnte in diesen Metaanalysen ein kleiner, kurz- und langfristiger Effekt von Sozialem Kompetenztraining auf Negativsymptomatik gezeigt werden. Dieser fand sich auch im Vergleich zu anderen Behandlungen. Für die Gesamt- und Positivsymptomatik, Rückfälle, Rehospitalisierungen und das Funktionsniveau konnte kein Effekt von Sozialen Kompetenztrainings gegenüber den Kontrollbedingungen nachgewiesen werden.

4.3.5 Kognitive Remediation

Kognitive Remediation bezeichnet die Modifikation kognitiver Defizite von Patienten mit Schizophrenie. In Kognitiven Remediationsprogrammen werden in der Regel neuropsychologische Funktionen gezielt trainiert, hierzu zählen üblicherweise Aufmerksamkeit/Vigilanz, Verarbeitungsgeschwindigkeit, verbales und nonverbales Arbeitsgedächtnis, verbales bzw. visuelles Lernen und Gedächtnis, Schlussfolgern/Problemlösen und soziale Kognitionen. Dabei gibt es unterschiedliche Vorgehensweisen: Übungsbasierte Verfahren fokussieren auf die reine wiederholte Übung einzelner kognitiver Funktionen. Strategiebasierte Verfahren bieten zusätzlich strategievermittelnde Übungen an, während kompensatorische Verfahren stärker darauf ausgerichtet sind, den Betroffenen kompensatorische Strategien beizubringen, um die kognitiven Einbußen auszugleichen. Allerdings überwiegen in der Forschung rein übungsfokussierte Ansätze (McGurk et al., 2007). Die verschiedenen Verfahren unterscheiden sich aber nicht nur in der Methodik der Trainings, sondern auch in ihrer Länge und in der Art, wie sie dargeboten werden (computergestützte Verfahren versus Papier und Bleistift-Verfahren).

Die DGPs-Leitlinienbewertung (Lincoln et al., 2019) von Kognitiven Remediationsprogrammen stützt sich sowohl auf die Metanalyse der NICE Guideline (NCCMH, 2014) sowie auf drei später publizierte Metaanalysen (Revell et al., 2015; Chan et al., 2015; Turner et al., 2014).

Zusammengenommen finden diese Metaanalysen Hinweise auf kurzfristige Effekte von Kognitiver Remediation auf die Positivsymptomatik, die aber zeitlich nicht stabil sind. Überzeugende Effekte konnten auch für die Gesamtsymptomatik nicht nachgewiesen werden. Für das Funktionsniveau zeigten sich kurz- und langfristige Effekte. Für die Negativsymptomatik zeigten sich ebenfalls keine Effekte. Rückfallhäufigkeit und Rehospitalisierung wurden kaum untersucht. Erwähnenswert ist indes noch eine zusätzliche ältere, und daher nicht in die primäre Evidenzauswertung einbezogene, Metaanalyse (McGurk et al., 2007), die zeigte, dass die Effektivität der Kognitiven Remediation durch die Anreicherung der Programme mit Strategietrainings und die Kombination mit anderen therapeutischen Angeboten jeweils signifikant erhöht werden konnte.

Um dem Problem Rechnung zu tragen, dass die Verbesserung von kognitiven Testleistungen alleine durch Funktionstrainings nicht automatisch dazu führt, dass Patienten mit Alltagsanforderungen besser zurechtkommen oder mit ihren sozialen Rollen, sind komplexere Rehabilitationsprogramme entwickelt worden, in denen die kognitive Remediation um weitere Komponenten erweitert wurde. Das wesentliche Ziel dieser Programme ist ein Transfer der verbesserten kognitiven Leistungen auf die Kommunikations- und Problemlösefertigkeiten im Alltag. Ein Beispiel für ein im deutschsprachigen Raum sehr verbreitetes komplexes rehabilitatives Programm ist das Integrierte Psychologische Therapieprogramm (IPT) bei schizophren Erkrankten von Roder, Brenner und Kienzle (2008). Das IPT ist hierarchisch aufgebaut, bestehend aus fünf Bausteinen. Es beginnt mit Übungen zur kognitiven Differenzierung, denen sich im Laufe des Trainings Übungen zur sozialen Wahrnehmung und verbalen Kommunikation, und schließlich Übungen zu sozialen Fertigkeiten und interpersonellem Problemlösen anschließen. Der hierarchische Aufbau des Programms basierte auf der Annahme, dass zunächst überwiegend kognitive Funktionen trainiert werden sollten, um sie dann auf komplexere Verhaltensweisen übertragen zu können. Da diese sogenannte Persuasivitätsannahme sich in Studien aber nicht belegen ließ, betonen die Autoren, dass es nicht nötig sei, in jedem Fall mit dem Baustein zur kognitiven Differenzierung zu beginnen. Das Programm erfolgt in der Regel in Gruppen mit 4 bis 8 Patienten in 2- oder 3-wöchentlichen Therapiesitzungen von etwa 60 bis 90 Minuten über einen Zeitraum von 6 Monaten bis zu 2 Jahren. Die DGPs-Leitlinenbewertung (Lincoln et al., 2019) des IPT stützt sich auf zwei Metaanalysen von Müller und Kollegen (2007) und Roder und Kollegen (2011).

Zusammengenommen zeigten sich auf Basis dieser Metaanalysen Belege für Effekte des IPT auf die Gesamtsymptomatik sowie das psychosoziale Funktionsniveau. Für Positiv- und Negativsymptomatik zeigten sich keine Effekte. Rückfälle und Rehospitalisierung wurden in den Metaanalysen nicht ausgewertet. In der Metaanalyse von Roder et al. (2011) wurde auch überprüft, ob der Effekt größer war, wenn alle fünf Subprogramme des IPT durchgeführt wurden oder nur einzelne. Dies fand sich jedoch interessanterweise nicht. Die Bewertung des IPT im Rahmen der Leitlinie war durch methodische Schwächen der Metaanalysen und durch die Tatsache, dass diese nicht von unabhängigen Forschern durchgeführt wurden, etwas erschwert.

Des Weiteren steht vor allem der Beleg der Übertragbarkeit der Trainingseffekte von neuropsychologischen Tests auf Alltagskompetenzen aus. Interessanterweise findet sich auch eine erhebliche Verbesserung in kognitiven Funktionen durch eine Veränderung von Umgebungsfunktionen (z. B. von Obdachlosenunterkünften in eine strukturierte Umgebung in einem Wohnheim), was die Frage nach der Rechtfertigung aufwändiger und oftmals monotoner Trainings aufwirft. Eine detailliertere Beschreibung verschiedener Programme zur kognitiven Remediation und eine kritische Reflexion zum Forschungsstand findet sich bei Exner und Lincoln (2011).

4.3.6 Metakognitives Training

Eine neue Entwicklung sind trainingsbasierte Ansätze, die gezielt an den wahnspezifischen Auffälligkeiten der sozialen Kognition sowie dem schlussfolgerndem Denken (z. B. Jumping to Conclusions, vgl. Kapitel 2.4.1) ansetzen. Solche Programme basieren auf der Annahme, dass eine Stärkung der metakognitiven Kompetenz vorbeugend gegenüber psychotischen

Symptomen, insbesondere Wahnerleben wirkt und somit eine Prävention weiterer psychotischer Episoden erzielt werden könne. Ein Beispiel für ein solches Training im deutschsprachigen Raum ist das metakognitive Training (MKT) von Moritz und Kollegen (2011). In diesem Training werden den teilnehmenden Patienten kognitive Fehler und einseitige Problemlösestile spielerisch vor Augen geführt. Dabei werden sie angeleitet, ihr bisheriges Denken kritisch zu reflektieren, zu verändern und diese Veränderung im Alltag umzusetzen. Zu den aufgegriffenen Denkstilen zählen unter anderem der beschriebene selbstdienliche Attributionsstil, das voreilige Schlussfolgern und Defizite der Theory of Mind sowie negative Denkschemata und niedriger Selbstwert (vgl. Kapitel 2.4.1). In dem Training werden die Patienten angeregt, nochmals gründlich nachzudenken, bevor sie evtl. voreilige, falsche und vor allem folgenschwere Entscheidungen treffen. Um diese kritische Reflexion zu unterstützen, bekommen die Patienten in der ersten Sitzung eine gelbe Karte ausgehändigt mit drei Fragen, die sie sich stellen sollen, wenn sie sich z.B. verfolgt oder beleidigt fühlen: (1) Was sind die Beweise? (2) Gibt es andere Sichtweisen? (3) Selbst wenn ich recht habe, reagiere ich über? Die Autoren empfehlen eine Teilnehmerzahl von 3 bis 10 Patienten pro Gruppe, eine Sitzungslänge von 45 bis 60 Minuten und eine Frequenz von zwei Trainingseinheiten pro Woche.

Für die Auswertung zur Effektivität des MKT im Rahmen der DGPs-Leitlinie (Lincoln et al., 2019) wurden drei Metaanalysen zugrunde gelegt (Eichner & Berna, 2016; Jiang, Zhang, Zhu, Li & Li, 2015; van Oosterhout et al., 2016).

Zusammenfassend fanden sich Hinweise für einen kurzfristigen Effekt von MKT auf die Positivsymptomatik. Zwei zusätzlich hinzugezogene Primärstudien (für Details vgl. Lincoln et al., 2019) weisen zudem darauf hin, dass dieser Effekt auch längerfristig anhält. Ob MKT die Anzahl von Rückfällen und Rehospitalisierungen reduziert bzw. ob dadurch das Funktionsniveau oder Negativsymptome verbessert werden, wurde noch nicht untersucht. Auch hier ist die Bewertung der Intervention etwas dadurch erschwert, dass viele Studien von den Entwicklern des MKT durchgeführt wurden.

4.3.7 Psychodynamische Ansätze

Seit Freud, der annahm, dass die Psychose ein Resultat des Konfliktes zwischen dem Es – den Trieben – und dem Ich sei (Freud, 1911) und folglich in der Therapie bei der Aufdeckung unbewusster Inhalte ansetzte, haben sich viele weitere Psychoanalytiker – von Paul Federn über Melanie Klein, Donald Winnicott und Wilfried Bion – theoretisch und praktisch mit Schizophrenie und anderen psychotischen Störungen auseinandergesetzt. Dabei formte sich, nach der Interpretation von von Haebler (2018), immer mehr die Idee eines zugrunde liegenden schwerwiegenden intrapsychischen Konflikts, der von Mentzos als unlösbarer Konflikt zwischen selbstgerichteten und objektgerichteten Tendenzen weiter ausformuliert wurde (Mentzos, 2015). Mentzos spreche in diesem Zusammenhang vom „schizophrenen Identitätsdilemma" und meine damit, „dass die Aufrechterhaltung der eigenen Identität nur um den Preis einer völligen Beziehungslosigkeit möglich sei, welche ihrerseits identitätsbedrohend sei" (von Haebler, 2018, S. 29). Aktuelle „modifizierte psychodynamische Psychotherapie" fuße im Wesentlichen auf dieser Theorie von Mentzos. Da die Psychose die Funktion habe, existentiell bedrohliche Dilemmas zwischen selbstgerichteten und objektgerichteten Tendenzen zu lösen, müsse die therapeutische Haltung eine Mischung aus intensivem Einfühlen und respektvoller Distanz sein, wodurch die Voraussetzung zu neuen, positiven, nicht Dilemma auslösenden Beziehungserfahrungen geschaffen werde (von Haebler, 2018). So könne das Erleben schwer auszuhaltender Zustände im Schutz des therapeutischen Kontextes überwunden werden. Innerhalb der therapeutischen Beziehung sorge die Abmilderung des „schizophrenen Dilemmas" auch für eine Verbesserung der Mentalisierungsfähigkeit und der Emotionsverarbeitung. Das Ergebnis einer erfolgreichen Therapie seien neue interpersonelle Kompetenzen, welche die Integration von vorher unzugänglichen Erfahrungen in das biografische Narrativ und schließlich die Rekonstruktion psychologischer Ursachen der Störung möglich machen. Im Vergleich zur klassischen Psychoanalyse wird die Therapie im Face-to-Face-Setting mit einer bedürfnisangepassten Sitzungsfrequenz durchgeführt. Der Fokus liegt auf den interpersonellen Erfahrungen in Echtzeit statt auf Deutungen (für eine ausführlichere deutschsprachige Erläuterung vgl. Lempa, Montag & von Haebler, 2013).

Für die Auswertung zur Effektivität psychodynamischer Psychotherapie bei Schizophrenie im Rahmen der DGPs-Leitlinie (Lincoln et al., 2019) wurden zunächst zwei Metaanalysen identifiziert, die jedoch beide nur wenige Studien berücksichtigen und keine eigentliche Aggregation von Daten vornahmen, sondern lediglich eine Neuauswertung der einzelnen Studien. Daher wurde auch die nächste Evidenzebene (Primärstudien) berücksichtigt, wobei nur eine Studie den Einschlusskriterien für die Leitlinie voll entsprach (Durham et al., 2003) und eine weitere mit Einschränkungen (unvollständige Randomisierung) dennoch berücksichtigt wurde (Rosenbaum et al., 2005). Zusammengenommen fand sich ein einzelner Hinweis für einen Effekt der Psychodynamischen Psychotherapie auf das Funktionsniveau in einer Originalstudie (und zwar in der Studie von Rosenbaum et al., 2005). Die Effekte in den Metaanalysen bezogen sich jeweils nur auf eine Studie und fanden keinen Unterschied zwischen Psychodynamischer Therapie und Kontrollbedingungen für Gesamtsymptomatik, Rehospitalisierung und Funktionsniveau.

Einschränkend ist zu sagen, dass es kaum Studien mit methodisch guter Qualität für die Überprüfung der Wirksamkeit psychodynamischer Therapie bei Schizophrenie gibt. Aktuell wird eine randomisiert-kontrollierte Studie an der Charité in Berlin durchgeführt, die den oben beschriebenen modifizierten psychodynamischen Ansatz evaluiert.

4.3.8 Gesprächspsychotherapie

Für die Gesprächspsychotherapie (GT) ist kein störungsspezifischer Ansatz entwickelt worden, weshalb an dieser Stelle auf eine Beschreibung des Vorgehens in der GT – das als bekannt vorausgesetzt wird – verzichtet wird. Gendlin (1962) weist aber in der Beschreibung des Vorgehens bei der GT bei Patienten mit psychotischen Störungen darauf hin, dass die Einhaltung der drei Grundprinzipien durch geringe Therapiemotivation, wenig Eigeninitiative und die Externalisierung von Ereignissen seitens der Klienten erschwert sein könne. Daher betont er die Notwendigkeit, das Erleben des Klienten gut nachzuvollziehen und zu verstehen, grundsätzlich auf der Seite des Klienten zu stehen und mögliche negative Gedanken und Gefühle seitens des Klienten in Bezug auf Therapie zu berücksichtigen. Zusätzlich solle der Therapeut für den Klienten ein echter persönlicher und menschlicher Kontakt sein und stärker als bei anderen Störungen im Gespräch die Initiative ergreifen sowie eigene Gedanken und Gefühle gegenüber dem, was der Klient berichtet, zum Ausdruck bringen.

Für die Evidenzauswertung im Rahmen der DGPs-Leitlinie (Lincoln et al., 2019) lag nur eine Studie guter methodischer Qualität vor (Rogers & Gendlin, 1976), die daher trotz ihres älteren Datums berücksichtigt wurde. Diese ergab keine signifikante Überlegenheit der GT in Bezug auf die Gesamtsymptomatik und die Rehospitalisierung. Andere Outcomes wurden in der Studie nicht untersucht.

4.3.9 Dritte-Welle-Ansätze

Zu Ansätzen der „Dritten-Welle“, die bislang im Kontext von Schizophrenie und anderen psychotischen Störungen näher untersucht wurden, zählen vor allem Achtsamkeitsbasierte Verfahren und die Akzeptanz- und Commitmenttherapie.

Die Indikation für die Anwendung von Achtsamkeitsbasierten Verfahren bei Psychosen wird im Wesentlichen damit begründet, dass Symptome oft negativ bewertet werden und dies die Belastung weiter verstärken könne. Entsprechend sollen die Patienten lernen, ihre psychotischen Symptome (z. B. paranoide Gedanken, Halluzinationen) bewusst wahrzunehmen, wertfrei zu beobachten, zu akzeptieren und vorbeiziehen zu lassen, um somit Kontrolle zurückzugewinnen (Lincoln et al., 2019).

Verschiedene englischsprachige Adaptationen für Achtsamkeitsbasierte Interventionen für die Anwendung bei psychotischen Störungen schlagen unter anderem eine verkürzte Meditationsdauer und mehr Anleitung während der Meditationsphase vor (Chadwick, 2014). Oft werden Achtsamkeitsbasierte Ansätze auch als einer von mehreren Bestandteilen integrativer kognitiv-verhaltenstherapeutischer Therapieansätze eingesetzt (z. B. Chadwick, 2006).

Psychosespezifische Adaptationen von Akzeptanz- und Commitmenttherapie (ACT, O'Donoghue, Morris, Oliver, Johns, & Hayes, 2018; Wright et al., 2014) fokussieren ebenfalls auf den Umgang mit belastenden psychotischen Symptomen. So geht es zum Beispiel bei Halluzinationen darum, dem Patienten zu helfen, das Muster habitueller Reaktionen zu durchbrechen, in dem das bislang ergebnislose Ankämpfen gegen Halluzinationen aufgegeben wird. Stattdessen soll die Haltung eines achtsamen Beobachters der Halluzination eigenommen und die Anwesenheit von Halluzinationen akzeptiert werden, während dennoch werteorientierte Ziele verfolgt werden (Thomas, Morris, Shawyer, & Farhall, 2013). Bisher liegen Manuale zu ACT bei Psychosen nur auf Englisch vor, deutschsprachige Arbeitsblätter für einzelne Interventionen finden sich aber in einem Buch von Mehl und Lincoln (2014).

Eine Auswertung im Rahmen der DGPs-Leitlinie (Lincoln et al., 2019) erfolgte getrennt für Achtsamkeitsbasierte Ansätze und ACT basierend auf zwei Metaanalysen von Louise et al. (2018) und von Cramer et al. (2016), die, zusätzlich zu einer integrierten Auswertung von „Dritte-Welle-Verfahren“, getrennte Auswertungen für Achtsamkeitsbasierte Verfahren und ACT vorlegten, sofern für ein Outcomemaß mindestens zwei Studien für eine Effektintegration vorlagen.

Für ACT fand sich kein Effekt auf die Gesamtsymptomatik oder Negativsymptomatik, aber eine kurzfristige Wirksamkeit auf die Positivsymptomatik und die Rehospitalisierungsrate. Bei achtsamkeitsbasierten Verfahren fanden sich kurz- und langfristige Effekte auf die Gesamtsymptomatik sowie ein langfristiger Effekt auf die Rehospitalisierungsrate. Im Hinblick auf andere Outcomemaße wurden die Effekte nicht metaanalytisch ausgewertet. Einschränkend wurde bemerkt, dass es zu diesen noch recht jungen Ansätzen erst wenige Studien gäbe (d.h. drei bis vier pro Verfahren) und dass die Effektstärken zwischen den Metaanalysen teils recht stark variierten (Lincoln et al., 2019).

4.3.10 Leitlinienempfehlungen der DGPs

Die Leitlinie der DGPs (Lincoln et al., 2019) kommt in ihrer Gesamtwürdigung der Evidenz für die verschiedenen Psychotherapieansätze zu den folgenden Empfehlungen, die einerseits die Wirkungsbreite des jeweiligen Verfahrens, andererseits aber auch die Anzahl der den Metaanalysen zugrundeliegenden Primärstudien sowie methodische Einschränkungen berücksichtigen:

1. Kognitive Verhaltenstherapie (KVT, vgl. Kapitel 5 und folgende) soll angeboten werden, wenn das primäre Ziel eine Verbesserung der Symptomatik ist. (Evidenzgrad Ia für Positivsymptomatik/Gesamtsymptomatik auf Basis von über 50 Studien).
2. Psychoedukative Familieninterventionen mit Fertigkeitentraining sollen angeboten werden, sofern der Patient mit seiner Familie zusammenlebt und Patient und Familie bereit sind, gemeinsam an der Behandlung teilzunehmen (Evidenzgrad Ia für Gesamtsymptomatik, Rückfälle, Rehospitalisierung und Funktionsniveau auf Basis von 31 Studien).

Ferner empfiehlt die DGPs-Leitlinie auch weitere psychotherapeutische Verfahren, wenngleich diese eine vergleichsweise schwächere Evidenzbasis haben oder nur für eingegrenzte Zielbereiche geeignet sind. Hierzu gehören Achtsamkeitsbasierte Verfahren (Evidenzkategorie Ia für Gesamtsymptomatik und Rehospitalisierung) sowie Akzeptanz- und Committmenttherapie (ACT, Evidenzkategorie Ia für Positivsymptomatik und Rehospitalisierung), Soziales Kompetenztraining (Evidenzgrad Ia für Negativsymptomatik), Kognitive Remediation (Evidenzgrad Ia für Positivsymptomatik und Funktionsniveau), das Integrierte Psychologische Therapieprogramm (Evidenzgrad Ia für Gesamtsymptomatik und Funktionsniveau), Metakognitives Training (Evidenzgrad Ia für Positivsymptomatik), rein psychoedukative Familieninterventionen (Evidenzgrad Ia für Rückfälle und Rehospitalisierungen), systemische Familientherapie (Evidenzgrad Ib für die Gesamt-, Positiv- und Negativsymptomatik).

Keine Empfehlung wurde ausgesprochen für psychodynamische Ansätze, für Psychoedukation ohne Einbezug von Angehörigen und für Gesprächspsychotherapie (vgl. Leitlinienempfehlung, Lincoln et al., 2019, S. 88). Einen zusammenfassenden Überblick über die Evidenz im Hinblick auf relevante Outcomemaße zu Therapieende und zum Follow-up bietet Tabelle 4. Eine Aktualisierung der S3-Leitlinie der Arbeitsgemeinschaft der Wissenschaftlichen Medizinischen Fachgesellschaften (AWMF) und der Ärztlichen Zentralstelle für Qualitätssicherung (ÄZQ) kommt im Wesentlichen zu ähnlichen Ergebnissen, wenngleich die AWMF-Leitlinie[3] keine Empfehlung für die systemische Therapie gibt.

3 vgl. https://www.awmf.org/leitlinien/detail/ll/038-009.html

Tabelle 4: Zusammenfassung der Evidenz im Hinblick auf relevante Outcomemaße zu Therapieende und zum Follow-up (aus Lincoln et al., 2019)

Verfahren	Anzahl RCTs	Gesamtsymptome		Positivsymptome		Negativsymptome		Rückfälle	Rehospitalisierung	Funktionsniveau	
		Therapieende	Katamnese	Therapieende	Katamnese	Therapieende	Katamnese	Katamnese	Katamnese	Therapieende	Katamnese
Kognitive Verhaltenstherapie	≥50[a]	+	+	+	+	–	–	–	–	–	–
ACT	4	–		+		–					
Achtsamkeitsbasierte Ansätze	4	+	+						+		
Psychodynamische Psychotherapie	4										
Gesprächspsychotherapie	0										
Psychoedukation	≥8[a]	–		–		–		–	–		
Soziales Kompetenztraining	≥23[a]	–		–		+	+	–	–	–	
Kognitive Remediation	≥25[a]	–	–	+	–	–	–			+	+
Metakognitives Training	≥15[a]			+	+[b]						
IPT[a,c]	≥20[a]	+		–		–				+	
Psychoedukative Familienintervention	≥7[a]	–						+[c]			
Psychoedukative Familienintervention mit Fertigkeitentraining	≥31[a]		+					+	+	+	
Systemische Familientherapie	≥7	+[b]		+[b]		+[b]			–[b]		

Anmerkungen: RCT = Randomisiert-kontrollierte Studie; + = positive Effekte in mindestens einer Metaanalyse auf der Basis von mindestens 2 Primärstudien für die Effektintegration (im Vergleich zu TAU/allen Kontrollgruppen); zugrunde liegende Entscheidungsregeln: bei widersprüchlichen Befunden (z. B. gleiche Anzahl von Metaanalysen mit signifikantem und nicht signifikantem Effekt wird (1) das Ergebnis der Metaanalyse mit der höheren Anzahl von Primärstudien für den jeweiligen Effekt höher gewichtet; (2) bei gleicher Primärstudienanzahl wird das Studienergebnis mit dem längeren Follow-up-Zeitraum stärker gewichtet. Bei fehlender Trennung der Analysen nach Post versus FU haben wir der Effekt in konservativer Schätzung als Post-Therapieeffekt eingeordnet; – = untersucht, aber keine signifikanten Effekte auf Basis mindestens einer Metaanalyse auf der Basis vor mindestens 2 Primärstudien für die Effektintegration; leere Zelle = nicht untersucht, d. h. keine metaanalytischen Ergebnisse auf Grundlage von mindestens 2 Primärstudien für die Effektintegration, gemäß unserer Suchkriterien; [a] = die Anzahl der RCTs, die der größten Metaanalyse zugrunde lag; [b] = Effekt beruht auf mindestens 2 RCTs, die jedoch nicht metaanalytisch integriert wurden (vgl. Text); [c] = in dieser Metaanalyse wurden die Effekte nicht nach Messzeitpunkt (Behandlungsende, Follow-up) getrennt sowie nicht zwischer Rehospitalisierung und Rückfällen unterschieden.

Kapitel 5
Kognitive Verhaltenstherapie für Schizophrenie

5.1 Was ist kognitive Verhaltenstherapie bei Schizophrenie?

Die Bezeichnung „Kognitive-Verhaltenstherapie" ist im deutschsprachigen Raum in Zusammenhang mit der Behandlung von Schizophrenien etwas verwirrend, weil einige der bereits skizzierten und altbekannten Ansätze, insbesondere psychoedukative Ansätze sowie diverse Fertigkeitentrainings und Frühwarnsymptommonitorings, überwiegend auch als „Kognitive Verhaltenstherapie" bezeichnet werden.

Die Ansätze, die im englischsprachigen Raum unter der Bezeichnung „CBT" bekannt geworden sind, sind jedoch deutlicher am Individuum ausgerichtet und beinhalten im Wesentlichen folgende Elemente:
- Beziehungsaufbau und Problemerfassung,
- Erstellung von individuellen Problemanalysen, die die Zusammenhänge zwischen Situationen, Verhalten, Kognitionen, Emotionen und Symptomen erklären,
- Erarbeitung und Verbesserung von Copingstrategien im Umgang mit Symptomen,
- kognitive Umstrukturierung wahnhafter Überzeugungen und dysfunktionaler Kognitionen in Bezug auf Symptome,
- gezielte Veränderung negativer selbst-bezogener Schemata in Anlehnung an die Methoden der kognitiven Therapie von Beck und Kollegen (Beck, Rush, Shaw & Emery, 1979),
- an die Depressionsbehandlung angelehnte Techniken für die Behandlung von Negativsymptomatik,
- Rückfallprävention unter Einbeziehung der Bearbeitung dysfunktionaler Kognitionen, die mit Rückfällen und Frühwarnsignalen einhergehen sowie Warnsignalmonitoring.

Die Interventionen beinhalten vorrangig eine entpathologisierende Haltung des Therapeuten. Dabei werden die spezifischen Schwierigkeiten im Aufbau einer vertrauensvollen Beziehung sowie die Komplexität und Schwere der Probleme berücksichtigt.

Die Ansätze unterscheiden sich von psychoedukativen Programmen und Fertigkeitentrainings in einigen grundlegenden Punkten:
1. Positivsymptomatik, und hier vor allem Wahn und akustische Halluzinationen, stehen viel deutlicher im Fokus der Interventionen. Psychoedukation und Fertigkeitentrainings legen den Fokus hingegen überwiegend auf Skilldefizite und Rückfallbewältigung.
2. Die aus der Depressionsbehandlung bekannten kognitiven Interventionen stellen, basierend auf kognitiven Erklärungsmodellen, die zentralen therapeutischen Techniken dar. Psychoedukation und Fertigkeitentrainings, basierend auf Vulnerabilitäts-Stress-Modellen, haben den Schwerpunkt eher auf der Verhaltensebene, indem Fertigkeiten trainiert werden.
3. In den neueren kognitiv-verhaltenstherapeutischen Interventionen erfolgt die Erfassung der Probleme anhand einer individuellen Problemanalyse, basierend auf der Sicht des Patienten über seine Probleme. Aus einem individuellen Erklärungsmodell werden die entsprechenden Interventionen abgeleitet. In psychoedukativen Interventionen besteht der Fokus, überspitzt gesagt, eher darin, dem Patienten zu vermitteln, welche Probleme er hat (nämlich Schizophrenie) und ihm dann die darauf basierenden Behandlungsmöglichkeiten anzubieten.
4. Schließlich liegt im Vergleich zu vielen anderen Ansätzen eine größere Betonung auf der Besprechung und Bearbeitung der subjektiven Einstellung zu der psychischen Störung und der Bewertung von Symptomen (Garety, Fowler & Kuipers, 2000).

Darüber hinaus gibt es eine Reihe von Überschneidungen. Die „neueren" CBT-Ansätze haben Bausteine der „alten" Ansätze integriert. Dies gilt vor allem in den Bereichen Früherkennung von Rückfällen, des Problemlösetrainings und der sozialen Kompetenztrainings, wobei in der CBT diese Ansätze in individualisierter, einzeltherapeutischer Form durchgeführt werden. Auch schließen CBT-Ansätze die Durchführung von zusätzlichen therapeutischen Interventionen, auch solche in traditionellem gruppentherapeutischen Format, nicht aus: Ergänzende Familientherapie, Fertigkeitentrainings, soziotherapeutische Maßnahmen und Aufklärung über die Diagnose in Form von psychoedukativen Gruppenprogrammen stehen nicht im Widerspruch zu kognitiver Therapie. Ihr Einsatz beruht aber dann auf der individuell erstellten Problemanalyse und dem Erklärungsmodell, das ein vom Therapeuten und Patienten geteiltes Verständnis der Probleme darstellt. Wenn die Diagnose einer Schizophrenie kein „geteiltes Verständnis" darstellt, ist es schwierig, ein sinnvolles psychoedukatives Programm durchzuführen. Ebenso wenig ist ein Soziales Kompetenztraining für einen Patienten indiziert, der nicht der Ansicht ist, dass seine Probleme mit zusätzlichen sozialen Fertigkeiten besser zu bewältigen seien.

Merke

Die neueren kognitiven Ansätze können als Ergänzung bisheriger therapeutischer und medikamentöser Behandlungsformen betrachtet werden. Sie beanspruchen nicht, die einzig sinnvolle und effektive Behandlungsform zu sein. Durch die Betonung der kognitiven Komponente und der Notwendigkeit einer individuellen Problemanalyse stellen sie jedoch eine wichtige Bereicherung bisheriger Behandlungsverfahren dar, die insgesamt alle das gleiche übergeordnete Ziel verfolgen: Eine Reduktion des mit der Störung assoziierten Leidensdrucks.

5.2 Entwicklung der kognitiven Verhaltenstherapie

Trotz der kognitiven Wende, ist Schizophrenie in den Bemühungen, kognitive Ansätze voranzutreiben, lange Zeit Außen vor geblieben. Dies erstaunt umso mehr, da führende Persönlichkeiten in der klinischen Psychologie bereits in den 50er Jahren zu kognitiven Ansätzen bei der Therpie von Wahnvorstellungen ermutigten (z.B. Beck, 1952). Den Pionierarbeiten folgte im Verlauf der kommenden drei Jahrzehnte jedoch nur eine geringe Anzahl von Folgearbeiten. Diese bestanden überwiegend aus Einzelfallstudien mit teils ermutigenden Ergebnissen. Zu Beginn der 1990er Jahre haben dann einige Forscher, vor allem aus Großbritannien, die Entwicklung kognitiv-behavioraler Interventionen (CBT) für medikamenten-resistente Symptome bei psychotischen Patienten deutlich vorangetrieben. Ausgangspunkt dieser Bemühungen war die Beobachtung, dass bei circa einem Viertel bis der Hälfte aller Patienten mit Schizophrenie trotz medikamentöser Behandlung anhaltende Symptome wie Wahnvorstellungen oder Halluzinationen zu finden sind, die als belastend wahrgenommen werden und das psychosoziale Funktionsniveau reduzieren. Die Notwendigkeit zur Entwicklung einer effektiven psychologischen Interventionsmethode entstand zudem aus der Beobachtung, dass viele Patienten zu einer dauerhaften Medikamenteneinnahme aufgrund der unangenehmen oder stigmatisierenden Nebenwirkungen nicht bereit sind. Sie rührt zudem auch daher, dass es trotz Medikamenteneinnahme zu einer hohen Zahl an Rückfällen kommt.

Inzwischen sind auf dem englischsprachigen Markt viele Bücher und Manuale erschienen, auf denen die in diesem Manual geschilderten Ansätze basieren. Eine der treibenden Kräfte ist in diesem Zusammenhang die Londoner Arbeitsgruppe um Fowler, Garety und Kuipers gewesen sowie ihr Buch „Cognitive Behaviour Therapy for Psychosis – Theory and Practice", das 1995 erschienen ist. Parallel dazu entwickelte die Arbeitsgruppe um Chadwick einen noch deutlicher an die Beck'sche kognitive Therapie angelehnten Ansatz zur Veränderung von wahnhaften Überzeugungen auch in Bezug auf Stimmen (Chadwick, Birchwood & Trower, 1996). Weitere wichtige Arbeitsgruppen bildeten die Forscher um Bentall, der sich vor allem mit theoretischen Modellen und kognitiven Prozessen in der Entstehung von wahnhaften Überzeugungen beschäftigte. Unter seiner Beteiligung ist ein weiteres empfehlenswertes Therapiemanual entstanden (Morrison, Renton, Dunn, Williams & Bentall, 2004). Des Weiteren existiert ein ausführliches und praxisnahes Behandlungsmanual von Nelson, das auch auf Deutsch vorliegt (Nelson, 2010). Schließlich sind Kingdon und Turkington (1994) als erste Autoren eines CBT-Manuals für Psychosen zu erwähnen sowie viele weitere Autoren, die mit Interventionsstudien oder Grundlagenforschung zur Entwicklung der kognitiven Verhaltenstherapie in der Behandlung von Psychosen beigetragen haben.

Diesen Forschern und Praktikern ist gemeinsam, dass sie mit einem neuen Optimismus – und zum Teil gegen deutliche Widerstände aus traditionell orientierten Forscherkreisen – an die Entwicklung von Behandlungsstrategien für diese Gruppe schwer beeinträchtigter Patienten herangegangen sind. Ihre Zuversicht in die Effektivität von CBT für Psychosen ist durch die vielen Forschungsergebnisse begründet, die auf psychologische Mechanismen hindeuten, die an der Entstehung und Aufrechterhaltung psychotischer Symptomatik beteiligt sein könnten (vgl. Kapitel 2.4). Des Weiteren bestätigen die ermutigenden Ergebnisse einer ersten Generation von kontrolliert-randomisierten Studien (vgl. Abschnitt 5.3) die Annahme, dass CBT in der Behandlung von Schizophrenie einen wichtigen Beitrag leisten kann.

Kritiker einer kognitiv-behavioralen Behandlung von Schizophrenien führen im Wesentlichen das Argument an, dass psychotische Patienten zu schwer gestört seien, um für psychotherapeutische Prozesse zugänglich zu sein. Ferner gehen sie davon aus, dass Personen mit einer Schizophrenie sich in ihrem Erleben qualitativ von normalem Erleben unterscheiden. Immer noch weit verbreitet ist sogar die Vorstellung, dass es am besten ist, mit psychotischen Patienten überhaupt nicht über wahnhafte Gedanken oder dysfunktionale Kognitionen zu reden, da sie dies aus dem emotionalen Gleichgewicht bringen und ihren Zustand weiter verschlechtern könne. Obwohl diese Argumente in spezifischen Situationen oder bei spezifischen Patienten richtig sein mögen, gibt es inzwischen viele Befunde, die mit einer solchen Sichtweise in Widerspruch stehen. Hierzu zählen neben den erfolgreich verlaufenden Therapiestudien die Befunde zur hohen Komorbidität psychotischer Symptome mit anderen psychischen Störungen und das Vorkommen psychose-ähnlicher Phänomene in der gesunden Bevölkerung (vgl. Kapitel 1.7.2).

5.3 Bisheriger Forschungsstand

Überblick über Therapiestudien der „ersten Generation“

Kognitiv-verhaltenstherapeutische Ansätze in der Behandlung von Positiv-Symptomen der Schizophrenie wurden seit Anfang der 1990er Jahre vor allem in England in Form von kontrollierten Wirksamkeitsstudien evaluiert. Die untersuchten Ansätze variieren je nach Arbeitsgruppe. Tabelle 5 zeigt einen Überblick über Therapiestudien der ersten Generation, der keinen Anspruch auf Vollständigkeit erhebt.

Die meisten dieser Studien verglichen kognitive Verhaltenstherapie plus Standardversorgung mit Standardversorgung allein. Unter Standardversorgung fallen Verschreibung von Medikamenten in kurzen Arztkontakten, Kontakten zu Pflegepersonal und/oder Casemanager. Manche Studien hatten eine alternative Behandlung als Kontrollgruppe, wie „Befriending“ (empathisches Zuhören) (Sensky et al., 2000), Problemlösefertigkeiten (Tarrier et al., 1993), unterstützende Beratung kombiniert mit Informationen über Schizophrenie (Haddock et al., 1999; Rector et al., 2003), Psychoedukation (Bechdolf et al., 2004) oder unterstützende Beratung kombiniert mit Standardversorgung (Lewis et al., 2002; Pinto et al., 1999). In allen Studien wurden beide Patientengruppen gleichzeitig mit Neuroleptika behandelt. Studien variierten jedoch hinsichtlich der untersuchten Patientenpopulation. Während in den meisten Studien Patienten mit eher chronifizierter Symptomatik untersucht wurden, evaluierten einige Autoren die Ansätze auch an stationären Patienten mit akuter Symptomatik. Eine detaillierte Schilderung aller Studien würde den Rahmen einer Einführung zum Thema sprengen. In den Tabellen 6 bis 8 wird deshalb exemplarisch auf drei Untersuchungen näher eingegangen. Bei diesen Studien handelt es sich um randomisiert-kontrollierte Studien, bei denen die in diesem Manual geschilderten Behandlungsansätze evaluiert wurden. Somit soll dem Leser der Einblick in einige „typische“ Therapiestudien ermöglicht werden.

Metaanalysen zu kognitiver Verhaltenstherapie der „ersten Generation“

Inzwischen gibt es zu den kognitiv-behavioralen Ansätzen bei Psychosen fast ebenso viele Metaanalysen wie Originalstudien. Eine Aufzählung aller Metaanalysen würde daher ebenfalls den Rahmen des Manuals sprengen und den Leser vermutlich auch ermüden. Daher werden hier exemplarisch nur einige dargestellt.

In einer ersten Metaanalyse von Rector und Beck (2001) wurden sieben randomisiert-kontrollierte Studien ausgewertet, die überwiegend CBT im engeren Sinne evaluierten. Effektgrößen wurden auf der Basis der Kontrollgruppenvergleiche von CBT plus Standardversorgung und supportiver Therapie plus Standardversorgung berechnet. Bei diesem Vergleich ergab sich ein großer mittlerer Effekt von $d = .91$ ($SD = .14$) zugunsten von CBT. Dieser sehr optimistisch stimmende Gesamteffekt zog eine Reihe weiterer Originalstudien in den darauffolgenden Jahren nach sich, sodass weitere Metaanalysen immer mehr Studien miteinbeziehen konnten und immer differenziertere Analysen möglich wurden. Eine der am häufigsten zitierten Metaanalysen, die diese Zeit widerspiegeln, ist eine Metaanalyse von Wykes et al. (2008).

In dieser Metaanalyse wurden 34 randomisiert kontrollierte Studien zur Wirksamkeit von kognitiver Verhaltenstherapie ausgewertet. Die Autoren fanden

Tabelle 5: Inhalte der evaluierten Interventionen in CBT-Studien

Autoren	Bausteine der Therapie
Kingdon & Turkington, 1991	Entstehung von Symptomen; Exploration von Kognitionen, die zu der Entstehung von Wahn geführt haben; Analyse und Disputation der Anhaltspunkte für wahnhafte Überzeugungen; Klärung von Aspekten nonverbaler Kommunikation; Soziale Kompetenz (dabei v.a. Einüben, sich in die Rolle der anderen hineinzuversetzen); Nachfragen bei unverständlicher Sprechweise; Copingstrategien zum Umgang mit Angst (z.B. Entspannung); Einbeziehung von Angehörigen.
Tarrier, Beckett, Harwood et al., 1993	Erklärung des Behandlungsrationals; Erfassung von Symptomen in ihrem problemanalytischen Kontext; Erfassung bisheriger Copingstrategien; Instruktionen zur Erkennung von Halluzinationen und Wahnvorstellungen und damit verknüpften negativen Emotionen. Schwerpunkt der Therapie auf Verbesserung von kognitiven und behavioralen Copingstrategien.
Drury et al., 1996a; Drury et al., 1996b; Drury et al., 2000	Problemerfassung und Beziehungsaufbau; Entwicklung eines Erklärungsmodells; Aufbau und Verbesserung von Copingstrategien; Umstrukturierung dysfunktionaler Überzeugungen auf individueller Basis und in Gruppen; Rückfallprävention; Einbezug der Familie; Auseinandersetzung mit der Psychose.
Kuipers et al., 1997, Kuipers et al., 1998	Erleichterung der Beziehungsaufnahme und des Einlassens auf die Therapie durch individualisiertes Vorgehen; detaillierte Analyse der berichteten Probleme, vor allem aktueller Probleme und Entwicklung der Psychose; Entpathologisierung; gemeinsame Entwicklung eines Erklärungsmodells; Copingstrategien; Modifikation wahnhafter Überzeugungen, Überzeugungen über Halluzinationen und dysfunktionaler Schemata; Verfestigung und Zielklärung.
Tarrier et al., 1998; Tarrier et al., 1999; Tarrier et al., 2000	Erfassung von Copingstrategien; Vermittlung von spezifischen Copingstrategien im Umgang mit Symptomen (Coping strategy enhancement); Problemlösetraining; Strategien, um Rückfälle zu verhindern.
Levine et al., 1998	Gruppentherapie, bei denen Patienten zunächst anhand neutraler und dann zunehmend persönlicher und wahnrelevanter Themen bis hin zu expliziten Wahnvorstellungen angehalten wurden, alternative Erklärungen für Ereignisse zu generieren.
Jakes et al., 1999	Genaue Erhebung der Überzeugungen; Kognitive Umstrukturierung und Realitätstests; „Normalizing“ = entphatologisierende Interventionen.
Haddock et al., 1999	Problemerfassung und Beziehungsaufbau; Erklärungsmodell für zentrale Probleme; Exposition bei Stimmen; Realitätstests; kognitive Umstrukturierung dysfunktionaler Kognitionen und Schemata; Rückfallprävention.
Pinto et al., 1999	Problemerfassung und Beziehungsaufbau; Erläuterung des Vulnerabilitäts-Stress-Modells; Erarbeitung eines individuellen Erklärungsmodells; Skilltraining; Copingstrategien; Disputation irrationaler Überzeugungen im Hinblick auf Wahn und Halluzinationen; Besprechung des Zusammenhangs zwischen Überzeugungen und früheren Erfahrungen; Besprechung von Überzeugungen im Hinblick auf die Erkrankung; Stressbewältigung und Rückfallmanagement.
Lewis et al., 2002	Beziehungsaufbau und Problemerfassung; Problemliste; Problemanalyse; psychoedukative Elemente anhand des Vulnerabilitäts-Stress-Modells; kognitive Umstrukturierung von Wahn und dysfunktionalen Annahmen im Zusammenhang mit Stimmen.
Sensky et al., 2000	Beziehungsaufbau und Problemerfassung; Problemanalyse; „Normalizing“ = entphatologisierende Interventionen; Behandlung komorbider Depression und Angst; Entwicklung eines gemeinsamen Erklärungsmodells; Behandlung psychotischer Symptome durch Analyse ihrer Ursprünge; Reattribuierung; Copingstrategien; geleitete Entdeckung; sokratische Dialogführung; Interventionen zur Verbesserung von desorganisiertem Denken durch Fokussierung auf Themen, Klärung von Neologismen und strukturiende Interventionen; Interventionen für Negativsymptomatik in Form von Aktivitätenaufbau.

Tabelle 5: Fortsetzung

Autoren	Bausteine der Therapie
Chadwick et al., 2000	Gruppentherapeutischer Ansatz zur Auseinandersetzung mit dysfunktionalen Überzeugungen in Bezug auf Stimmen: genaue Exploration der Stimmen und damit zusammenhängender Überzeugungen über mehrere Sitzungen, anschließend kognitive Modifikation.
Turkington & Kingdon, 2000	Problemerhebung; Entpathologisierung; Exploration von Kognitionen, die zur Entstehung von Wahn geführt haben vor dem Hintergrund der persönlichen Erfahrungen; Entwicklung eines gemeinsamen Erklärungsmodells; Erkennen persönlicher Stressoren und ihrer Auswirkung auf Symptome; Analyse und Disputation der Anhaltspunkte für wahnhafte Überzeugungen; Realitätstestung; kognitive Bearbeitung von Überzeugungen im Hinblick auf Stimmen; Copingstrategien und Fokussingtechniken.
Turkington et al., 2002	Beziehungsaufbau und Problemerfassung; Entwicklung eines Erklärungsmodells; Symptommanagement; Umstrukturierung von dysfunktionalen Konzepten; Rückfallprävention; zusätzliche psychoedukative Heftchen, die relevante Themen wie Drogen und Alkohol, Symptommanagement, Selbstfürsorge und Lebensstil behandelten.
Rector et al., 2003	Beziehungsaufbau und Problemerfassung; Problemliste; Erarbeitung eines kognitiven Erklärungsmodells; Copingstrategien; Entpathologisierung; Identifizierung von Wahnvorstellungen und zugrunde liegender kognitiver Schemata; Infragestellung der dysfunktionalen Überzeugungen und Schemata auch in Bezug auf Stimmen; Bearbeitung der Negativsymptomatik anhand von kognitiven Techniken sowie durch Aktivitätenaufbau und sozialen Kompetenztrainings.
Gumley et al., 2003	Kognitiv-behaviorale Rückfallprävention: Erläuterung eines kognitiven Rückfallmodells; Entwicklung eines individuellen Erklärungsmodells für Rückfälle; kognitives Frühsymptommonitoring.
Durham et al., 2003	Beziehungsaufbau; Informationsvermittlung; funktionale Analyse von Schlüsselsymptomen; Problemliste; Entpathologisierung; „Coping Strategy Enhancement“; Entspannungstraining; Personal Effectiveness Training; Problemlösetraining.
Bechdolf et al., 2004	Gruppentherapie: Problemerfassung und Beziehungsaufbau; Erklärungsmodelle; Copingstrategien für Positivsymptome; Problemlösen; Selbstwertsteigerung; Exposition/Focussing für akustische Halluzinationen; Kognitive Umstrukturierung; Rollenspiele; Rückfallprävention; Verbesserung der Medikamentencompliance.
Valmaggia et al., 2005	Betonung des Beziehungsaufbaus; Entwicklung eines gemeinsamen Erklärungsmodells; Erarbeitung der Verbindung zwischen Gedanken und Emotionen und Gedanken und Verhalten; Veränderung dysfunktionaler Überzeugungen im Hinblick auf Stimmen und im Zusammenhang mit Wahn; Rückfallpräventionsstrategien.

Tabelle 6: Randomisiert-kontrollierte Therapiestudie von Kuipers et al. (1997)

Stichprobe	152 Personen wurden zunächst von community teams und stationären Einrichtungen überwiesen. 47 hatten kein belastendes Positivsymptom mehr, 10 waren nicht medikamentös stabil eingestellt, 26 wohnten zu weit weg o. a., 9 lehnten die Teilnahme ab. Es blieben 60 Teilnehmer (39 Schizophrenie, 13 Wahnhafte Störung, 2 Schizoaffektive Störung, 6 nicht benannt), Störungsbeginn im Durchschnitt vor 13 Jahren.
Einschlusskriterien	Mindestens 1 Positivsymptom, das Leidensdruck verursachte und sich während der letzten 6 Monate nicht gebessert hatte sowie medikationsresistent war.
Ausschlusskriterien	Drogen, Alkohol, organische Probleme als primäre Symptomatik.

Tabelle 6: Fortsetzung

Wesentliche Erhebungsverfahren	• Present State Examination, • Brief Psychiatric Rating Scale, • Maudsley Assessment of Delusions Schedule, • Personal Questionnaires as a measure of delusions, • Scale to Assess Unawareness of Mental Disorder, • Beck Depression Inventory, • Beck Anxiety Inventory, • Beck Hopelessness Scale, • Social Functioning Scale, • Satisfaction with Therapy Questionnaire.
Design und Messzeitpunkte	Vergleich von CBT mit Standardbehandlung, Baseline, 3 Monate, 6 Monate, 9 Monate = Ende der Behandlung und FU nach 18 Monaten.
Behandlungsdauer und -frequenz	Bis zu neun Monaten, zunächst wöchentlich, dann zwei-wöchentlich bis zu einer Stunde jeweils (im Durchschnitt waren es 15 Sitzungen, Range 0 bis 50).
Dropout	18 % Dropout insgesamt, 14 % CBT, 22 % Kontrollgruppe, wobei die meisten von diesen direkt nach der Randomisierung ausfielen; 78 % nahmen am FU nach 18 Monaten teil.
Therapeuten	Erfahrene klinische Psychologen mit (kollegialer) Supervision.
Interventionen	EG: CBT (vgl. Tabelle 5) + Routinebehandlung (Medikation und Fallmangement) KG: Routinebehandlung.
Wie mediziert?	Zuständige Ärzte wurden aufgefordert, die Medikation stabil zu halten und nicht zu Clozapine zu wechseln. Veränderungen wurden erfasst. Medikamentendosen wurden in ein Äquivalenzsystem umgerechnet (nach Chlorpromazinäquivalenten) und in Kategorien eingeteilt.
Wie randomisiert?	Durch einen unabhängigen Statistiker (randomised permuted blocking).
Wie geratet?	Unabhängige Rater, die nicht in die Intervention involviert waren (völlig blind zu den Bedingungen wurde als unmöglich eingeschätzt).
Ergebnisse	Post: BPRS score wurde um 25 % reduziert. Am meisten verändert hat sich auf dieser Skala: Misstrauen, wahnhafte Überzeugungen und Halluzinationen. 50 % zeigten eine reliable klinische Verbesserung. Auf allen anderen Maßen zeigten sich keine signifikanten Unterschiede. Bei mehr Patienten der KG war eine Medikamentenerhöhung dokumentiert. FU: Post-Ergebnisse blieben zum Follow-up in beiden Gruppen stabil mit leichtem Trend zur Verbesserung in der EG und leichtem Abwärtstrend in der KG. Veränderungswerte im BPRS unterschieden sich hochsignifikant. 65 % der EG profitieren reliabel. Signifikante Unterschiede im Personal Questionnaire gab es bei „Delusional Distress" und „Delusional Preoccupation", aber nicht bei „Delusional Conviction". Keine Unterschiede auf den anderen Maßen. EG war nach Therapie im Schnitt 14.5 Tage hospitalisiert und hatte 23.5 tagesklinische Aufenthalte, bei der KG waren dies 26.1, bzw. 36.7. Patienten mit zusätzlichen Sitzungen profitierten nicht mehr als der Rest in der EG.
Probleme/Kritik	Interviewer nicht „blind" zu den Bedingungen. Medikation der Kontrollgruppe wurde häufiger umgestellt oder erhöht. Manche Verbesserung könnte hierauf zurückzuführen sein. Möglicherweise gab es unspezifische Aufmerksamkeitseffekte, weil KG nur Routinebehandlung hatte. Sehr unterschiedliche Behandlungszeit der Patienten, große Unterschiede, wie lange jemand brauchte, um Veränderung zu zeigen.

Tabelle 7: Randomisiert-kontrollierte Therapiestudie von Sensky et al. (2000)

Stichprobe	90 Patienten wurden randomisiert.
Erhebung der Stichprobe	Aus Listen von 5 Kliniken an zwei Standorten.
Einschlusskriterien	Alter: 16 bis 60, Diagnose Schizophrenie nach ICD-10 und DSM-IV, Vorhandensein von weiterhin beeinträchtigenden Symptomen, die trotz neuroleptischer Behandlung seit mindestens sechs Monaten bestanden.
Ausschlusskriterien	Drogen, Alkohol, ausschließlich Negativsymptomatik.
Diagnostik	• Comprehensive Psychological Rating Scale, • Insight Rating Scale, • Schizophrenia Change Scale, • Montgomery Asberg- Rating Scale for Depression, • Scale for Assessment of Negative Symptoms.
Design und Messzeitpunkte	Vergleich von CBT mit Kontrollgruppentreatment; Baseline, 9 Monate = Ende der Behandlung, wiederum 9 Monate später.
Behandlungsdauer und -frequenz	Bis zu neun Monaten. Dauer und Anzahl der Sitzungen flexibel. Im Schnitt hatten die Patienten 19 Sitzungen, aber große Varianz. Keine Unterschiede zwischen KG und EG.
Dropout	6 Patienten nahmen nicht an der Behandlung teil, weitere neun Patienten nahmen an zu wenigen Sitzungen teil und wurden als Dropouts gewertet. Tendenz, dass eher CBT Patienten ausfielen (9 versus 6) aber hier kein Signifikanztest berichtet.
Therapeuten	Zwei erfahrene „community nurses", die ein intensives Training erhalten hatten.
Therapiebausteine	EG: CBT (vgl. Tabelle 5). KG: Empathisches Zuhören (Befriending)
Wie mediziert?	Medikamentendosen wurden den Klinikunterlagen entnommen und in ein Äquivalenzsystem umgerechnet, zusätzlich wurden Umstellungen während der Behandlungszeit erfasst, um zu überprüfen, ob es diesbezüglich signifikante Gruppenunterschiede gab.
Wie randomisiert?	Einfache Randomisierung getrennt nach Behandlungszentren (London und Newcastle) durch Forscher, die ansonsten nicht in Assessment oder Behandlung involviert waren.
Wie geratet?	Blindes Rating.
Ergebnisse	Direkt im Anschluss an die Behandlung hatten sowohl CBT als auch Befriending signifikante Fortschritte auf allen 4 Messinstrumenten, aber keine Gruppenunterschiede. Keine Unterschiede in den Höherdosierungen bei der Medikation. Im Follow-up setzte sich der positive Trend für die CBT-Gruppe fort, während die KG stagnierte, bzw. sich wieder verschlechterte. Gruppenunterschiede jetzt signifikant.
Probleme/Kritik	Keine Zufallserhebung der Stichprobe.

Tabelle 8: Randomisiert-kontrollierte Therapiestudie von Drury et al. (1996a, b)

Stichprobe	117 gescreent, zunächst 62 Patienten randomisiert, anschließend 22 aufgrund verschiedener Kriterien (keine psychotischen Symptome, mangelnde Medikamentencompliance) aus der Studie ausgeschlossen, sodass insgesamt 40 Patienten, überwiegend Männer, randomisiert und behandelt wurden, von denen ca. ein Viertel die erste psychotische Episode erlitt.
Erhebung der Stichprobe	Patienten wurden alle aus einem psychiatrischen Krankenhaus rekrutiert.

Tabelle 8: Fortsetzung

Einschlusskriterien	Patienten mit psychotischer Positivsymptomatik.
Ausschlusskriterien	Bipolare Störungen, Hypomanie, Organische Syndrome, Störungen im Zusammenhang mit Substanzen.
Diagnostik	• Psychiatric Assessment Scale, • Personal Questionnaire/Self report measure of delusional conviction.
Design und Messzeitpunkte	Kognitive Therapie wird mit Freizeitangeboten und empathischem Zuhören über einen Zeitraum von 12 Wochen nach Krankenhausaufnahme, sowie im Hinblick auf Prä-post-Unterschiede verglichen. Ein Follow-up erfolgt nach 9 Monaten.
Behandlungsdauer und -frequenz	12 Wochen, Frequenz unklar.
Dropout	Beim 9-Monats-Follow-up fehlten ein Patient der EG und zwei der KG.
Therapeuten	Keine detaillierten Angaben.
Therapiebausteine	EG: Cognitive Therapy: 4 Blöcke Einzeltherapie, 4 Blöcke Gruppentherapie, bis zu zwei Sitzungen Einbezug der Familien (vgl. Tabelle 5). KG: Freizeitaktivitäten und unterstützendes Zuhören.
Wie mediziert?	Umrechnung der Dosierungen in Stelzazineäquivalente und genaues Monitoring der Medikation.
Wie randomisiert?	Stratified sampling.
Wie geratet?	Keine detaillierten Angaben/kein blindes Rating.
Ergebnisse	Verlauf und Post-Untersuchungen: Beide Gruppen zeigten eine signifikante Reduktion psychotischer Symptome, die in der EG signifikant größer war. Dieser Unterschied zeigte sich ab der siebten Woche nach Aufnahme und blieb bis zur zwölften Woche stabil. Die Reduktion der Überzeugungsstärke im Hinblick auf Wahn war in der EG stärker, nicht jedoch die zeitliche Beschäftigung mit Wahn. Desorganisiertes Verhalten und Negativsymptomatik reduzierte sich in beiden Gruppen gleichermaßen Follow-up: Die EG zeigte signifikant weniger Positivsymptome im Vergleich zur KG. Es zeigen sich signifikant weniger Wahnvorstellungen, im Hinblick auf Desorganisation und Negativsymptomatik aber keine Unterschiede.
Probleme/Kritik	Eher ausgewählte Patientenstichprobe, die nur bedingt repräsentativ ist.

Effektstärken im kleinen bis moderaten Bereich für das jeweilige Zielsymptom der Studie (33 Studien, Effektgröße = 0,40, Konfidenzintervall = 0,25 bis 0,55). Ferner fand die Metaanalyse signifikante Effekte in einem Bereich von 0,35 bis 0,44 für Positivsymptomatik (32 Studien), Negativsymptomatik (23 Studien), Funktionsniveau (15 Studien) und Depressivität (13 Studien).

Allgemein zeigte sich, dass Verbesserungen in einem Bereich mit Verbesserungen in anderen Bereichen korrelierten. In der Metaanalyse wurden die Studien auch im Hinblick auf ihre methodische Qualität eingeschätzt. Dabei wurde deutlich, dass Studien, bei denen kein blindes Rating erfolgte (d.h. die Rater waren sich bewusst, in welcher Gruppe sich die Teilnehmer befanden) höhere Effektgrößen aufwiesen als Studien mit einem blinden Rating. Insgesamt zeigten jedoch auch die methodisch rigoros durchgeführten Studien einen signifikanten Effekt zugunsten der kognitiven Verhaltenstherapie. Allerdings war dieser Effekt von der Größenordnung nur noch als klein einzuordnen.

Eine weitere Metaanalyse wurde im Jahr 2009 im Rahmen der NICE Guidelines (NCCMH, 2014) erstellt. Diese Metaanalyse enthielt 31 randomisiert-kontrollierte Studien, in denen in 19 Fällen CBT mit einer Standardbehandlung und in 14 Fällen mit einer spezifischen Vergleichsbehandlung verglichen wurde. Die *allgemeine Schwere der Symptomatik* erwies sich hier sowohl unmittelbar (standardisierte mittlere Differenz (SMD) = -0.27 [95% KI: -0.45, -0.10]) als auch in einem Follow-up-Zeitraum von 6 Monaten (SMD =

-0.23 [95% KI: -0.42, 0.04]) und bis zu 12 Monaten (SMD = -0.40 [95% KI: -0.65, -0.15]) nach einer CBT-Behandlung als signifikant niedriger als nach einer Standardbehandlung. Weniger eindeutige Effekte zeigten sich für die Veränderung der *Positivsymptomatik*, da die Signifikanz der Effekte verschwand, nachdem einige besonders fehleranfällige Studien aus der Analyse ausgeschlossen wurden. Für *Negativsymptomatik* zeigte sich im Vergleich zu Treatment-as-usual erst in den Follow-up-Untersuchungen ein signifikanter, kleiner Effekt. Im Hinblick auf die Abnahme der *Rehospitalisierungsraten* zeigten sich im Vergleich zu einer Standardbehandlung durchschnittlich um etwa 8 Tage verkürzte *Rehospitalisierungszeiten* in dem Zeitraum von 12 bzw. 18 Monaten nach Therapieende; in Bezug auf das psychosoziale *Funktionsniveau* fanden sich Effekte im kleinen Bereich, sowohl am Ende der Behandlung als auch im Follow-up.

Es wird also deutlich, dass die zu Anfang geweckten hohen Erwartungen durch weitere Studien und rigorosere Metaanalysen nicht ganz erfüllt wurden, wenngleich natürlich positiv zu werten ist, dass sich die Signifikanz der Effekte auch in diesen Metaanalysen immerhin als robust erwies. Ferner konnte in diesen Metaanalysen gezeigt werden, dass die erreichten Effekte in der Regel auch über längere Zeiträume anhalten. Folgerichtig fand diese Phase der Therapieevaluation ihr vorläufiges Ende in einer klaren Leitlinienempfehlung durch die britischen NICE Guidelines, die besagte „Offer CBT to all people with psychosis or schizophrenia ... This can be started either during the acute phase or later, including in inpatient settings.“ (Empfehlung Nr. 9.4.10.5, 2009).

Kritik an Studien und Metaanalysen der „ersten Generation“

Ein Kritikpunkt an den randomisiert-kontrollierten Studien zur Überprüfung der Wirksamkeit von CBT bei Psychosen bezieht sich auf die Studiendesigns. Studiendesigns, die die Kombination von KVT plus Standardbehandlung mit Standardbehandlung allein vergleichen, sind nicht einfach zu interpretieren. Eine rigorosere Validität wäre erreicht, wenn ein dritter Behandlungsarm in das Studiendesign integriert wäre, in dem die Patienten KVT erhalten, ohne gleichzeitig eine Standardbehandlung (= Medikation) zu erhalten. Dieser Behandlungsarm wurde in der ersten Generation von Therapiestudien jedoch aus ethischen und praktischen Gründen nicht realisiert. Von daher sind die Schlussfolgerungen, die im Hinblick auf die Effektivität von KVT gezogen werden, nur dann korrekt, wenn man annimmt, das KVT und Treatment-as-usual in einer unabhängigen und additiven Art wirken. Dies ist jedoch nicht notwendigerweise der Fall, da auch denkbar ist, dass Medikation eine notwendige Vorbedingung für KVT-Effekte ist, indem sie sich z.B. positiv auf Arousal oder desorganisiertes Denken und Verhalten auswirkt. Alternativ ist denkbar, dass KVT einen stärkeren Effekt als Einzelintervention haben würde, weil anzunehmen ist, dass Patienten, die keine Medikamente einnehmen, möglicherweise direkteren Zugang zu ihren Gefühlen haben.

Ein weiterer Kritikpunkt ist, dass die Kontrollgruppenbedingung in vielen Studien nur die sogenannte Standardbehandlung darstellte, d.h. gewöhnliche 10- bis 20-minütige Kontakte zu Psychiatern und ansonsten überwiegend Kontakt zu ungeschultem Pflegepersonal (Stieglitz & Vauth, 2001). Der Therapeut-Patienten-Kontakt nahm, z.B. in der Studie von Kuipers et al. (1997), deutlich weniger Zeit in Anspruch als in der Experimentalgruppe. Studien, in denen „strengere“ Kontrollbedingungen, wie Beratung, stützende Gespräche oder Informationsvermittlung, verwendet wurden, hatten mehr Schwierigkeiten, Behandlungsunterschiede zu finden, obwohl auch hier die Follow-up-Ergebnisse zugunsten der Experimentalgruppe ausfielen. Es fehlten Studien, die die kognitiv-behavioralen Ansätze mit anderen, nachweislich bewährten Ansätzen vergleichen (Stieglitz & Vauth, 2001).

Des Weiteren kann bemängelt werden, dass der Fokus der Studien der ersten Generation nahezu ausschließlich auf Positivsymptomatik lag. Im Hinblick auf das langfristige soziale Funktionsniveau kommt jedoch der Negativsymptomatik eine größere Bedeutung zu, sodass es gegebenenfalls relevanter wäre, diese zu verbessern. Auch weitere Outcomemaße, wie das Funktionsniveau, wären wünschenswert.

Ein weiterer Kritikpunkt ist, dass die Auswahl von Studien, die in eine Metaanalyse einbezogen werden, von den Kriterien abhängt, die die Autoren sowohl an die Therapieinhalte der aufgenommenen Studien anlegen als auch von den Kriterien, die die methodische Qualität der Studie erfüllen soll. In fast alle bestehenden Metaanalysen gingen auch Studien mit ein, bei denen die evaluierten Interventionen nicht die engen Kriterien für kognitive Therapie erfüllen. Beispielsweise untersucht die in allen Analysen auftauchende Studie von Tarrier und Kollegen (Tarrier et al., 1998, 1999, 2000) nur den Effekt von Copingstrategien, Problemlösetraining und Rückfallprävention, während eine oft aufgeführte Studie von Kemp et al. (1996) den Fokus einseitig auf die Verbesserung von Medikamentencompliance legt und damit auch aus dem Schema der CBT-Interventionen heraus fällt. Andere Studien untersuchen nur den Effekt der Therapie auf bestimmte Aspekte (z. B. Selbstwert) oder verwenden eine eingegrenzte Diagnosegruppe (z. B. Patienten mit Doppeldiagnose Schizophrenie und Sucht). Schließlich handelt es sich bei der in ein Cochrane Review aufgenommenen Studie von Buchkremer et al. (1997) um einen psychoedukativen Ansatz plus Problemlösetraining in Gruppen, der kein individualisiertes kognitives Vorgehen beinhaltet. Diese Vermischung unterschiedlicher Studien erschwert eine allgemeine Wirksamkeitsaussage über die Effektivität der neueren CBT-Ansätze.

Ein generelles Problem für die psychologische Interventionsforschung bei Schizophrenie liegt aber auch in der umstrittenen Diagnose selbst. Bisherige Studien (pharmakologisch und psychologischer Natur) untersuchten überwiegend Gruppen, die die Diagnosekriterien „Schizophrenie" erfüllten und verglichen diese z. T. mit anderen psychischen Störungen. Solche Ansätze können aber nur erfolgsversprechend sein, wenn davon ausgegangen werden kann, dass Patienten, die als „schizophren" diagnostiziert wurden, auch tatsächlich etwas gemeinsam haben. Dies ist im Fall dieser sehr heterogenen Patientengruppe fragwürdig. Kognitiv-behaviorale Interventionen sollten, wenn möglich, berücksichtigen, dass verschiedene Symptome auf unterschiedliche kognitive Funktionsstörungen zurückzuführen sein könnten, und Interventionsforschung zunächst auf enger definierte Störungsbereiche ausrichten, um zu aussagekräftigeren Ergebnissen zu kommen.

Schließlich stellte sich bei den Therapiestudien der ersten Generation, die überwiegend in Großbritannien just von jenen Forschern durchgeführt wurden, die die Ansätze entwickelt und begeistert vorangetrieben haben, die Frage, inwiefern ihre Ergebnisse auf andere Settings und Länder übertragbar sind. Insbesondere ist zu überprüfen, inwiefern die Ergebnisse auf Settings im klinischen Praxisalltag übertragen werden können, in denen sich sowohl die Therapeuten (z. B. hinsichtlich ihrer Motivation, ihres Trainings, ihrer zeitlichen Gestaltungsmöglichkeiten) und Patienten (z. B. hinsichtlich ihrer Motivation, Heterogenität der Symptoamtik oder Komorbidität) von denen in typischen Forschungssettings unterscheiden.

Neuere Therapiestudien

In den Therapiestudien und Metaanalysen der nächsten Generation sind einige der o.g. Kritikpunkte aufgegriffen worden. In einer eigenen Metaanalyse (Lincoln et al., 2008) haben wir die Kritik an der Heterogenität der Therapien aufgegriffen und sind der Frage nachgegangen, ob Interventionen, die einen höheren Anteil kognitiver Elemente einsetzen, wie die Arbeit mit dem kognitiven Modell, kognitive Umstrukturierung von Wahn, kognitive Arbeit mit negativen Selbstkonzepten, Arbeit an der Symptombewertung und metakognitive Ansätze, effektiver sind als Studien, die den Fokus eher auf Coping, Fertigkeiten oder Aktivierung gelegt haben. Hierfür wurden 18 Therapiestudien von zwei Personen im Hinblick auf das Ausmaß kognitiver Anteile bewertet. Es zeigte sich, dass der mittlere gewichtete Prä-Post-Effekt der Verbesserung für die Gesamtsymptomatik signifikant mit dem Ausmaß des Einsatzes kognitiver Techniken korrelierte ($r = 0.75$, $p < .001$).

Im Hinblick auf methodische Kritik und die Frage nach der Übertragbarkeit auf andere Länder ist für den deutschen Sprachraum die durch das Bundesministerium für Forschung geförderte große Multicenterstudie zur Wirksamkeit von KVT bei Positivsymptomatik („Positiv-Studie"; Klingberg et al., 2011) erwähnenswert. In dieser Studie wurden KVT und unterstützende (supportive) Therapie im Hinblick auf ihre Effektivität für die Reduktion der Positivsymptomatik bei psychotischen Störungen untersucht. Jede Intervention bestand aus 20 Sitzungen. In jeder Therapiegruppe nahmen 165 Patienten teil. In der methodisch anspruchsvoll angelegten Studie zeigte sich ein Überlegenheitseffekt zugunsten der KVT.

Eine Reihe von Studien haben die Wirkung von KVT zudem in spezifischen Patientengruppen untersucht.

Beispielsweise untersuchte eine weitere rigoros durchgeführte Multicenterstudie von Garety et al. (2008) die Effekte von KVT bei Patienten im Anschluss an eine erste psychotische Episode. Ziel der Intervention war die Prävention von Rückfällen in die Psychose. Diese Studie fand jedoch keinen signifikanten Effekt zugunsten der KVT. Dies wirft die Frage auf, ob KVT gleichermaßen für alle Patientenpopulationen geeignet ist.

Eine beeindruckende Studie von Grant et al. (2012) untersuchte die Wirkung von kognitiver Therapie auf Negativsymptomatik in einer Stichprobe von Patienten mit psychotischen Störungen und einem ausgeprägt geringem Funktionsniveau. In dieser Studie wurden 60 Patienten auf eine KVT plus Medikation oder eine Medikation alleine Bedingung randomisiert. Die Studie ergab eine signifikante Verbesserung des Funktionsniveaus am Ende eines 9-Monatszeitraums. Im Hinblick auf die Negativsymptomatik wurden Verbesserungen jedoch lediglich in einzelnen Domänen gefunden, darunter Apathie und Avolition. Anhedonie, flacher Affekt und Spracharmut konnten nicht signifikant verbessert werden. Dennoch sind die Ergebnisse dieser Studie vielversprechend, indem sie zeigen, dass KVT auch in Patienten mit Negativsymptomatik und geringem Funktionsniveau, die nicht gut auf Medikation ansprechen, klinisch signifikante Veränderungen bewirken kann.

Darüber hinaus hat es eine Reihe von groß angelegten Studien gegeben, die die zunehmend spezifischeren Ansätze für Wahn und Halluzinationen untersuchten (für einen Überblick über weitere Ansätze vgl. Lincoln & Peters, 2018).

Ausgehend von Befunden, die zeigten, dass Angst und Sorgen nennenswerte Prädiktoren von Wahn sind, evaluierten Freeman und Kollegen (2015) den Effekt einer kurzen fokussierten Intervention, die auf die Reduktion von Sorgenverhalten abzielte. Die Intervention beinhaltete eine Psychoedukation über Sorgen, die Auseinandersetzung mit positiven und negativen Bewertungen von Sorgen, Interventionen, die darauf abzielten, Patienten für die Wahrnehmung von Anzeichen für den Beginn von Sorgenperioden zu sensibilisieren, die Identifikation von Sorgentriggern, die Vermittlung von Strategien, um Sorgen loszulassen, die Einrichtung von Sorgenzeiten, Problemlösefertigkeiten sowie Entspannungstechniken. Es zeigte sich im Ergebnis ein signifikanter Effekt sowohl auf das Sorgenverhalten als auch auf die Wahnsymptomatik zum Ende der Behandlung sowie vier Monate später. Wie von den Autoren erwartet, mediierte die Reduktion der Sorgen den Effekt auf die Wahnsymptomatik.

Birchwood und Kollegen (2014) evaluierten in einer großen Multicenterstudie einen kognitiven Ansatz, den sie spezifisch für die Patienten mit kommandierenden Stimmen entwickelt hatten. Ziel war die Reduktion von schädlichem „Compliance-Verhalten" (also dem Folgeleisten der befehlenden Stimmen). Dieses Ziel sollte durch eine Veränderung der Machtverhältnisse zwischen Stimme und Stimmenerhörer erreicht werden. Hierzu wurde in der Therapie zum einen an der Verbesserung von Copingstrategien gearbeitet, um die wahrgenommene Kontrollierbarkeit der Stimmen zu erhöhen. Zum anderen wurde an der Bewertung der „Stimmen" als übermächtig und gefährlich angesetzt sowie an maladaptiven Bewertungen der eigenen Person. Darüber hinaus wurden Patienten ermutigt, Sicherheitsverhalten und Beschwichtigungsverhalten gegenüber den Stimmen zu reduzieren. Die Intervention erfolgte über etwa 25 Sitzungen und eine Dauer von etwa neun Monaten. Sie bewirkte eine signifikante Reduktion in dem „Compliance-Verhalten" im Vergleich zur Standardbehandlung, die wie erwartet durch eine veränderte Machtbalance zwischen dem Hörer und den Stimmen erklärt werden konnte. Enttäuschenderweise zeigte jedoch keine der weiteren Outcomemaße einen signifikanten Effekt der Therapie.

Schließlich sei noch die jüngst publizierte und viel beachtete „Avatar-Studie" von Craig et al. (2018) erwähnt. In dieser Studie wurde Computertechnologie eingesetzt, um gemeinsam mit dem Patienten einen Avatar der individuellen Stimme zu erzeugen. Dieser Avatar verkörperte nicht nur die akustischen Eigenschaften der Stimmen, sondern bildete auch die innere Vorstellung des Patienten über das Aussehen seiner relevantesten Stimme ab. Der Therapeut übernahm in der Therapie neben seiner eigenen, therapeutischen Rolle auch die Rolle des Avatars und trat in einen Dialog mit dem Patienten ein. Der Avatar ermöglichte somit eine wirkungsvolle, aber nichtsdestotrotz sichere Konfrontation mit der Stimme, die im Laufe der Interaktionen zu mehr wahrgenommener Kontrolle über die Stimme führen sollte. Weitere Bestandteile der mit nur sechs Sitzungen sehr kurzen Therapie beinhalteten die Verdeutlichung von Ähnlichkeiten zwischen dem Inhalt kritischer Stimmen und geringem Selbstwert und eine Fokussierung der Stärken des Patienten. Als Kontrollgruppe diente die sogenannte „Supportive Therapie" (unterstützendes Zuhören). Die Studie fand zu Therapieende einen großen und signifikanten Effekt zugunsten der Avatartherapie auf dem Gesamtwert der Halluzinationsskala der im Kapitel 3 vorgestellten PSYRATS (Haddock et al., 1999), die vor der Studie als primäres Outcomemaß definiert worden war. Ferner zeigten sich auch signifikante Effekte auf weitere Halluzinationsmaße, nicht aber auf die psychotische Gesamtsymptomatik oder Depressionsmaße. Enttäuschend war zudem, dass keine der Bedingungsunterschiede beim 24-Wochen-Follow-up noch signifikant war.

Eine Frage, die Therapeuten häufig stellen, ist, ob man sich bei Patienten mit einer psychotischen Störung, die zusätzlich die Kriterien für eine Posttraumatische Belastungsstörung (PTBS) erfüllen auch an die Behandlung der PTBS heranwagen könne. Dieser Frage sind Van den Berg und Kollegen aus den Niederlanden in einer viel beachteten randomisiert-kontrollierten Studie an 155 Patienten mit psychotischen Störungen und komorbider PTBS nachgegangen (van den Berg et al., 2015). In dieser dreiarmigen Studie verglichen sie die Effekte von Exposition für PTBS (n = 53), Eye Movement Desensitization and Reprocessing (EMDR, n = 55) und einer Wartegruppenkontrollbedingung (n = 47). Die Therapien erfolgten ohne vorherige Stabilisierungsphase über einen Zeitraum von acht Wochen mit wöchentlich stattfindenden 90-minutigen Sitzungen. Das primäre Ziel war die Reduktion der PTBS-Symptome und das nicht mehr Erfüllen der Kriterien für eine PTBS-Diagnose.

Tatsächlich zeigten die Patienten in den Expositions- und EMDR-Bedingungen eine größere Reduktion der PTBS-Symptome, mit einem moderaten bis großen Effekt von d = 0.78 für die Expositionsbedingung und einem moderaten Effekt von d = 0.65 für die EMDR-Bedingung im Vergleich zur Wartebedingung. Ferner erfüllten die Teilnehmer in den beiden aktiven Behandlungsarmen signifikant seltener die PTBS-Kriterien im Anschluss an die Therapiephase (Exposition 56.6 %, EMDR 60 %) als die Teilnehmer in der Wartegruppenbedingung (27.7 %). Ähnliche Effekte zeigten sich auch für alle sekundären Outcomemaße. Die beiden aktiven Behandlungen unterschieden sich weder ihren Effekten noch in der Behandlungsakzeptanz (Dropout-Raten) signifikant voneinander. Es gab auch keine Unterschiede in der Anzahl unerwünschter Ereignisse zwischen den aktiven Behandlungsbedingungen und der Wartekontrollgruppe. Die Autoren schlussfolgern, dass Expositions- und EMDR-Behandlungen für PTBS auch bei Patienten mit psychotischen Störungen (inklusive solchen mit akuten Symptomen) sicher durchführbar und wirksam sind und ein Apriori-Ausschluss solcher Patienten von solchen Behandlungen, wie er in der Praxis üblich ist, folglich nicht länger zu rechtfertigen sei.

Große Forschungsaktivität hat es im Bereich KVT für Personen mit einem erhöhten Psychoserisiko gegeben. Beispielsweise wurde untersucht, ob kognitiv-verhaltenstherapeutische Interventionen dazu geeignet sind, bei Personen, die noch keine klinisch diagnostizierbare psychotische Störung aufweisen, aber Symptome der Prodomalphase (vgl. Kapitel 1.6) haben, den Übergang in eine psychotische Episode zu verhindern oder aufzuhalten. In einer ersten Metaanalyse zur Effektivität von sogenannter „early intervention" zeigten Hutton et al. (2013), dass das Risiko nach 6, 12, 18 und 24 Monaten eine volle klinische psychotische Diagnose zu bekommen, bei den Patienten, die an einer KVT teilgenommen hatten, im Vergleich zu den Kontrollgruppen mehr als halbiert werden konnte. Teilnehmer der kognitiv-behavioralen Intervention zeigten zudem nach 12 Monaten auch geringere subklinische psychotische Symptomatik. Es fanden sich jedoch keine Effekte auf das Funktionsniveau, symptombezogene Beeinträchtigungen oder Lebensqualität. In die Metaanalyse flossen sieben Studien ein, in denen Therapien an 800 Patienten mit erhöhtem Psychoserisiko durchgeführt wurden. In Deutschland läuft unter der Federführung von Prof. Andreas Bechdolf eine groß angelegte Studie, bei der die präventive Wirkung von KVT mit supportiver Therapie und einer Kombination von Medikation und supportiver Therapie in neun deutschen Früherkennungszentren an 380 Patienten verglichen wird. Die Ergebnisse werden mit Spannung erwartet.

Viel Beachtung hat zudem eine Studie erfahren, die untersuchte, ob kognitive Verhaltenstherapie für Psychosen auch bei Patienten, die keine Medikamente einnehmen, wirksam ist. Nach einer vielversprechenden Pilotstudie legte die Gruppe um Morrison (Morrison et al., 2014) mit einer etwas größer angelegten randomisiert-kontrollierten Studie nach, in der 72 Patienten mit ausgeprägter Positivsymptomatik, die seit mindestens sechs Monaten keine Neuroleptika einnahmen, in eine CBT- oder Standardbehandlungsbedingung randomisiert wurden. Dabei wurde die Gesamtsymptomatik in 3-Monatsabständen zwischen 3 und 18 Monaten nach der Therapie erhoben. Die Symptomatik war in der CBT-Gruppe konsistent niedriger als in der Standardbehandlung. Die Effektstärke lag im knapp moderaten Bereich (Cohens d = 0.46). Mit dieser Studie ist somit ein erster belastbarer Hinweis dafür erbracht, dass CBT bei ambulanten Patienten, die eine antipsychotische Medikation verweigern, eine sinnvolle Alternative darstellen könnte. Weitere Studien an unbehandelten Patienten wären jedoch wünschenswert.

Schließlich haben einige Studien untersucht, wie sehr die Effekte aus randomisiert kontrollierten Studien auf die klinische Praxis übertragen werden können. In einer eigenen Studie (Lincoln et al., 2012) haben wir 80 Patienten mit psychotischen Störungen, die im deutschen Behandlungssystem ambulante Behandlung aufsuchten, auf eine KVT plus Treatment-as-usual oder eine Wartelistenbedingung, die nur aus Treatment-as-usual bestand randomisiert. In dieser Studie erfolgte die Behandlung über die für Deutschland üblichen Wege des Therapieantrags an die Krankenkasse und Bestätigung der Kostenübernahme durch die Krankenkassen. Für die Patienten wurden dabei je nach Therapiebedarf entweder Lang- oder Kurzzeittherapien beantragt. Bei einigen Patienten wurden auch Verlängerungsanträge erforderlich. Um trotz der unterschiedlichen Behandlungslängen eine Vergleichbarkeit der Effektivität mit anderen Studien und mit der Wartekontrollgruppe zu gewährleisten, erfolgte die Post-Untersuchung für alle Patienten nach der 30. Therapiesitzung – und somit nach etwa fünf Monaten. In dieser Studie fanden wir für die KVT-Gruppe, im Vergleich zu der Warteliste-Gruppe, ebenfalls eine signifikante Verbesserung in der Positivsymptomatik zum Postzeitpunkt. Die KVT war der Warteliste auch im Hinblick auf depressive Symptomatik und Funktionsniveau überlegen. Keine Effekte fanden sich jedoch im Hinblick auf die Negativsymptomatik. Erwähnenswert ist zudem, dass die Anzahl der Behandlungsabbrüche gering war (11,3 %), was auf eine hohe Akzeptanz der Behandlung hindeutet. Die positiven Effekte der Therapie erwiesen sich zum 1-Jahres-Follow-up als stabil. Ebenso wichtig wie die signifikante Symptomreduktion, war die Erfahrung, dass die Krankenkassen die Therapiekosten in allen Fällen übernahmen (auch wenn in einigen Fällen Anträge nachkorrigiert werden mussten). Ferner wurde die von vielen Therapeuten geäußerte Befürchtung, dass es in dieser Patientengruppe in einem höheren Maß zu kurzfristigen Ausfällen kommen würde nicht bestätigt. Die Therapeuten berichteten, dass ihnen die therapeutische Arbeit mit den „Psychosepatienten" viel Freude gemacht habe und sie die Patienten als außerordentlich dankbar erlebten. Die Rückmeldungen der Patienten zu der Therapie fielen insgesamt sehr positiv aus. Diese Studie demonstriert demnach, dass die Effektivität von KVT für psychotische Störungen auch auf das deutsche ambulante Behandlungssetting generalisiert werden kann.

Aktueller Stand der Evidenz für CBT bei psychotischen Störungen

Im Rahmen der aktuellen Leitlinie der DGPs (Lincoln et al., 2019) wurden insgesamt sieben Metaanalysen zugrunde gelegt. Die erste war die bereits dargestellte Metaanalyse im Rahmen der britischen NICE Guidelines, die 2009 letztmalig aktualisiert wurde. Hinzu kamen sechs aktuellere und als hinreichend umfangreiche und methodisch hochwertige eingestufte Metaanalysen von Burns et al. (2014, k = 12), Jauhar et al. (2014, k = 50), Jones et al. (2012, k = 20), Turner et al. (2014, k = 22), van der Gaag et al. (2014, k = 18) und Velthorst et al. (2015, k = 20). Zusammengenommen sprechen diese Metaanalysen auf der Basis von über 50 Primärstudien für kurz- und langfristige Effekte der KVT für die Gesamtsymptomatik und die Positivsymptomatik. In Bezug auf die Negativsymptomatik konnte keine Überlegenheit der KVT gegenüber den untersuchten Kontrollbedingungen nachgewiesen werden. Rückfallraten und Rehospitalisierung wurden deutlich seltener erhoben und konnten durch KVT nicht konsistent reduziert werden. Für das soziale Funktionsniveau waren die Befunde gemischt. Die KVT scheint demnach vor allem dann geeignet zu sein, wenn das vorrangige Ziel eine Reduktion der Gesamt- und Positivsymptomatik ist. Sie wird in der Leitlinie für dieses Ziel als Verfahren erster Wahl empfohlen (vgl. Lincoln et al., 2019, Kapitel 4).

Zugleich kommt die Leitlinie aufgrund der Auswertung der Evidenz zu verschiedenen Formaten und Settings zu der Empfehlung, KVT auch Patienten anzubieten, die entweder grundsätzlich oder zunächst eine Begleitmedikation ablehnen, wenngleich diese Empfehlung nicht mit großer Sicherheit ausgesprochen werden kann, weil sie nur auf der einen Studie von Morrison et al. (2014) basiert und daher nur den Evidenzgrad IIa erhielt. Schließlich wird darauf hingewiesen, dass weitere Forschung zur Frage der optimalen Länge, des Settings und der notwendigen Qualifikation der Behandler nötig ist und dass weitere Studien auch das Funktionsniveau adressieren sollten.

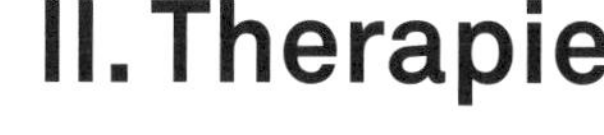

II. Therapie

Kapitel 6
Rahmenbedingungen

6.1 Zielgruppe

Aus den Ausführungen in Kapitel 5 zum Stand der Therapieforschung dürfte deutlich geworden sein, dass sich die kognitiv-behavioralen Interventionen für unterschiedliche Subgruppen von Patienten mit psychotischen Störungen eignen. Hierzu zählen Patienten in unterschiedlichen Phasen der Störung, einschließlich der Prodromalphase, solche mit akuter oder persistierender Positivsymptomatik sowie Patienten mit und ohne Medikation. Für unterschiedliche Zielgruppen müssen jedoch unterschiedliche Schwerpunkte in der Therapie gesetzt werden. Auch unterscheiden sich gegebenenfalls die Erklärungsmodelle, je nachdem, welche Art der Symptomatik im Vordergrund steht. In den folgenden Kapiteln sind die Interventionen deshalb auch nach der vorherrschenden Symptomatik geordnet.

Es sei jedoch auch darauf hingewiesen, dass die Interventionen zunächst in erster Linie für Positivsymptomatik (vor allem Wahn und Halluzinationen) geeignet sind und dass am meisten Evidenznachweise für die Interventionen bei Patienten mit persistierender Positivsymptomatik erbracht wurden. Dies drückt sich auch in den Empfehlungen der Behandlungsleitlinien aus, in denen KVT insbesondere dann empfohlen wird, wenn es um die Reduktion der Gesamt- oder Positivsymptomatik geht (Lincoln et al., 2019). Hingegen handelt es sich beispielsweise bei den CBT-Interventionen für Negativsymptomatik noch um eine vergleichsweise neuere Entwicklung, sowohl im Hinblick auf die Spezifikation der Interventionen als auch im Hinblick auf ihre empirische Evidenz.

6.2 Struktur und Aufbau der Therapie

Die kognitive Verhaltenstherapie ist eine strukturierte und zeitlich limitierte Behandlung. Sie erfolgt nicht in standardisierter Form, sondern Auswahl und Reihenfolge der Interventionen richten sich nach der Einschätzung des Therapeuten aufgrund der individuellen Problemlage des Patienten im Anschluss an eine ausführliche Diagnostik (vgl. Kapitel 3 und 7). In jedem Fall wird jedoch mit dem Beziehungsaufbau und der Erfassung der Probleme begonnen, während mit der Bearbeitung wahnhafter Überzeugungen nicht zu schnell eingesetzt werden sollte. Bei akuten Schwierigkeiten ist es oft sinnvoll, zunächst Selbstkontrollstrategien zu vermitteln, bevor mit der Bearbeitung von Kognitionen begonnen wird. Auch die Anzahl der Sitzungen ist variabel. In der Regel müsste der Therapeut[4] mit einem Kontingent von 20 bis 40 Stunden auskommen. Die in Forschungskontexten erzielten Effekte beziehen sich auf Therapien, die etwa 20 Sitzungen umfassten, wobei einige Autoren der Therapiestudien selbst anmerken, dass eine längere Behandlungszeit in vielen Fällen indiziert gewesen wäre.

Bei der Gestaltung der einzelnen Therapiestunden ist neben der Durchführung der Interventionen auch auf die Strukturierung der Stunde zu achten. Um nicht abrupt die Schilderungen des Patienten zu unterbrechen, kann es beispielsweise sinnvoll sein, die letzten 5 bis 10 Minuten am Ende der Sitzungen für eine Zusammenfassung der behandelten Problembereiche zu nutzen. Der Therapeut fasst die wesentlichen Punkte zusammen und vergewissert sich, dass er die Schilderungen des Patienten richtig verstanden hat. Oder er bittet den Patienten um eine kurze Widergabe der wichtigsten Inhalte. Alternativ kann am Ende der Therapiestunde eine kurze Besprechung von Copingstrategien für akute Symptome erfolgen. Oder es können (Selbst)-beobachtungsaufgaben vereinbart werden, die der weiteren Klärung angesprochener Probleme dienen.

4 Im Manual ist von dem Therapeuten und dem Patienten die Rede, womit selbstverständlich beide Geschlechter gemeint sind.

6.3 Settings und Formales

Da es sich um eine intensive Einzeltherapie über mehrere Monate handelt, die in vielen stationären Kontexten aufgrund der kürzeren Verweildauern und/oder Personal- und somit Zeitmangel nicht verwirklicht werden kann, wurden die meisten Therapien in den dargelegten Studien in einem ambulanten Setting durchgeführt. Auch in der von mir geleiteten Studie, die die Übertragbarkeit des Ansatzes auf die klinische Praxis in Deutschland untersuchte (Lincoln et al., 2012), fand die Therapie in einem ambulanten Setting statt. Die von Klingberg et al. (2011) geleitete Studie lief an den Ambulanzen mehrerer psychiatrischer Kliniken. Ferner handelte es sich bei den Studientherapeuten in den bisherigen Therapiestudien fast ausschließlich um Psychologen. Die Therapieform ist von daher als klassische Einzeltherapie gedacht, die ambulant durch niedergelassene psychologische Psychotherapeuten durchgeführt wird.

In unserer Therapiestudie (Lincoln et al., 2012) wurde zudem für jede Therapie ein Kurz- oder Langzeitantrag an die Krankenkasse gestellt. Obwohl Schizophrenie als Indikation für Psychotherapie in den Psychotherapie-Richtlinien über lange Zeit bedauerlicherweise eine gewisse Einschränkung erfahren hat, indem die Psychotherapieindikation auf Residual- oder Begleitsymptomatik beschränkt wurde, wurden die von uns gestellten Therapieanträge bislang alle bewilligt. Gelegentlich gab es zwar Probleme, wenn einem Gutachter die medikamentöse Adhärenz nicht hinreichend gesichert erschien oder es zu diagnostischen Abweichungen zwischen dem Therapeutenantrag und dem ärztlichen Konsilliarbericht kam. Ablehnungsgründe konnten jedoch in jedem dieser Fälle ausgeräumt und der Therapieantrag letztlich positiv beschieden werden. Erfreulicherweise wurde die Einschränkung in der Richtlinie jüngst aufgehoben, was das Antragsverfahren weiter erleichtern sollte.

In einigen Fällen ist aufgrund der Schwere der Symptomatik und/oder einer komorbiden Achse-II-Störung eine Therapieverlängerung zu empfehlen. Auch bietet es sich an, im Anschluss an eine Intensivphase über eine längere Zeit Boostersitzungen durchzuführen. Dies ist insbesondere aufgrund der Rückfallgefahr empfehlenswert. Boostersitzungen können auch dafür verwendet werden, dem Patienten bei seinem Rückfall-Monitoring (vgl. auch Kapitel 13) zu unterstützen.

Schließlich sei angemerkt, dass zwar die Durchführung der kompletten kognitiv-behavioralen Therapie im stationären Setting zwar in vielen Fällen nicht realistisch sein mag (eine Ausnahme bildet sicher der Maßregelvollzug, in dem Patienten über längere Zeit untergebracht sind), aber dennoch einzelne Elemente der Therapie sinnvoll durchgeführt werden können. Hierzu zählt beispielsweise die therapeutische empathische und entpathologisierende Grundhaltung oder das systematische Ausprobieren von Copingstrategien. Auch Teilaspekte der Erklärungsmodelle können durchaus während eines stationären Aufenthaltes mit einem Patienten erarbeitet werden. Im Idealfall besteht ein enger Austausch zwischen den stationären Therapeuten und denen, die im Anschluss eine ambulante Psychotherapie durchführen, sodass eine Behandlungskontinuität gewährleistet wird.

6.4 Einbettung der Therapie in andere Behandlungsangebote

Die in diesem Manual vorgestellte kognitive Verhaltenstherapie versteht sich als ein Bestandteil in einem großen Angebot sinnvoller psychotherapeutischer, soziotherapeutischer und medizinischer Maßnahmen. Sie erhebt weder den Anspruch die einzig wirksame Methode zu sein, noch ist sie nachweislich wirksamer als einige der anderen evaluierten Interventionen. Sie schließt zudem die Anwendung weiterer Interventionen (mit Ausnahme sehr direktiver psychoedukativer Interventionen) nicht aus, sondern kann als Bestandteil einer integrativen Behandlung verstanden werden.

Die Frage, ob eine Einbindung der Familie in die Therapie notwendig ist oder ob der Therapeut den Patienten darin unterstützen sollte, betreute Wohnmöglichkeiten in Anspruch zu nehmen, lässt sich nach einer gründlichen Diagnostik und der Erarbeitung des Erklärungsmodells für die vorrangigen Probleme klarer beantworten. Durch die Vorarbeit anhand von Problemanalysen dürfte deutlich geworden sein, ob Familienmitglieder zu einer Aufrechterhaltung des Problems beitragen. Ferner dürfte nach der Diagnostik geklärt sein, ob es sich bei den Defiziten des Patienten um gravierende Skilldefizite handelt, bei denen gezielte Trainingsprogramme indiziert wären und für die er im betreuten Wohnen möglicherweise Entlastung finden würde oder ob eine dysfunktional niedrige Selbsteffizienzerwartung das Rückzugsverhalten des Patienten verursacht, welches dann durch betreutes Wohnen möglicherweise noch verstärkt werden könnte, und kognitive Interventionen indiziert wären. Nach der Diagnostikphase, Rücksprache mit dem behandelnden Facharzt und der Erarbeitung von Erklärungsmodellen dürfte auch deutlich geworden sein, ob fehlende oder unregelmäßige Medikamenteneinnahme oder auch übermäßige Medikation zur Aufrechterhaltung von Symptomen oder Problemen beitragen.

Sollte dies der Fall sein, ist eine enge Kooperation oder zumindest Rücksprachen mit behandelnden Psychiatern notwendig für ein gutes Gelingen der Therapie. In einigen Fällen kann es sinnvoll sein, die kognitiven Einzelinterventionen zurückzustellen und den Fokus auf Familieninterventionen zu legen. In anderen Fällen ist einem Patienten möglicherweise eher durch die Veränderung der Umgebungsbedingungen (z. B. durch betreutes Wohnen, eine weniger belastende Arbeit, mehr Tagesstruktur etc.) geholfen als durch eine noch so gut durchgeführte kognitive Intervention.

Vor Beginn der eigentlichen Intervention sollten mit dem Patienten zudem die Modalitäten der weiteren Therapie geklärt werden. Hierzu gehört die Vereinbarung von Terminen und Sitzungsfrequenzen, aber auch die Erwartung an den Patienten in Bezug auf die Erledigung von Hausaufgaben. Um den Patienten von Anfang an aktiv einzubinden, ist es hilfreich, ihn selbst während der Therapiesitzungen zu Notizen bzw. Sitzungsprotokollen aufzufordern. Hierfür kann auch ein vorgefertigtes Formblatt verwendet werden. Kleinere Übungen (oder Hausaufgaben) zwischen den Sitzungen sind ein wichtiger Teil der Therapie. Für solche Aufgaben sollten klare Instruktionen gegeben und der nachfolgenden Besprechung hohe Priorität eingeräumt werden. Eine Vorlage für den Patienten zur Erstellung von Therapiemitschriften findet sich auf der CD-ROM (vgl. Arbeitsblatt 8).

Arbeitsblatt 8: Protokollvorlage für Therapiesitzungen (vgl. CD-ROM).

6.5 Therapeutische Voraussetzungen

Therapeutische Voraussetzungen sind ein fundiertes Störungswissen in Bezug auf schizophrene Psychosen. Hierzu zählt das in Teil I vorgestellte Basiswissen, das gerade im Hinblick auf eine Besprechung der Diagnose mit dem Patienten wichtig ist. Speziell sind zudem Kenntnisse über empirische Befunde und Grundlagenforschung zu Wahn und Halluzinationen nötig, wie sie in den Kapiteln 1.7.2 sowie 2.4 dargestellt sind, da diese Informationen direkt für die Therapie nutzbar gemacht werden. Hilfreich ist auch ein grundlegendes Verständnis über die Wirkungsweise neuroleptischer Medikation, die in die Diskussion über den Sinn einer medikamentösen Behandlung einfließen kann (vgl. Kapitel 2.2 und 4.2). Eine psychoedukativ angelegte Förderung der Medikamentencompliance ist zwar kein Bestandteil der vorgestellten Therapie, aber Kenntnisse über Medikamentenklassen, Wirkweise und Nebenwirkungen erleichtern die Kommunikation mit den behandelnden Psychiatern. Zudem wird der Therapeut als kompetenter erlebt, wenn er auch auf Fragen zur Medikation sachkundig Auskunft geben kann, was für den Therapieprozess förderlich sein dürfte.

Des Weiteren sind vorhandene Fähigkeiten in der Gesprächsführung (Wärme, empathisches Zuhören, Zusammenfassen, Strukturieren), der Erstellung von Problemanalysen, der Fokussierung auf Zielsymptome sowie Techniken der kognitiven Umstrukturierung eine notwendige therapeutische Voraussetzung.

Schließlich benötigt der Therapeut ein großes Ausmaß an Geduld. Es ist wesentlich leichter, die therapeutischen Techniken zu beschreiben als sie in der Realität durchzuführen. Der therapeutische Prozess ist langsam und oft mühselig und nicht selten werden Therapeuten den Eindruck haben, dass sie bei einem Patienten gerade gar nichts erreichen. Lassen Sie sich nicht entmutigen. Manchmal werden die Erfolge erst später und dafür fast überraschend sichtbar. In manchen Fällen werden nur kleine Veränderungen erreicht, aber der Patient hat immerhin die Erfahrung einer zuverlässigen, vertrauensvollen Beziehung machen können mit einem Therapeuten, der ihn ernst nimmt. Möglicherweise wird er aufgrund dieser Erfahrung in Zukunft weniger skeptisch auf Therapeuten oder Ärzte reagieren. Eine stichwortartige Auflistung der wichtigsten therapeutischen Voraussetzungen findet sich in Kasten 9.

Kasten 9: Wichtige therapeutische Voraussetzungen

- Fundiertes Störungswissen.
- Wissen über Vorkommen von Halluzinationen und Wahn in der Normalbevölkerung.
- Grundkenntnisse der Grundlagenforschung zu psychotischen Symptomen.
- Grundkenntnisse über die Wirkungsweise von Antipsychotika.
- Fähigkeiten in der Gesprächsführung.
- Kenntnisse in der Erstellung von Problemanalysen.
- Fähigkeiten in den Methoden der kognitiven Umstrukturierung.
- Geduld!

6.6 Beziehungsgestaltung

Eine Besonderheit in der Arbeit mit Patienten mit der Diagnose einer Schizophrenie ist die erhöhte Wahrscheinlichkeit, beim Aufbau einer therapeutischen

Beziehung auf Probleme zu stoßen. Patienten können beispielsweise unwillig sein, über ihre Probleme zu sprechen, bis hin zu offenem Misstrauen gegenüber Therapeuten oder Ärzten. Manchmal wird es erscheinen, als ob der Patient mit seiner Aufmerksamkeit gar nicht beim Gespräch ist, oder er wirkt nach 20 Minuten bereits unkonzentriert. Bei manchen Patienten kann es auch aufgrund von Negativsymptomatik schwer sein, den Gesprächsfluss aufrechtzuerhalten. Andere Patienten können schwer zu bremsen sein und dem Therapeuten fällt es schwer, zu Wort zu kommen. Oft wird man als Therapeut mit persönlichen Fragen konfrontiert, die scheinbar nichts mit dem zu besprechenden Thema zu tun haben.

Probleme in der therapeutischen Beziehung entstehen unter anderem dann, wenn der Patient den Eindruck hat, dass der Therapeut nicht auf seine eigentlichen Probleme eingeht. Gerade im Umgang mit Patienten, die deutlich wahrnehmbare psychotische Symptome aufweisen, ist es für den Therapeuten schwer, nicht in die Falle zu tappen, mit dem Patienten über Symptome zu diskutieren, die für diesen möglicherweise im Moment nicht wichtig sind. Oft beginnen Therapeuten zu früh, Informationen über die Diagnose der Schizophrenie zu vermitteln und verfallen dabei in eine kontroverse Diskussion mit dem Patienten, die sich ungünstig auf die Beziehung auswirken kann. Eine besondere Belastung für die Beziehung kann das Infragestellen wahnhafter Überzeugungen darstellen, gerade dann, wenn der Therapeut zu früh damit beginnt. Viele Patienten wenden sich bereits nach dem ersten Kontakt enttäuscht von Therapeuten ab, weil sie den Eindruck haben, dass ihnen nicht geglaubt oder auf ihre eigentlichen Probleme nicht eingegangen wird. Der Therapeut hat die schwierige Gratwanderung zu meistern, den Patienten einerseits dazu zu motivieren, seine Überzeugungen als (diskutierbare) Überzeugungen und nicht als Fakten zu betrachten, andererseits aber nicht vom Patienten als „eine weitere Person, die mir nicht glaubt" abgestempelt zu werden.

Darüber hinaus gibt es eine Reihe weiterer Gründe, warum die Teilnahme an den Therapiesitzungen für den Patienten als aversiv erlebt werden kann. Stimmen können dem Patienten signalisieren, dass eine Selbstöffnung es notwendig machen wird, dem Therapeuten etwas anzutun. Oder der Patient denkt, dass der Therapeut Teil einer Verschwörung ist und ist deshalb auf der Hut. Oft werden Therapiesitzungen auch als überstimulierend oder verunsichernd erlebt. Der Patient denkt, dass der Therapeut ihn für verrückt oder für böse hält und scheut sich davor, Gefühle oder Gedanken zu offenbaren, die diese Einschätzung bestätigen könnten. Patienten können abgelenkt wirken, weil sie während der Therapiesitzungen Stimmen hören oder Überwachungskameras und Wanzen in den Ecken des Raumes wähnen. Andere leiden unter den für Schizophrenie typischen Defiziten in der Aufmerksamkeit und haben schlicht eine kurze Konzentrationsspanne. Manche Patienten erleben Therapiesitzungen unter vier Augen in einem geschlossenen Raum gerade am Anfang der Therapie als zu beengend oder reagieren verunsichert auf den direkten Augenkontakt bei gegenüberliegenden Sitzpositionen. Viele Patienten leiden unter einer Verarmung ihrer interpersonellen Beziehungen und können die therapeutische Beziehung als belastend erleben und sensibel auf Äußerungen und Verhalten des Therapeuten reagieren. Möglicherweise erwecken auch banale Dinge wie ein Kleidungsstück des Therapeuten oder seine Augenfarbe bestimmte, wahnhaft getönte und beängstigende Assoziationen (vgl. auch Fowler et al., 1995).

Das Erkennen solcher Schwierigkeiten ist für die therapeutische Beziehung von äußerster Wichtigkeit. Unglücklicherweise werden Patienten diese Schwierigkeiten in vielen Fällen nicht von sich aus berichten. In diesen Fällen werden Probleme nur durch äußere Anzeichen von Misstrauen sichtbar, wenn beispielsweise Patienten den Therapeuten kritisch mustern oder wiederholt den Blick in die Ecken des Raumes schweifen lassen, angebotene Getränke stets ablehnen oder abgelenkt wirken. In jedem Fall ist es wichtig, dass der Therapeut versucht herauszufinden, welche Probleme den Patienten von der Teilnahme an der Therapie bzw. von der vollen Aufmerksamkeit auf die Therapieinhalte abhalten. Günstig ist, wenn es dem Therapeuten gelingt, vorhandene paranoide Attributionen bereits vorher aufgrund der Kenntnis über den Patienten vorwegzunehmen, in dem er beispielsweise sagt:

> „Sie haben bisher ja eher schlechte Erfahrungen mit Psychiatern oder anderen Therapeuten gemacht, da Sie vermuten, dass diese Teil einer Verschwörung gegen Sie sind. Haben Sie manchmal auch die Befürchtung, dass ich auch Teil der Verschwörung bin?"

Ein solches Vorwegnehmen signalisiert dem Patienten, dass der Therapeut sich gut in seine Sicht der Dinge einfühlen kann. Der Patient fühlt sich verstanden und ist eher bereit, sich weiter zu öffnen. Ängste oder Gedanken, die etwas mit der Beziehung zum Therapeuten zu tun haben, werden von Patienten oft verschwiegen, da sie befürchten, der Therapeut könnte ihre Empfindungen persönlich nehmen und gekränkt reagieren. Bei bizarren Gedanken oder paranoiden Befürchtungen haben Patienten wiederum oft die Erfahrung gemacht, dass ihnen nicht geglaubt wird und erwarten, auch vom Therapeuten nicht ernst genommen zu werden. Werden solche Befürchtungen vom Therapeuten verbalisiert, signalisiert er dem Patienten, dass er solche Gedanken kennt und damit umgehen kann.

Aus der kognitiven Perspektive heraus besteht der beste Ansatz im Umgang mit auftretenden Schwierigkeiten darin, die Schwierigkeiten aus Sicht des Patienten zu verstehen. Anstelle Patienten als „schwierig", „widerständig" oder „therapieunwillig" abzustempeln, ist es hilfreicher, ihnen mit Toleranz zu begegnen und alle Schritte zu unternehmen, die Schwierigkeiten nachzuvollziehen und dem Patienten, wo immer möglich, entgegenzukommen. Dabei sollte zunächst davon ausgegangen werden, dass es sich bei den Problemen um ehrliche Missverständnisse handelt, die durch klare Rückmeldung und Besprechung aus dem Weg geräumt werden können. Zudem sollte der Therapeut immer wieder überprüfen, ob er die Probleme noch aus der Perspektive des Patienten angeht. Dies erfordert Wachsamkeit und sehr genaues Zuhören. Grundsätzlich vermittelt der Therapeut dem Patienten durch eine empathische Haltung, Offenheit, Entgegenkommen und Wärme, dass ihm an einer Besserung seiner Situation viel gelegen ist.

Im Folgenden ist in Anlehnung an Fowler et al. (1995) eine Auswahl spezifischer Probleme sowie Vorschläge zum therapeutischen Umgang aufgeführt.

- **Der Patient stellt wiederholt und unvermittelt persönliche Fragen über den Therapeuten**

Der Therapeut sollte darauf vorbereitet sein, einige Aussagen über sich selbst zu machen. Beispielsweise:

> „Ich bin 35 Jahre alt. Ich habe eine Zeit lang in Frankreich studiert. Ich bin verheiratet und habe zwei Kinder. Außerhalb meiner Tätigkeit als Therapeut gehe ich gern ins Kino, singe im Chor oder nehme mir eine Auszeit in der Natur."

Solche begrenzten Selbstaussagen werden von den Patienten meist geschätzt. Sie machen den Therapeuten einschätzbarer und helfen hierdurch, den Grad der Einbeziehung des Therapeuten in die Wahninhalte zu reduzieren.

- **Dem Therapeuten fällt es schwer, sich in die Probleme des Patienten hineinzudenken**

Manchmal fällt es Therapeuten schwer, hinreichende Empathie für die Sichtweise wahnhafter Patienten zu entwickeln. Das Gefühl von Niedergeschlagenheit, Angst oder Wut ist jedem in einem gewissen Ausmaß vertraut und dies ist üblicherweise hilfreich, wenn es darum geht, Gefühle von Patienten zu verstehen. Allerdings werden die wenigsten Therapeuten schon Stimmen gehört haben oder verfestigte wahnhafte Überzeugungen kennen, und dies macht die Empathie in Bezug auf solche Symptome oft schwieriger. Auf der rationalen Ebene lassen sich wahnhafte Überzeugungen besser nachvollziehen, wenn man ihre zeitliche Entwicklung vor dem Hintergrund der Lebensgeschichte verstanden hat. Jedoch wird es auch wahnhafte Vorstellungen geben, die für den Therapeuten nicht nachvollziehbar und bizarr bleiben werden. Dies sollte aber kein wirkliches Hindernis darstellen, denn meist lässt sich dennoch Empathie in Bezug auf die aus der Überzeugung resultierenden Emotion entwickeln (z. B. Angst als Reaktion auf Verfolgungswahn oder Niedergeschlagenheit aufgrund von sozialer Isolation). Diese Empathie kann dem Patienten dann gespiegelt werden. Oft wird der Therapeut entdecken, dass er durch die Beschäftigung mit den aus den Überzeugungen folgenden Gefühlen ohnehin therapeutisch mehr erreichen kann als mit rationalen Auseinandersetzungen über die Wahninhalte.

- **Ein paranoider Patient schaut sich immer wieder prüfend im Zimmer um**

Hier ist es sinnvoll, das beobachtete Verhalten direkt anzusprechen, z. B.

> „Ich merke, Sie schauen sich um? Haben Sie bestimmte Sorgen im Hinblick auf das Zimmer?"

Auch hier ist eine Vorwegnahme von Befürchtungen durch den Therapeuten günstig, falls dies aufgrund der bisherigen Kenntnisse möglich ist. Zum Beispiel:

> „Ich könnte mir vorstellen, dass Sie sich fragen, ob auch hier im Zimmer Videokameras oder Wanzen versteckt sind! Ist das so?"

Wenn der Patient dies bestätigt, kann der Therapeut ihm versichern, dass er bisher noch keine gesehen hat und auch nicht glaubt, dass es in dem Raum versteckte Wanzen gibt. Gleichzeitig kann er anbieten, dass der Patient sich umschauen darf. Meistens ist es für die Beziehung förderlich, wenn solche Befürchtungen ausgesprochen sind. Vor allem wenn der Patient bereit ist, sich hinsichtlich seiner Befürchtungen zu öffnen, führt das Ansprechen des Problems durch den Therapeuten oft dazu, dass der Patient weniger geneigt ist, den Therapeuten oder die Institution in seinen Wahn einzubeziehen. Manchmal lässt sich ein Einbezogen-Werden in den Wahn jedoch trotz aller Bemühungen nicht vermeiden.

- **Der Therapeut hat den Eindruck, dass der Patient ihm misstraut**

Im Falle eines paranoiden Patienten ist es hilfreich, wenn der Therapeut die Probleme, die das Misstrauen für die therapeutische Beziehung mit sich bringen kann von sich aus anspricht, beispielsweise in folgender Form:

> „Manche Patienten, mit denen ich gearbeitet habe, haben gesagt, dass sie mir gegenüber manchmal misstrauisch wurden. Manche äußerten die Befürchtung, dass ich Teil einer Verschwörung gegen sie sein könnte oder schlecht über sie denken könnte. Manche haben auch gesagt, dass sie Stimmen hörten, die sie aufforderten, mir nichts zu erzählen. Ich habe die Erfahrung gemacht, dass es am besten ist, offen über solche Probleme zu reden."

Für den Fall, dass ein Patient von sich aus schon Misstrauen verbalisiert hat, hilft es, wenn der Therapeut hierfür Verständnis äußert, aber gleichzeitig seine eigene Motivation und seine Aufgabe verdeutlicht:

> „Ich arbeite hier als Therapeut, um Leuten zu helfen, die Probleme haben. Ich bin nicht Teil einer Verschwörung gegen Sie, aber ich kann verstehen, dass Sie sich dessen im Moment vielleicht nicht 100%ig sicher fühlen."

- **Der Patient bittet den Therapeuten, für ihn Nachforschungen bei Polizei oder Geheimdiensten anzustellen oder Kollegen bei der Polizei anzuzeigen.**

Hier bleibt dem Therapeuten, trotz allem Entgegenkommens, nichts anders übrig als zu sagen, dass dies für ihn in seiner Position inadäquat wäre und zu versuchen, den Patienten zurück auf das Thema der Ursachen oder Anhaltspunkte für seine Überzeugungen zu führen. Alternativ kann der Therapeut auch mit dem Patienten besprechen, was er sich von solchen Maßnahmen erhofft und durch die Korrektur unrealistischer Erwartungen erreichen, dass der Patient von sich aus seine Bitte zurückzieht. Patienten mögen zwar zunächst enttäuscht sein, wenn der Therapeut ihrer Bitte nicht nachkommt, erfahrungsgemäß akzeptieren sie die Grenze des Therapeuten aber hinreichend, um die therapeutische Zusammenarbeit fortzusetzen.

- **Der Patient hat Schwierigkeiten, über seine Probleme zu reden oder antwortet nur einsilbig**

Am Anfang ist es wichtig, keinen Druck auf den Patienten auszuüben, offen über seine Probleme reden zu müssen. Dies kann einfach aufgrund der ungewohnten Situation oder aber aufgrund psychotischer Symptome schwer fallen. Manche Patienten haben subjektiv schlechte Erfahrungen während ihrer Klinikaufenthalte gemacht und befürchten, dass der Therapeut sie nicht ernst nehmen wird, eine Medikamentenerhöhung veranlasst oder sogar dafür sorgt, dass sie erneut in eine psychiatrische Klinik eingewiesen werden. Manche Patienten brauchen aber einfach Zeit und öffnen sich dann zunehmend im Verlauf der ersten Sitzungen. Falls ein Patient jedoch „verschlossen" und eher wortkarg bleibt, ist es wichtig, das Problem anzusprechen:

> „Ich merke, dass Sie Schwierigkeiten haben, mit mir über Ihre Probleme zu reden. Ich kann verstehen, dass dies für Sie am Anfang noch sehr schwer ist. Gibt es irgendwas, was ich tun kann, um es Ihnen leichter zu machen?" oder „Befürchten Sie, dass es Ihnen Nachteile bringen könnte, wenn Sie mir mehr von sich erzählen?"

Wenn der Patient wenig Bereitschaft zeigt, seine Befürchtungen mit dem Therapeuten zu teilen, kann der Therapeut aber trotzdem in ähnlicher Weise die möglichen Befürchtungen oder Probleme ansprechen und durch mehr Mitteilungen in Bezug auf seine Person und verbalisiertes Verständnis für die Schwierigkeiten des Patienten versuchen, dem Patienten Ängste zu nehmen und Vertrauen aufzubauen. Bei einsilbigen Antworten sollte der Therapeut noch deutlicher darauf achten, dass er offene Fragen stellt. In solchen Fällen kann es sinnvoll sein, zunächst mit neutralen oder für den Patienten angenehmen Themen zu beginnen, um ihm die Chance zu geben, sich „warm zu reden".

- **Der Patient gibt an, dass er keine Probleme hat**

Solche Angaben des Patienten sollten auf jeden Fall ernst genommen werden. Aus der kognitiven Perspektive heraus könnte eine solche Aussage ein Hinweis dafür sein, dass der Patient zur Zeit – möglicherweise trotz gravierender, von außen zu beobachtender Symptome – keine besondere emotionale Belastung empfindet. In diesem Fall ist eine kognitive Therapie kontraindiziert, da diese Therapie ein kollaborativer Prozess ist, der auf die Verringerung der vom Patienten erlebten Belastung abzielt. Möglicherweise will ein Patient mit der Behauptung, keine Probleme zu haben, aber zum Ausdruck bringen, dass er nicht schon wieder gesagt bekommen möchte, dass er paranoid ist, seine Überzeugungen falsch sind, er krank ist, unter einer Schizophrenie leidet und eine Behandlung braucht.

- **Der Patient kann sich nicht konzentrieren oder empfindet das Setting als belastend**

Grundsätzlich ist zu empfehlen, dass die Therapie in einem angenehmen, ruhigen Raum stattfindet. Falls die Probleme sich auf die räumliche Nähe im Raum, zu intensiven Blickkontakt oder Konzentrationsdefizite beziehen, kann der Therapeut dem Patienten entgegenkommen: z.B. eine andere Sitzanordnung anbieten, das Therapiegespräch während eines Spaziergangs führen, Therapieinhalte für den Patienten graphisch visualisieren, kürzere und dafür häufigere Sitzungen oder seltenere Sitzungen machen. Das Entgegenkommen hat aber auch Grenzen, wenn es dazu führt, dass die therapeutische Arbeit zu sehr behindert wird (beispielsweise 20-Minuten-Kontakte alle 3 Wochen). Es empfiehlt sich, ein ausgewogenes Verhältnis zwischen Flexibilität und Machbarkeit zu finden, in welchem der Patient seine Bedürfnisse berücksichtigt sieht.

- **Der Patient wird während der Sitzung plötzlich unruhig und gespannt**

Falls während der Sitzungen Probleme dieser Art auftreten, ist es wichtig, dass der Therapeut umgehend handelt, um die Spannung zu verringern. In manchen Fällen kann es sinnvoll sein, die Sitzung vorzeitig zu beenden, wobei deutlich gemacht wird, dass dies nicht als Misserfolg, sondern als vernünftige Reaktion auf die Anspannung gewertet wird. In anderen Fällen kann eine Pause gemacht werden, man kann gemeinsam einen Kaffee trinken oder eine Zigarette rauchen oder der Therapeut spricht ein neutrales Thema an (z.B. Musik, Sport etc.). Solche (Coping) Strategien können dabei auch für die Therapie nutzbar gemacht werden, indem mit dem Patienten besprochen und erprobt wird, welche Strategien er auch in anderen Situationen bei aufkommender Anspannung einsetzen kann. Manche Therapeuten (vgl. Chadwick et al., 1996) haben in ihren Therapiesitzungen einen Panikknopf eingeführt, den der Patient drücken kann, wenn er die Sitzung als zu belastend erlebt. Sie berichten, dass diese Strategie einen paradoxen Effekt hat: Je mehr der Patient die Sicherheit hat, dass er sich der Therapie entziehen kann, desto eher kann er sich darauf einlassen.

- **Der Patient erscheint nicht zu der Therapiesitzung**

Dass Patienten zu Therapiesitzungen nicht erscheinen, kommt zwar vor, jedoch nicht in dem Ausmaß, das viele Therapeuten befürchten. Fowler et al. (1995) berichten, dass sie auch bei Patienten, die im Durchschnitt jede dritte Sitzung nicht erschienen, gute Therapieerfolge erzielten. In jedem Fall ist es ratsam, auf Ausfälle nicht persönlich gekränkt zu reagieren, sondern zunächst zu versuchen, die Ursachen für das Nichterscheinen des Patienten zu erfragen. Nichterscheinen liegt manchmal an Ängsten, die mit dem Weg zur Institution oder mit der Therapie selbst zu tun haben. Diese Befürchtungen können aufgegriffen werden. Falls wahnhafte Überzeugungen eine Rolle spielen, können Anhaltspunkte für diese Überzeugungen erfasst und in Frage gestellt werden (vgl. Kapitel 9 zur Umstrukturierung wahnhafter Überzeugungen). In vielen Fällen liegt Nichterscheinen zu Therapiesitzungen aber daran, dass Patienten die Strategie entwickelt haben, sich bei Stress oder Zustandsverschlechterung zurückzuziehen und soziale Kontakte (einschließlich den Kontakten zum Therapeuten) zu meiden. Werden solche Gründe verbalisiert, können sie besprochen und in ihren Konsequenzen zu Ende gedacht bzw. dem Patienten funktionalere Strategien vermittelt werden (vgl. Kapitel 10 zum Umgang mit Antriebsmangel und sozialem Rückzug). Manchmal kann, gerade am Anfang der Therapie, das Angebot, einige Sitzungen bei dem Patienten zu Hause durchzuführen zu einem guten Beziehungsaufbau beitragen.

Wenn der Eindruck entsteht, dass eine vertrauensvolle Beziehung aufgebaut ist und der Patient im fortgeschrittenen therapeutischen Prozess beginnt, Sitzungen ausfallen zu lassen, kann dies daran liegen, dass die zunehmende Intensität der Exploration über bisherige Belastungssituationen oder soziale Beziehungen oder die Infragestellung dysfunktionaler Überzeugungen für den Patienten zu belastend werden oder ein unangenehmes Gefühl der Verletzlichkeit hinterlassen, das er vermeiden möchte. Auch hier ist es wichtig, den Grund zu erfahren und mit dem Patienten eine Lösung zu finden. Insgesamt ist es die übergeordnete Aufgabe des Therapeuten, den Patienten in der Therapie zu halten und sicherzustellen, dass er auch zur nächsten Sitzung kommt.

Zusammenfassend stellt der Therapeut durch Freundlichkeit und Entgegenkommen eine warme Atmosphäre her. Bei auftretenden Schwierigkeiten ist die Suche nach dem Grund für die Probleme zur Vermeidung von Therapieabbrüchen besonders wichtig. Vor allem aber tragen Transparenz in Bezug auf die Therapie und die Erfassung der Probleme aus Sicht des Patienten wesentlich zu einer vertrauensvollen Beziehung bei.

Kapitel 7

Einstieg, Zielerklärung, Diagnostik und Erarbeitung von Erklärungsmodellen

Zusammenfassung

In der ersten Phase der Therapie geht es vorrangig darum, den Patienten zu verstehen und seine Sicht der Probleme nachzuvollziehen. Bereits im ersten Gespräch werden zudem Ziele und Erwartungen des Patienten im Hinblick auf die Therapie erfragt. Dem Patienten wird eine realistische Erwartung in Bezug auf die Therapie sowie Hoffnung auf Besserung vermittelt.

Im weiteren Verlauf erfolgt die Erstellung einer reliablen Diagnose und die Identifizierung aller relevanten Probleme und Symptome. Schließlich werden Lebensereignisse, die an der Entstehung und Aufrechterhaltung der Probleme beteiligt sind, erfasst und die Interaktionen zwischen Problemen und Erlebnissen in einem Erklärungsmodell herausgearbeitet. In das Modell fließen sowohl allgemeines Störungswissen im Sinne der kognitiven Modelle oder Vulnerabilitäts-Stress-Modelle als auch individuelle Vorerfahrungen, Risikofaktoren und eigene Erklärungsansätze des Patienten ein. Das Modell sollte für den Patienten plausibel, nicht falsifizierbar und akzeptierbar sein. Aus dem Modell werden die weiteren therapeutischen Interventionen abgeleitet. Das Modell kann im weiteren Verlauf der Therapie weiter ausgearbeitet oder revidiert werden.

7.1 Einstieg

Die erste Phase der Therapie dient in erster Linie dazu, dem Patienten zu signalisieren, dass seine Probleme ernst genommen und verstanden werden. Viele Patienten werden vorab die Erfahrung gemacht haben, allzu schnell das Label „Schizophrenie" als hinreichende Erklärung ihrer gesamten Erlebensweise aufgedrückt bekommen zu haben. Patienten berichteten, dass sie den Eindruck haben, dass die Diagnose dazu führt, dass alle ihre Einschätzungen und Wahrnehmungen von Situationen nicht mehr ernst genommen werden, im Zweifel alle ihre Erlebnisse als „ersponnen" gelten und lehnen deshalb die Diagnose ab. Hinzu kommt, dass Patienten häufig eine andere Sicht ihrer Probleme haben als die behandelnden Ärzte, Therapeuten oder auch Angehörige. Während für letztere jeder Anflug von wahnhafter Verzerrung oder „schillernde" Symptome wie Halluzinationen oder Denkstörungen als behandlungsbedürftig betrachtet werden, steht für den Patienten möglicherweise der Konflikt mit seinem Vorgesetzten, der drohende Verlust des Arbeitsplatzes, Geldmangel oder die Schwierigkeit, einen Freund/Freundin zu finden im Vordergrund. In der ersten Stunde ist es darum wichtig, aktuelle Probleme aus Sicht des Patienten zu erfragen. Beispielweise können offene Fragen, die den meisten Therapeuten als Einstiegsfragen in Erstkontakten geläufig sein dürften, hilfreich sein (vgl. Kasten 10).

Kasten 10: Hilfreiche Fragen zur Problemerfassung aus Sicht des Patienten

- „Was führt Sie hierher?"
- „Unter welchen Schwierigkeiten leiden Sie zur Zeit?", Welche Probleme stehen für Sie im Vordergrund?", „Unter welchen Problemen leiden Sie zur Zeit am meisten?"
- „Gibt es Probleme, die Sie ändern möchten?"
- „Was ist das besonders Belastende an diesem Problem?"

- „Was denken Sie (fühlen Sie), wenn das Problem auftritt?"
- „Wie verhalten Sie sich gewöhnlich in einer solchen Situation (in der das Problem auftritt)?"
- „Seit wann leiden Sie unter dem Problem?"
- „Was haben Sie bisher unternommen, um das (genannte) Problem zu lösen? Was war hilfreich? Was war nicht hilfreich?"
- „Haben Sie eine Erklärung dafür, warum Sie dieses Problem haben?"

Gerade in der stationären Behandlung erhält der Therapeut oft schon vor Beginn der Therapie etwa durch Akteneinsicht, Pflegeberichte, Gespräche mit Angehörigen oder eigene Beobachtung viele Informationen über den Patienten und macht sich ein Bild über die vorrangigen Probleme. Hier besteht die Gefahr, dass Therapeuten der eigenen oder der von Dritten berichteten Sicht der Probleme mehr Gewicht geben als jener, die der Patient selbst über seine Probleme hat. Oft sind Patienten aufgrund negativer Vorerfahrung diesbezüglich hellhörig und könnten den Eindruck bekommen, dass ihre eigene Sicht nicht hinreichend gewürdigt wird. Um dies zu vermeiden, ist es für den Therapeuten ratsam, den Patienten nicht schon zu Beginn mit den Informationen aus der Krankenakte (dem Vorbehandler, der Selbstbeobachtung etc.) zu konfrontieren. Der Therapeut sollte im ersten Kontakt auch vermeiden, zu fragen, ob die Umwelt (Familie, Freunde, Ärzte) eine andere Sicht der Probleme hat als der Patient. Im späteren Verlauf der Diagnostik ergibt sich noch hinreichend Gelegenheit zu erfahren, wie die Probleme des Patienten von anderen erlebt werden, wobei diese Information für die kognitiv-behaviorale Therapie ohnehin nicht von zentraler Bedeutung ist.

Auch sollte sich der Therapeut mit Erklärungen am Anfang der Therapie zurückhalten. Es ist aufschlussreicher – und dem Patienten gegenüber wertschätzender – den Patienten zunächst nach eigenen Erklärungen für die Probleme zu fragen, anstatt ihm voreilig Erklärungen anzubieten, vor allem solche im Sinne der Diagnose, z. B. „Das, was Sie schildern, sind Symptome einer Schizophrenie." Eine solche Herangehensweise wird in vielen Fällen zu Reaktanz auf Seiten des Patienten führen. Selbst wenn Patienten diese Diagnose für sich akzeptieren können, reicht die medizinische Erkrankungserklärung den Wenigsten als hinreichende Erklärung ihrer Schwierigkeiten oder (bizarren) Erlebnisse. Eine Diskussion und möglicherweise auch Aufklärung über die Diagnose kann an anderer Stelle in der Therapie aber durchaus sinnvoll sein, wenn der Patient dies wünscht (vgl. Kapitel 13).

Merke

In der ersten Phase geht es zunächst nur darum, zu verstehen, wie sich die Probleme entwickelt haben und warum der Patient so geworden ist, wie er ist. Kurz: die Welt aus den Augen des Patienten zu sehen.

7.2 Klärung von Zielen und Erwartungen

In der ersten Stunde kann zudem erfragt werden, welche Erwartungen der Patient an die Therapie hat, welche Vorstellung der Patient mit Therapie verknüpft und ob er schon vorherige Erfahrungen mit Therapie oder Psychotherapie hat. Auch sollte eine Klärung der wichtigsten Ziele des Patienten für die Therapie erfolgen (vgl. Kasten 11). Die Zielklärung durch den Patienten ist ein erster wichtiger Schritt in der Übernahme von eigenem aktivem Problemmanagement und hat daher einen besonderen Stellenwert.

Kasten 11: Hilfreiche Fragen zur Zielklärung

- Was hoffen Sie, was sich durch die Therapie verändern soll?
- Wenn Sie sich im Hinblick auf Ihre Probleme etwas wünschen könnten, was wäre das?
- Welche Veränderungen halten Sie für realistisch? Kurzfristig? Langfristig?
- Was soll am Ende der Therapie konkret anders sein?

Der Therapeut sollte hier Hoffnung auf Besserung vermitteln, gleichzeitig aber unrealistisch überhöhte Erwartungen zurechtrücken, indem er beispielsweise sagt:

„Von dem, was Sie mir bisher geschildert haben, glaube ich, dass ich Ihnen durch eine Therapie tatsächlich helfen kann. Viele Patienten mit ähnlichen Problemen wie Ihren haben mir erzählt, dass es ihnen am Ende der Therapie deutlich besser ging und sie mit vielen Problemen besser zurecht kamen. Das heißt aber nicht, dass nach der Therapie alle Probleme restlos verschwunden sein werden oder dass Sie nie wieder in ähnliche Schwierigkeiten geraten."

Er kann ggf. anschließend selbst die Ziele des Patienten um wichtige weitere Therapieziele in Bezug auf die vom Patienten geschilderten Probleme ergänzen (z. B. besserer Umgang mit beeinträchtigenden Symptomen, Lösung praktischer Probleme, weniger Probleme mit anderen Menschen, Vermeidung von Rückfällen) und den groben Ablauf der Therapie skizzieren.

7.3 Problemerfassung und Diagnostik

7.3.1 Ziele der Diagnostik

Manchmal erscheinen die von Patienten berichteten Probleme im ersten Gespräch zunächst konfus und schwer nachvollziehbar. Der Therapeut sollte sich also im weiteren Verlauf durch strukturiertes Fragen ein genaueres Verständnis der Probleme und ihrer Entwicklung verschaffen. Das Ziel ist es, die Probleme, ihre problemanalytische Einbettung und ihre Entwicklung nachzuvollziehen. Dabei können zunächst anhand freier Interviewtechnik, die vom Patienten spontan berichteten Probleme aufgegriffen und näher exploriert werden. Anschließend sollte eine möglichst vollständige Erfassung von Problemen erfolgen und auslösende Ereignisse in der Lebensgeschichte des Patienten erfasst werden. In jedem Fall sollte der Therapeut zu einer reliablen Diagnosenbestimmung kommen und sich einen Überblick über vorhandene psychotische Symptome, neuropsychologische Defizite, den aktuellen Tagesablauf und soziale Kontakte sowie die Einstellungen des Patienten zu der Diagnose einer psychischen Erkrankung verschaffen. Notwendig ist auch die Erfassung möglicher komorbider Störungen. Für die Therapie sind in erster Linie die problemanalytische Einbettung von Problemen auf kognitiver, emotionaler und auf der Verhaltensebene von Belang. Ferner interessieren die möglichen Interaktionen zwischen Problemen.

7.3.2 Die therapeutische Haltung während der diagnostischen Phase

Der Therapeut sollte den Patienten als grundsätzlich rationales und vernünftiges Individuum betrachten, das zur Zeit in einer komplexen und möglicherweise verwirrenden Problemsituation verfangen ist. Auch in dieser Therapiephase arbeitet der Therapeut also in erster Linie aus Sicht des Patienten und respektiert seine Sicht der Probleme, ohne ihm in jedem Fall direkt zustimmen zu müssen. Eine völlige Akzeptanz (z.B. in Form eines 100%igen Recht-Gebens) bei wahnhaft anmutenden Erklärungen des Patienten könnte zwar möglicherweise den Beziehungsaufbau in der ersten Phase erleichtern. Der Therapeut verliert aber im zweiten Teil der Therapie an Glaubwürdigkeit, wenn es dann darum geht, solche Überzeugungen in Frage zu stellen. Anstatt sich also direkt zu den Überzeugungen zu positionieren, verdeutlicht der Therapeut, dass er nachvollziehen kann, warum die Dinge aus Sicht des Patienten so aussehen, und signalisiert Verständnis für die emotionalen Folgen der wahnhaften Interpretation. Bei einem Patienten, der beispielsweise berichtet, dass unbekannte Verfolger versucht hätten ihn zu vergiften, könnte der Therapeut sagen:

> „Aufgrund der anhaltenden Magenschmerzen, die Sie schilderten und den schlechten Erfahrungen, die Sie in dieser Zeit mit einigen Menschen gemacht haben, kann ich nachvollziehen, dass Sie auf die Idee kamen, jemand könne Ihnen schaden wollen. Das muss für Sie sehr beängstigend gewesen sein, plötzlich niemandem mehr trauen zu können. Es ist auch anstrengend, ständig aufpassen zu müssen, dass niemand Ihr Essen vergiftet, oder?"

Manchmal wird ein Patient aber genauer wissen wollen, ob der Therapeut seine Erklärungen für bestimmte Erlebnisse teilt. Auch hier sollte der Therapeut eine eindeutige Festlegung in die eine oder andere Richtung vermeiden. Er könnte beispielsweise sagen, dass er sich nicht sicher sein kann, ob dem Patienten tatsächlich so etwas widerfahren ist und dass er hierfür mehr Informationen bräuchte. Wenn es um die anfängliche Entwicklung wahnhafter Überzeugungen geht, fällt es leichter, bestimmten Aspekten zuzustimmen, wodurch es wieder unproblematischer ist, in Bezug auf andere Aspekte Zweifel anzumelden, z.B.:

> „Am Anfang hatten Sie ja eher den Eindruck, dass Sie der Verfassungsschutz aufgrund Ihrer unbequemen Ansichten telefonisch überwachen lässt. Nun, das halte ich nicht für ausgeschlossen, da ja bekannt ist, dass in Deutschland viele Haushalte telefonisch überwacht werden. Um aber zu solch harten Maßnahmen, wie der Ausschaltung politischer Gegner durch Vergiftung zu greifen, müssten ja massive Gründe vorliegen. Außerdem habe ich noch nicht gehört, dass der VS solche Methoden verwendet. Aber sicher liegt es im Bereich des Möglichen."

Allgemein versucht der Therapeut offen zu bleiben und die Möglichkeit, dass der Patient mit seinen Überzeugungen richtig liegt, in Erwägung zu ziehen.

Als eindrückliches (und unterhaltsames) Beispiel dafür, dass jemand, der absolut paranoid wirkt, am Ende doch Recht haben kann, gilt der Film „Fletschers Visionen“. Aber auch in der klinischen Praxis entpuppt sich manches, was zunächst nach einer wahnhaften Überzeugung anmutet, als harte, aber wahre Realität. Ja, es gibt Menschen, die abgehört, bespitzelt, gequält oder massiv gemobbt und ausgegrenzt werden. Auch der Fall Gustl Mollath, dem die Überzeugung, seine Frau sei in ein komplexes System der Schwarzgeldverschiebung mit der HypoVereinsbank verwickelt, als „paranoides Gedankensystem“ ausgelegt wurde, demonstriert eindrucksvoll, wie unrecht man Menschen tun kann, wenn man ihre Überzeugungen vorschnell als wahnhaft einordnet. Im Nachhinein stellte sich Mollaths Theorie, zumindest in weiten Teilen, ja offenbar als korrekt heraus.

Merke

Im Hinblick auf Wahnvorstellungen ist eine offene Haltung zu empfehlen. Der Therapeut zieht in Betracht, dass der Patient recht haben könnte.

7.3.3 Einstieg in die diagnostische Phase

Als Einstieg in die diagnostische Phase der Therapie ist es sinnvoll, dem Patienten eine Begründung für die in den nächsten Sitzungen zu erfolgende ausführliche Erfassung seiner Probleme zu geben. Der Therapeut könnte die zweite Therapiesitzung beispielsweise folgendermaßen beginnen:

„Sie haben mir in der letzten Stunde von einigen Problemen berichtet und davon, dass Sie manche Schwierigkeiten auch schon länger haben. Das was Sie schildern, hört sich erst mal so an, als seien es Probleme, bei denen ich Ihnen helfen kann. Um dies aber genau sagen zu können, ist es wichtig, dass ich wirklich ein klares Bild Ihrer Schwierigkeiten bekomme. Dafür reicht eine Stunde meist nicht aus. Deshalb schlage ich vor, dass wir die nächsten 3 bis 4 Sitzungen damit verbringen, ein genaues Bild von Ihren Problemen zu bekommen und zu verstehen, wie sich diese entwickelt haben. Ist das für Sie in Ordnung?“

Für die Patienten ist eine längere Periode der Problemerhebung in der Regel akzeptabel. Die meisten sind sich der Komplexität ihrer Schwierigkeiten bewusst und sind dankbar, dass jemand sich hinreichend Zeit nimmt, um die Probleme zu verstehen. In vielen Fällen reichen die approbatorischen Sitzungen hierfür nicht aus, sodass die Problemerfassung in die eigentliche Therapie mit einfließt.

7.3.4 Diagnoseerstellung

Zur Bestimmung einer reliablen Diagnose kann der Therapeut auf die in Kapitel 3.2.1 vorgestellten diagnostischen Verfahren wie das Strukturierte Klinische Interview für DSM-5®-Störungen (SCID-5-CV; Beesdo-Baum et al., 2019) zurückgreifen. Die psychotischen Symptome werden ohnehin noch detailliert erfasst, sodass für die Diagnosestellung einer psychotischen Störung im Prinzip auch die „Internationalen Diagnosechecklisten“ (ICDL; Hiller, Zaudig & Mombour, 1995) verwendet werden können. Andererseits bietet die Anwendung von diagnostischen Interviews die Möglichkeit, auch komorbide Störungen zu erfassen und beugt der Gefahr vor, wichtige Problembereiche zu übersehen.

7.3.5 Erfassung relevanter Symptome

Zur Erfassung psychotischer Symptome kann es neben einer genaueren Exploration der vom Patienten selbst genannten Probleme und Symptome hilfreich sein, auf standardisierte Erhebungsinstrumente zurückzugreifen. Eine Reihe von Instrumenten, die in der Diagnostik von Psychosen eingesetzt werden, sind in Kapitel 3.2 beschrieben. Dabei handelt es sich überwiegend um Fremdratings, bei denen Symptome entweder durch Erfragen oder aber durch die Beobachtung und Bewertung des Verhaltens in der Interviewsituation eingeschätzt werden müssen. Eine skalenbasierte Fremd- und Selbsteinschätzung von Symptomen kann für den Therapeuten aus diagnostischen Gründen sowie als Ausgangspunkt für eine spätere Therapieevaluation von Interesse sein. Anders als im Forschungskontext werden die Instrumente für die Therapie aber nicht in erster Linie eingesetzt, um die Anzahl und den Schweregrad der Symptome aus Sicht des Interviewers zu quantifizieren. Vielmehr bieten die Inventare gerade für Therapeuten, die noch wenig Erfahrung im Umgang mit Psychosen haben, eine Strukturierungshilfe für das Erfragen der relevanten Symptome. Dabei sollte sich der Therapeut jedes Symptom schildern lassen, um ein möglichst genaues Bild zu erhalten.

In einem zweiten Schritt wird dann eine (funktionale) Problemanalyse des jeweiligen Symptoms mit dem Patienten erarbeitet. Dabei interessieren die Merkmale der Situation, in der das Symptom auftritt, vorangehende Probleme und Ereignisse und die Konsequenzen, die das Auftreten des Symptoms mit sich bringt. Darüber hinaus ist wichtig, welche Bedeutung der Patient dem Symptom zuschreibt und wie er bisher versucht hat, mit dem Symptom umzugehen. Im Folgenden sind Fragen für die wichtigsten Symptombereiche zusammengestellt. Die Screeningfragen dienen einer ersten Erfassung und können bei Bejahung durch die weiterführenden Fragen zum Symptomkomplex vertieft werden. Sie verstehen sich als Formulierungsvorschläge. Selbstverständlich steht es jedem Therapeuten frei, seinen eigenen Stil zu entwickeln.

Wahnvorstellungen

Wenn Sie alleine sind, worüber denken Sie nach? Haben Sie bestimmte Überzeugungen, die von anderen nicht geteilt werden? Welche Überzeugungen sind das? Haben Sie eine bestimmte Lebensphilosophie?

Falls es Hinweise auf wahnhafte Überzeugungen gibt:

Können Sie mir das näher beschreiben? Wann haben Sie zum ersten Mal so gedacht? Beschreiben Sie die Situation genauer. Welche Anhaltspunkte hatten Sie für diese Überzeugung? Haben andere das auch so gesehen? Haben Sie mit anderen darüber gesprochen? Wie sah Ihr Leben in dieser Zeit aus? Hatten Sie besondere Belastungen? Als Sie dachten, dass ... Überzeugung ..., wie haben Sie sich gefühlt? Was passierte dann? Wodurch hat sich die Überzeugung bestätigt? Gibt es Zeiten, in denen Sie an ihrer Überzeugung zweifeln? Sich besonders sicher sind? In welchen Situationen/Zeiten ist das so? Was für (positive und negative) Folgen hat Ihre Überzeugung für Sie?

Grandiosität

Halten Sie sich im Vergleich zu einer durchschnittlichen Person für besser oder schlechter? Haben Sie besondere Fähigkeiten? Haben Sie eine spezielle Aufgabe in Ihrem Leben?

Haben Sie übernatürliche Kräfte? Können Sie anderen Botschaften senden oder von anderen Botschaften empfangen? Haben Sie eine besondere Mission? Höhere moralische Standards als andere Menschen?

Falls Hinweise auf grandioses Erleben:

Können Sie mir Ihre Fähigkeiten genauer schildern? Wie reagieren andere Menschen darauf? Wird die Fähigkeit von anderen geschätzt? Haben Sie diese Fähigkeiten schon immer gehabt? Gab es ein Schlüsselereignis? Was ist zu dieser Zeit in Ihrem Leben passiert? Im Bereich Schule oder Beruf? Familie? Soziale Kontakte? Was bedeutet Ihnen diese Fähigkeit? Wie fühlen Sie sich, nachdem Sie diese Fähigkeit eingesetzt haben? Was wäre, wenn Sie diese Fähigkeit nicht hätten? Wie kommen andere Menschen zurecht, die diese Fähigkeit nicht haben? Gibt es Zeiten oder Situationen in denen Sie die Fähigkeit mehr, bzw. weniger brauchen?

Ergänzend kann hier auch der Maudsley Assessment of Delusions Schedule (MADS; Wessely et al., 1993) eingesetzt werden.

Arbeitsblatt 2: Deutsche Übersetzung der Maudsley Assessment of Delusions Schedule (vgl. CD-ROM).

Arbeitsblatt 3: Deutsche Übersetzung des Peters et al. Delusions Inventory (PDI) (vgl. CD-ROM).

Misstrauen und Feindseligkeit

Wie kommen Sie mit anderen Menschen zurecht? Mögen andere Menschen Sie? Mögen Sie andere? Können Sie Leuten vertrauen, die Sie kennen? Misstrauen Sie manchen Personen? Reden Leute manchmal hinter Ihrem Rücken über Sie? Was sagen Sie? Gibt es Leute, die Ihnen schaden wollen?

Falls ja:

Können Sie mehr darüber erzählen? Warum misstrauen Sie anderen? In welchen Situationen haben Sie das Gefühl, auf der Hut sein zu müssen? Wie oft kommt es vor, dass Sie Vorsichtsmaßnahmen treffen, um sich vor anderen zu schützen? Gibt es auch Menschen, bei denen Sie sich sicher fühlen? Was ist der Unterschied? Wann haben Sie zum ersten Mal den Eindruck gehabt, dass Sie anderen nicht vertrauen konnten? Welche Anhaltspunkte hatten Sie hierfür? Was haben Sie unternommen? Was war die Folge davon (emotional, kognitiv, im Verhalten und ggf. physiologisch).

Halluzinationen

Hören oder sehen Sie manchmal Dinge, die andere nicht hören oder sehen? Können Sie manchmal Ihre Gedanken laut hören? Hören Sie manchmal Stimmen, obwohl niemand anwesend ist? Haben Sie manchmal Visionen? Haben Sie merkwürdige Empfindungen in Ihrem Körper oder das Gefühl, dass etwas Merkwürdiges in Ihnen ist? Erhalten Sie manchmal persönliche Botschaften aus dem Radio oder vom Fernseher? Von Gott?

Falls Stimmen bejaht werden:

In welchen Situationen tritt das auf? Was hören Sie genau? Welche Lautstärke hat die Stimme? Geschlecht? Akzent? Aus welcher Richtung kommt sie? Wie deutlich hören Sie sie? Sagt sie immer dasselbe? In welchen Situationen äußert sich die Stimme? Nennen Sie mir ein Beispiel. Was passierte vorher? Was haben Sie vorher gedacht? Was denken Sie, nachdem die Stimme etwas gesagt hat? Wie fühlen Sie sich, wenn die Stimme kommt? Was machen Sie, um mit der Stimme fertig zu werden? Hilft das? Gibt es Zeiten (auch Tageszeiten oder Situationen) in denen sich die Stimme seltener äußert? Haben die Stimmen recht, mit dem, was sie sagen? Was passiert, wenn Sie der Stimme sagen, sie soll ruhig sein? Wenn Sie ihr nicht folgen?

Zu einer ausführlichen Befragung in Bezug auf Stimmen können zudem der Interviewleitfaden von Chadwick et al. (1996) und der Beliefs About Voices Questionnaire (BAVQ-R) herangezogen werden (vgl. Arbeitsblatt 5 und 6).

Arbeitsblatt 7: Deutsche Übersetzung der Cognitive Assessment of Voices: Interview Schedule (vgl. CD-ROM).

Arbeitsblatt 6: Deutsche Übersetzung der Beliefs About Voices Questionnaire – Revised (vgl. CD-ROM).

Somatische Probleme und Sorgen

Ist mit Ihrer Gesundheit alles in Ordnung? Haben Sie körperliche Erkrankungen? Wie ernsthaft sind diese? Sind Sie mit Ihrem Körper zufrieden? Fühlt sich Ihr Körper manchmal verändert an? Hat er sich schon mal in der Form oder Größe geändert? Gab es sonst irgendwelche körperlichen Veränderungen, für die es keine eindeutige medizinische Erklärung gab? Sind Sie mit ihrer Sexualität zufrieden?

Falls Anhaltspunkte auf somatische Sorgen bestehen:

Können Sie mir die Symptome näher beschreiben? Was stört Sie daran? Sind Sie dadurch beeinträchtigt? Ist dies für andere sichtbar gewesen? Wann trat diese Veränderung auf? Was passierte zu dieser Zeit ansonsten in Ihrem Leben? Gab es ernsthafte Erkrankungen in Ihrer Familie? Sind Sie schon mal mit dem Tod eines Freundes konfrontiert worden? Standen Sie in dieser Zeit unter besonderen psychischen Belastungen? Gibt es Zeiten, in denen die Symptome schlimmer oder weniger schlimm werden? Was denken, fühlen oder tun Sie, wenn solche Symptome auftreten? Haben Sie eine Vorstellung, was die Symptome zu bedeuten haben?

Desorganisiertes Verhalten/ Orientierungsstörungen

Haben Sie gelegentlich Schwierigkeiten, sich in neuen Situationen zurecht zu finden? Fällt es Ihnen manchmal schwer zu sagen, welcher Tag heute ist? Wenn Sie jemanden treffen, dem Sie schon ein paar Mal begegnet sind, passiert es Ihnen oft, dass Sie nicht wissen, woher Sie ihn kennen? Fällt es Ihnen schwer, Ihren Alltag zu strukturieren? Ordnung zu halten? Sind Sie eher chaotisch? Haben andere an Ihnen schon bemängelt, dass Sie sich äußerlich vernachlässigen?

Falls ja:

Können Sie das näher beschreiben? In welchen Situationen treten diese Probleme besonders häufig auf? Wann fällt es Ihnen leichter? Wie sehr leiden Sie darunter? Haben Sie schon versucht, diese Schwierigkeiten in den Griff zu bekommen? Wie?

Sozialer Rückzug

Wie verbringen Sie Ihren Tag? Haben Sie Freunde? Wie oft treffen Sie sie? Gehen Sie Hobbies nach?

Welche? Wie oft? Wie oft treffen Sie Familienangehörige? Kommt es manchmal vor, dass Sie einen ganzen Tag verbringen, ohne ein Wort mit jemandem zu wechseln? Gehen Sie arbeiten? Wie viele Stunden am Tag arbeiten Sie?

Falls Rückzug bejaht wird:

In welchen Situationen neigen Sie dazu, sich zurückzuziehen? Wie geht es Ihnen dabei? Welche Gedanken gehen Ihnen durch den Kopf, nachdem Sie eine Verabredung, ein Treffen, ein Arztgespräch abgesagt haben? Wie geht es Ihnen hinterher? Welche langfristigen Folgen hat Ihr Verhalten? Haben Sie schon mal versucht, sich einen Ruck zu geben? Wie haben Sie das gemacht? Wie ging es Ihnen hinterher?

Probleme, Gefühle zu erleben und auszudrücken

Haben Sie manchmal im Vergleich zu früher den Eindruck, weniger Gefühle zu haben, z.B. sich nicht mehr richtig freuen oder traurig sein zu können? In welchen Situationen fällt Ihnen dies auf? Merken Sie, dass dies manchmal stärker und manchmal weniger stark der Fall ist? Haben andere Ihnen auch schon einmal gesagt, dass Sie wenige Gefühle zum Ausdruck bringen, wenig Mimik zeigen? Merken Sie, dass die Gespräche mit anderen unbefriedigender oder stockender verlaufen als früher? Haben Sie schon mit anderen über dieses Problem gesprochen? Welche Rückmeldungen bekommen Sie?

Antriebsmangel

Haben Sie den Eindruck, dass Sie zu bestimmten Aktivitäten, wie z.B. Arbeit oder Schule oder soziale Aktivitäten, weniger motiviert sind? Haben Sie solche Aktivitäten sausen lassen? Wenn das der Fall ist: Was hält Sie von diesen Aktivitäten ab? Sind es eher äußere Faktoren, z.B. Mangel an Freunden oder keinen Arbeitsplatz zu haben, oder ist es fehlende Motivation und Interesse auf Ihrer Seite? Im letzteren Fall: Welche Gedanken gehen Ihnen durch den Kopf, wenn Sie z.B. eingeladen werden, an einer sozialen Aktivität teilzunehmen?

Für eine ausführliche Erhebung von Negativsymptomatik kann das Clinical Assessment Interview for Negative Symptoms (CAINS) als diagnostisches Instrument eingesetzt werden (vgl. Kapitel 3.2.1; eine deutsche Übersetzung des CAINS findet sich unter https://www.zpid.de/retrieval/PSYNDEXTests.php?id=9007270).

Anspannung und Angst

Gibt es Dinge, über die Sie sich Sorgen machen? Haben Sie sich in letzter Zeit angespannt oder nervös gefühlt? Gibt es Dinge oder Personen, vor denen Sie zur Zeit Angst haben? Verspürten Sie jemals Panik?

Falls Angst oder Sorgen bejaht werden:

Wovor genau haben Sie Angst, bzw. welche Sorgen machen Sie sich? Halten Sie diese Angst für berechtigt? In welchen Situationen tritt die Angst am ehesten auf? Wann nicht? Was ist das Schlimmste, was passieren könnte? Was tun Sie, wenn Sie merken, dass Sie Angst bekommen? Was ist die Folge? Was müsste passieren, damit Sie keine Angst mehr haben?

Depression und Schuld

Wie ist zur Zeit Ihre typische Stimmung? Sind Sie meistens glücklich? Eher traurig? Weinen Sie manchmal? Haben Sie Gedanken daran, sich zu verletzen oder sich umzubringen?

Fühlen Sie sich im Vergleich zu anderen Menschen wertlos? Halten Sie sich in mancherlei Hinsicht für einen schlechten Menschen? Haben Sie Schuldgefühle im Hinblick auf Dinge, die Sie in der Vergangenheit getan haben?

Haben Sie Dinge getan, für die Sie bestraft werden sollten? Haben Sie schon mal daran gedacht, sich selbst zur Strafe zu verletzen?

Falls Hinweise auf Depression oder Schuld:

Was bedrückt Sie? Welche Dinge verursachen bei Ihnen Schuldgefühle? Was macht andere Menschen wertvoller? Können Sie das genauer schildern? Wann hatten Sie zum ersten Mal eine so bedrückte Stimmung? Wie erklären Sie sich dieses Stimmungstief? Gab es Auslöser? Was passierte zu dieser Zeit in Ihrem Leben? Was haben Sie unternommen, als Sie merkten, dass es Ihnen schlecht ging? Was war die Folge? Wodurch lässt sich Ihre Stimmung wieder aufhellen? In welchen Situationen würden Sie versuchen, sich selbst zu verletzen? Welche Gedanken haben Sie vorher? Welche Gefühle? Wie geht es Ihnen nach der Selbstverletzung?

In vielen Fällen wissen Patienten nicht mehr genau, wie sie sich in einer bestimmten Situation gefühlt haben, was sie genau gedacht haben oder ob sie bestimmte körperliche Symptome hatten. Gerade im Hinblick auf Angst liegt das oft daran, dass bestimmte angstauslösende Situationen vermieden werden und die letzte konfrontative Situation lange zurück liegt. In solchen Fällen können Patienten auch schon aus diagnostischen Gründen zu Selbstbeobachtungsaufgaben aufgefordert werden:

„Nehmen Sie sich für morgen Vormittag vor, früh aufzustehen und ein paar Artikel für das Studium zu lesen und beobachten Sie, welche Gedanken und Gefühle Sie haben, wenn Sie versuchen, den Vorsatz in die Tat umzusetzen. Es geht nicht darum, dass Sie es wirklich hinbekommen. Mich interessiert vielmehr, was es Ihnen im Moment so schwer macht."

Eine detaillierte Befragung zu jedem Symptom sprengt bei Patienten mit vielen Symptomen den Rahmen. In dem Fall sollte der Therapeut nur jene Symptome aufgreifen, die er nicht schon zu Beginn der Diagnostik in der freien Exploration im Detail mit dem Patienten geklärt hat. Darüber hinaus ist es sinnvoll, besonderen Wert auf die Symptome zu legen, die später für das Erklärungsmodell und die Ableitung der therapeutischen Interventionen (vgl. Abschnitt 7.4) benötigt werden.

7.3.6 Erhebung der Symptomentwicklung

Um nachvollziehen zu können, wann und in welchem Kontext sich Symptome entwickelt haben, und somit auch Hinweise auf dysfunktionale Konzepte zu bekommen, die mit den Symptomen in Beziehung stehen könnten hilft es, die Ereignisse zu chronologisieren und in ihrer zeitlichen Abfolge schriftlich festzuhalten. Tabelle 9 zeigt am Beispiel von Herrn F., wie ein Lifechart helfen kann, einen Zusammenhang zwischen Lebensereignissen und Belastungen und dem Beginn der Symptomatik herzustellen.

Ein besonderes Augenmerk sollte auf die Lebensumstände vor Ausbruch der Psychose gelegt werden, da diese oft die Basis für die Art der Wahnideen oder Halluzinationen darstellen. Es ist vor allem im Hinblick auf wahnhafte Überzeugungen wichtig, dass der Therapeut ihre anfängliche Entstehung verstanden hat. Die Anfangszeit der Wahnentstehnung erfordert daher eine genauere Eruierung, als es der Überblick in dem eher groben Lifechart hergibt. Wenn der Therapeut vom Zeitpunkt der ersten wahnhaften Interpretationen aus weiterfragt, wird gerade im Hinblick auf Wahn meistens deutlich, wie zunächst noch nachvollziehbare paranoide Interpretationen schrittweise durch die Interpretation weiterer Ereignisse verstärkt und zunehmend wahnhaft wurden. Für das spätere Erklärungsmodell ist auch die Klärung der mit den Lebensereignissen einhergehenden emotionalen Reaktionen wichtig. Aufschlussreich ist in diesem Zusammenhang die Erfassung prämorbider, möglicherweise familiär geprägter kognitiver Schemata, die durch ihre Dysfunktionalität eine Anfangsbasis für die Entstehung paranoider Überzeugungen oder Inhalte von Halluzinationen gebildet haben könnten. Beim Patienten aus dem Beispiel könnte der Therapeut etwa nach Leistungserwartungen der Eltern und des Patienten fragen:

Was bedeutete die Aufgabe des zweiten Studiums für Sie? Was für Ihre Mutter? Als wie kränkend haben Sie es empfunden, dass die jüngere Schwester mit der Übernahme der Firma betraut wurde? Was hätte es für Sie bedeutet, wenn Sie ein schlechter Schüler gewesen wären?

Merke

Besonderes Augenmerk sollte auf die Lebensumstände vor dem Beginn der Psychose und auf assoziierte dysfunktionale Konzepte, die mit diesen Ereignissen in Verbindung stehen, gelegt werden.

7.3.7 Erhebung neuropsychologischer Defizite

Wie in Kapitel 1 beschrieben treten bei Patienten mit Schizophrenie häufig neuropsychologische Defizite, z. B. in Form von Störungen des planerischen Denkens, der Aufmerksamkeit und des verbalen Gedächtnisses auf. Der Therapeut sollte dies berücksichtigen,

Tabelle 9: Lifechart Herr F.

Jahr	Lebenssituation	Ereignisse/Anmerkungen
1972–1978	Kindheit/Kindergarten, Geburt jüngerer Schwester	Wenig Erinnerungen
1978–1982	Grundschule	Gute Schulnoten, eher schüchternes Kind
1982	Wechsel auf Gymnasium, Eltern versprachen mir Geld für gute Noten	Am Anfang Angst, zur Schule zu gehen
1983		War in Basketball der Beste!!
1984–1985		Schule war anstrengend, musste täglich 1 bis 2 Stunden Hausaufgaben machen
1986–1987		In der Schule eher Außenseiterposition, wenig Freunde
1988–1989		Keine Freundin abbekommen
1989–1990		Beginn Interesse für Politik
1991	Abitur/Ausmusterung beim Bund, Beginn Studium der Informatik	
1992	Tod des Vaters/Wechsel des Studiums zu Psychologie/Schwester übernimmt Firma des Vaters/Jobben in Firma der Schwester, um Studium zu finanzieren	Beschäftigung mit extremen politischen Positionen und Diskussion mit Freunden darüber. Seltsame Anrufe. Gefühl, bespitzelt zu werden. Hinweise, dass Leute Dinge wissen, die sie nicht wissen können. Nachbar guckte komisch
1993	Weiterhin Jobben in Firma der Schwester, 30 Stunden die Woche neben Studium	Werde das Gefühl nicht los, dass ich bespitzelt werde, bin mir aber nicht 100%ig sicher
1994	Meinungsverschiedenheiten über Firmenpolitik, Schwester will Firma verkaufen	Eindruck, dass Mitarbeiter der Firma in meiner Abwesenheit über mich reden, Gefühl, dass was gegen mich im Gange ist
1995	Ich bemerke, dass meine Kondition schlechter wird. Ausschlag an den Beinen	Eindruck, dass Kollegen in der Firma die Kaffeemaschine absichtlich verdrecken lassen, um mir zu schaden. Im Nachhinein denke ich, sie haben sogar absichtlich Giftstoffe rein getan
1996	Aufgabe des Psychologiestudiums	Eindruck, dass Leute möglicherweise auch in meine Wohnung eindringen und dort Dinge vergiften. Deckel der Margarine war einmal geöffnet, als ich nach Hause kam, obwohl ich sie verschlossen hatte
1997	Aufgabe der Wohnung aus finanziellen Gründen, Rückzug von Freunden	Nach einem Essen, das meine Mutter gekocht hatte, musste ich erbrechen. Wusste nicht mehr, wem ich noch trauen kann
1998	Vorübergehend Zimmer in Wohnung der Mutter, Streit wegen Unordnung. Obdachlosigkeit	Mutter und Schwester sagen mir, ich hätte mich verändert
1999	Obdachlosigkeit	Immer wieder Auseinandersetzungen mit Unbekannten, die mir Gifte ins Essen geschüttet hatten
2000	Festnahme durch Polizei Klinikaufnahme/ Zwangseinweisung	

wenn er vom Patienten beispielsweise eine Wiederholung der Therapieinhalte der letzten Stunde erfragt. Eine genaue testpsychologische Erfassung neuropsychologischer Defizite ist für die Durchführung der Therapie in der Regel weniger relevant, sprengt den Rahmen der ambulanten Diagnostik und bringt den Patienten in eine möglicherweise unangenehme Bewertungssituation. Im Rahmen einer kognitiven Verhaltenstherapie reicht es in der Regel, den Patienten selbst zu fragen, ob er Schwierigkeiten hat, sich Dinge zu merken oder sich hinreichend lange zu konzentrieren oder ob er in diesen Bereichen Veränderungen festgestellt hat. Alternativ kann auch das in Kapitel 3 vorgestellte *Eppendorfer Schizophrenie-Inventar* (*ESI*; Maß, 2001) verwendet werden, das unter anderem die subjektive Beeinträchtigung in neuropsychologischen Bereichen erfasst.

Anders stellt es sich dar, wenn ein Patient von sich aus Aufmerksamkeits- und Gedächtnisdefizite in den Vordergrund stellt und eine Verbesserung dieser Bereiche als vorrangiges Therapieziel formuliert. In diesen Fällen können kurze Merkaufgaben (Zahlenreihen nachsprechen lassen, Wortlisten nachsprechen lassen, Memory spielen, Inhalte der (letzten) Therapiestunde wiedergeben) oder Kategorisierungsaufgaben (Münzen oder Spielkarten nach bestimmten Kriterien sortieren) unstandardisierte Hinweise auf extreme Defizite in diesen Bereichen geben.

Falls eine standardisierte Testung erwünscht ist, kann auf die in Kapitel 3.2.3 aufgeführten Tests zurückgegriffen werden. Für eine ausführlichere Darstellung neuropsychologischer Tests und Therapieverfahren vgl. Exner und Lincoln (2011). In den meisten Fällen wird der Therapeut auch ohne eine aufwändige Testung im Verlauf der ersten Sitzungen merken, ob ein Patient Probleme hat, sich zu konzentrieren, Inhalte zu strukturieren oder sich die Therapieinhalte zu merken.

7.3.8 Erhebung von Problemverständnis

Viele Patienten haben Schwierigkeiten damit, die Diagnose Schizophrenie für sich zu akzeptieren oder überhaupt zu erkennen, dass sie Symptome einer psychischen Störung aufweisen (vgl. Kapitel 1). Patienten werden in der Regel wenig bereit sein, für Symptome, die sie als solche nicht wahrnehmen, Behandlungsangebote zu akzeptieren. Der Therapeut sollte sich also ein Bild machen, welche Symptome der Patient wahrnimmt und welche von diesen Leidensdruck verursachen. In der Regel haben Patienten kein Problem damit, wenn sie direkt und offen zu ihren Überzeugungen in Bezug auf die Diagnose und bisherigen Behandlungserfahrungen befragt werden: Beispielsweise kann der Therapeut folgende Fragen stellen:

„Viele Patienten mit ähnlichen Problemen wie Ihren haben gesagt bekommen, dass sie unter einer psychischen Störung oder Erkrankung, unter einer Psychose oder Schizophrenie leiden. Wurde Ihnen das auch gesagt? Was denken Sie darüber? Glauben Sie, dass Sie eine Erkrankung haben? Warum sind Sie hierher gekommen? Brauchen Sie eine Behandlung? War Ihre Krankenhauseinweisung ein Fehler? Gibt es bestimmte Symptome, die behandelt werden sollten?

Der Therapeut kann sich in der Befragung auch an einem halbstrukturierten Interview zur sogenannten Krankheitseinsicht orientieren. Die in Kapitel 3 vorgestellte *Scale to Assess Unawareness of Mental Disorder* (SUMD; Amador et al., 1993) erfasst beispielsweise die Einsicht in das Vorhandensein einer psychischen Störung, der sozialen Konsequenzen, der Notwendigkeit einer Behandlung und der Wahrnehmung und Attribution von Symptomen auf die Störung.

Arbeitsblatt 4: Deutsche Übersetzung der Scale to Assess Unawareness of Mental Disorder (vgl. CD-ROM).

7.4 Erarbeitung des Erklärungsmodells

Ein individuelles Erklärungsmodell dient dazu, ein gemeinsames Verständnis davon zu entwickeln, wie die für den Patienten belastenden Symptome oder Probleme zustande gekommen sind und warum sie nicht von allein weggehen. Es bietet eine wesentliche Grundlage für die weitere Therapie.

Bevor das Erklärungsmodell gemeinsam mit dem Patienten erarbeitet wird, sollte der Therapeut sich bereits ein klares Bild über die mögliche Entstehung und Aufrechterhaltung der Symptomatik sowie der Interaktionen zwischen verschiedenen Problembereichen gemacht haben. Als Basis für das individuelle Erklärungsmodell kann auf bestehende allgemeine Modelle oder Modellaspekte zurückgegriffen werden. Hierfür eignen sich die in Kapitel 2.4 skizzierten kognitiven Modelle zur Entstehung von Wahn, Halluzinationen und Negativsymptomatik (vgl. Garety et al., 2001; Beck & Rector, 2003; Morrison et al., 1995; Rector et al., 2005), die in Kapitel 2.3 beschriebenen traditionellen Vulnerabilitäts-Stress-Modelle

(Zubin & Spring, 1977; Nuechterlein & Dawson, 1984) sowie eine Reflexion darüber, welche Bedeutung frühe Erlebnisse des Patienten für das aktuelle Erleben gehabt haben könnten.

Je nach Patient, Problemschwerpunkt und Therapiezielen werden Erklärungsmodelle verschiedene Aspekte unterschiedlich stark betonen. Manche Patienten empfinden auch biologisch/medizinische Erklärungen als entlastend, allerdings reichen sie den wenigsten Betroffenen als vollständige Erklärung ihrer Symptome oder Probleme aus. In jedem Fall sollte das Erklärungsmodell die Ursachen der zentralen Probleme, die Auslöser und die Aufrechterhaltung der Probleme sowie die Interaktion von Problemen beinhalten.

Es geht aber in erster Linie nicht darum, einem Patienten zu erklären, warum er eine *Schizophrenie* oder Psychose entwickelt hat, sondern die *identifizierten Probleme* (z. B. Stress, Belastung durch Symptome, Niedergeschlagenheit, Angst, Rückzugsverhalten, soziale Interaktionsschwierigkeiten) plausibel zu erklären. Es besteht keine Notwendigkeit, den Begriff der Schizophrenie oder Psychose in das Erklärungsmodell aufzunehmen. Da diese Bezeichnungen Patienten zunächst oft eher be- als entlastet und somit dazu beitragen, Selbstakzeptanz und Selbsteffizienzerwartungen zu erhöhen, können sie an anderer Stelle gesondert mit dem Patienten besprochen werden (vgl. Kapitel 11.1).

Insgesamt ist darauf zu achten, dass das Modell für den Patienten plausibel und nicht falsifizierbar ist. Das Modell sollte also eigene Erklärungen des Patienten aufgreifen, seinem Weltbild nicht diametral entgegenstehen, mit seinen eigenen Erfahrungen übereinstimmen oder diesen wenigstens nicht widersprechen. Gleichzeitig bietet das psychologische Erklärungsmodell eine Alternative zu den wahnhaften oder dysfunktionalen Interpretationen des Patienten. Eine gründliche Vorbereitung des Erklärungsmodells sowie der Art und Weise, in der es mit dem Patienten erarbeitet werden soll, ist von hoher Bedeutung, da diese Therapiesitzung in der Arbeit mit wahnhaften Patienten mitunter die erste Stellungnahme des Therapeuten in Bezug auf wahnhafte Interpretationen darstellt. Viele wahnhafte Patienten werden wiederholt die Erfahrung gemacht haben, dass ihnen wahnhaft anmutende Erfahrungen nicht geglaubt werden, und sie hören hier also sehr genau hin. Es besteht die Gefahr für den Therapeuten, in die gleiche Schublade zu geraten wie „alle anderen". Daher ist es wichtig, deutlich zu machen, dass es sich bei dem Modell nur um eine *mögliche* Erklärung dessen handelt, was dem Patienten widerfahren ist und dass das Modell einfach eine „andere Erklärung der Dinge" darstellt, die auch nicht notwendigerweise richtig sein muss. Um die Belastung der therapeutischen Beziehung zu minimieren, ist es in diesem Gespräch außerdem günstig, während der Erklärungen eine entpathologisierende Haltung einzunehmen, d. h. Verständnis für die Interpretationen des Patienten zu zeigen. Des Weiteren sollte sich der Therapeut während der Ausführungen wiederholt beim Patienten rückversichern, ob die postulierten Zusammenhänge nachvollziehbar sind und ihn bitten, ggf. korrigierend einzuwirken. Das Erklärungsmodell wird vom Therapeuten während der Stunde schriftlich festgehalten und als „vorläufiges Arbeitsmodell" tituliert. Der Therapeut bietet dem Patienten dann an, Aspekte des Modells während der Therapie gemeinsam zu überprüfen. Der Einstieg in die Therapiesitzung, in dem das Modell erarbeitet werden soll, könnte am Beispiel von Herrn F. folgendermaßen aussehen:

> „Ich habe mir noch mal Gedanken über Ihre Schwierigkeiten gemacht, die wir in den letzten Sitzungen besprochen haben. Es ist deutlich geworden, dass Sie Ihre Schwierigkeiten in erster Linie darauf zurückführen, dass Sie von unbekannten Kriminellen bespitzelt und vergiftet werden, die Sie einfach nicht in Ruhe lassen wollen. Aufgrund dessen, was Sie erlebt haben, kann ich gut nachvollziehen, dass Sie zu dieser Schlussfolgerung gekommen sind. Und es ist möglich, dass es in der Tat so gewesen ist. Auf der anderen Seite ergeben sich aus der Information, die ich von Ihnen in den letzten Sitzungen bekommen habe auch andere Erklärungen für das, was Sie erlebt haben. Diese sind nicht notwendigerweise richtiger, es handelt sich dabei lediglich um Ideen, wie Ihre Probleme auch entstanden sein könnten. Diese andere Sicht auf die Ereignisse würde ich gern heute mit Ihnen besprechen. Ist das für Sie in Ordnung?"

Das individualisierte Erklärungsmodell kann in der Darstellung in frühe Ereignisse und Prägungen, auslösende Bedingungen und aufrechterhaltende Bedingungen untergliedert werden. Zu jedem Bereich werden dann die für den Patienten relevanten Erfahrungen durch den Therapeuten aufgegriffen und in das Modell integriert. Im Fall von Herrn F. könnte dies beispielsweise so aussehen, wie im Fallbeispiel dargestellt:

Fallbeispiel Herr F.: Darstellung der Problementwicklung

Frühe Ereignisse und Prägungen:
- Eher vorsichtiger, zurückhaltender Typ, schon als Kind. Jemand, der gründlich, genau und schlau ist aber Zeit braucht, um sich mit Dingen auseinanderzusetzen. Deshalb war Schulzeit insgesamt anstrengend. Erwartung der Eltern, auf jeden Fall Abi zu schaffen erhöht den Druck!
- Unzufriedenheit darüber, dass andere schneller eine Freundin hatten, selbst eher Außenseiterposition. Dies führt zu Verunsicherung.
- Mutter immer sehr besorgt um Gesundheit des Vaters und der Kinder, frühe Verunsicherung in Bezug auf körperliche Unversehrtheit.
- Auch Studienzeit aufgrund der Anforderungen extrem anstrengend.

Diese Erfahrungen resultieren in belastenden negativen Konzepten in Bezug auf sich und andere: *Das Leben ist anstrengend. Andere Leute kommen nicht auf mich zu, sind mir nicht automatisch wohlgesonnen. Ich bin körperlich anfällig. Ich muss auf mich aufpassen.*

Auslösende Bedingungen:
- Tod des Vaters, der eine finanzielle und sonstige Stütze gewesen ist. Frühes Herzversagen des Vaters ist extrem beunruhigend.
- Beschäftigung mit politischen Inhalten, Gefühl, etwas Verbotenes zu tun. Uneindeutige Ereignisse werden als möglicher Hinweis auf Beobachtung interpretiert. Selektive Aufmerksamkeit = genaue Beobachtung der Umwelt in Bezug auf Anzeichen für Bespitzelung: Durch diesen Aufmerksamkeitsbias wimmelt es plötzlich nur so vor Spitzeln! (Gedankenexperiment: neuen Golf gekauft: plötzlich sieht man überall Golffahrer).
- Bemerken eines Abfalls der körperlichen Leistungsfähigkeit (dieser ist wahrscheinlich Resultat der Überbelastung durch Arbeit und Studium, Verarbeitung des Todes des Vaters sowie des belastenden Gefühls, bespitzelt zu werden). Die Wahrnehmung des Leistungsabfalls löst, aufgrund der Angst, selbst an frühem Herzversagen zu sterben, Panik aus. Da keine eigene plausible Erklärung für den Leistungsabfall vorliegt, sind, vor allem vor dem Hintergrund der weiteren Erfahrungen in dieser Zeit, der Gedanke „Ist das möglicherweise schon Stufe 2 der Bespitzelung?" oder die Annahme „Die wollen mich vielleicht fertig machen oder verwarnen", nachvollziehbare Reaktionen.

Aufrechterhaltung:
- Selektive Aufmerksamkeit auf alle körperlichen Veränderungen: Jedes Symptom wird registriert (Gedankenexperiment aus Behandlung von psychosomatischen Störungen: Konzentrieren Sie sich für 5 Minuten nur auf den rechten Fuß. Ergebnis: Kribbeln. Stellen Sie sich vor, in eine saure Zitrone zu beißen: Ergebnis: Mund zieht sich leicht zusammen).
- Gleichzeitig auch selektive Aufmerksamkeit in Bezug auf die antizipierte Gefahr von Außen. Es werden nur noch Ereignisse wahrgenommen, die zu der Überzeugung, dass etwas im Gange ist, passen. Uneindeutige Ereignisse werden entsprechend interpretiert (z. B. im Café am Nachbartisch den eigenen Namen hören und dies als Hinweis werten, dass über Sie geredet wird und vermuten, dass die anderen Personen Teil der Verschwörung sind. Ohne bereits diese Hypothese im Kopf zu haben, wäre vielleicht eher der Gedanke gekommen, dass Stefan ein so häufiger Name ist und irgendwer gemeint sein könnte).
- Aufgrund des Misstrauens zunehmender Rückzug von anderen Leuten: weniger positive soziale Ereignisse, die die negativen Überzeugungen in Bezug auf andere in Frage stellen könnten.
- Selbstschutzmaßnahmen (z. B. bestimmtes Essen vermeiden und nicht in bestimmten Geschäften einkaufen) stärken das Gefühl, dass das Essen gefährlich ist und führen zu dem Eindruck, gerade noch davon gekommen zu sein.

Sozialer Rückzug und Selbstschutzmaßnahmen sowie die ständige Angst sind sehr belastend und führen eher zu einer weiteren Verschlechterung der körperlichen Leistungsfähigkeit. Weitere körperliche Symptome werden wieder als Anhaltspunkt für Vergiftungen gewertet und Selbstschutzmaßnahmen verstärkt.

Um die Interaktionen der verschiedenen Komponenten sichtbar zu machen, ist es hilfreich, das Modell auch grafisch zu veranschaulichen. Vorlagen für die grafische Veranschaulichung von Modellen zur Entstehung von Verfolgungswahn, Halluzinationen und Negativsymptomatik finden sich in den folgenden Kapiteln. Eine verschriftlichte Version des Modells kann dem Patienten dann auch mitgegeben werden.

Kognitives Modell

Um den Patienten zu erklären, warum bestimmte Ereignisse oder Symptome zu belastenden Gefühlen führen, ist es hilfreich, sie zunächst mit dem kognitiven Modell vertraut zu machen. Hierzu wird in Anlehnung an Beck erläutert, dass die Bewertung eines Ereignisses entscheidend ist für die Gefühle, die das Ereignis auslöst. Dies kann sowohl an neutralen Beispielen (z. B. Ereignis: Die Ampel springt auf Rot. Bewertung: „Ach, wie ärgerlich, immer passiert mir so etwas". Gefühl: Ärger) sowie an Beispielen des Patienten (z. B. Ereignis: Auftreten einer kommandierenden Stimme. Bewertung: „Die Stimme will mir schaden". Gefühl: Angst) verdeutlicht werden. Durch solche Modelle soll dem Patienten verdeutlicht werden, dass es nicht das Ereignis an sich ist, sondern die Bedeutung, die dem Ereignis beigemessen wird, die zu den negativen Gefühlen führt. In den Erklärungsmodellen, die die Grundlage für die Therapie bilden, sind solche einfacheren kognitiven Konzeptualisierungen jedoch in komplexere Gesamtmodelle eingebettet, die auch die individuelle Vulnerabilität des Patienten und spezifische Auslöser berücksichtigen. Ferner enthalten diese Gesamtmodelle Rückkopplungsschleifen zwischen Reaktionen auf verschiedenen Ebenen (emotional, im Verhalten, kognitiv), auslösenden Bedingungen und Vulnerabilitätsfaktoren.

Eine hilfreiche Basis für die Erstellung solcher Modelle ist die gemeinsame Erarbeitung individueller Problemanalysen für verschiedene Problembereiche des Patienten, anhand von konkreten Beispielen. Ferner können die unter Kapitel 2 aufgeführten ätiologischen Grundlagen herangezogen werden, die Anhaltspunkte für verursachende, auslösende oder aufrechterhaltende Faktoren für die Symptomatik des jeweiligen Patienten liefern.

Die Formulierung des Erklärungsmodells ist ein wichtiger therapeutischer Schritt. Zwar werden Patienten durch die bloße Erläuterung alternativer Erklärungen in den wenigsten Fällen von ihrer Richtigkeit wirklich überzeugt sein. Dies wird eher in späteren Stadien der Therapie durch eine Fokussierung und gezielte Infragestellung bestimmter Aspekte erreicht werden. Das Arbeitsmodell bietet jedoch eine Grundlage für die psychologische Einordnung der Erfahrungen des Patienten, auf die im Laufe der Therapie immer wieder zurückgegriffen wird. Im Gegensatz zu einem rein biologischen Krankheitsmodell oder einem allgemeinen Vulnerabilitäts-Stress-Modell ist ein individualisiertes psychologisches Modell für den Patienten leichter zu akzeptieren, weil es präziser mit seinen eigenen Erfahrungen in Einklang zu bringen und zudem weniger stigmatisierend ist.

Therapeutische Haltung während der Erarbeitung des Modells

Auch während der Erarbeitung des Modells sollte der Therapeut eine „normalisierende" Haltung einnehmen. Dies bedeutet, dass er in seinen Erläuterungen deutlich macht, dass er die Reaktionen des Patienten als nachvollziehbar empfindet. Ferner kann er die gemeinsame Erarbeitung des Modells nutzen, um sein Verständnis für die vom Patienten erlebte Belastung zu signalisieren. Wichtig ist, dass der Therapeut und der Patient das Modell gemeinsam erarbeiten und dass das Modell lediglich als Hypothese verstanden wird. Im Laufe der Therapie arbeiten Therapeut und Patient zusammen, um zu überprüfen, ob das Modell eine plausible und hilfreiche Erklärung für die Probleme ist. Das Arbeitsmodell kann auch parallel zu anderen Arbeitsmodellen erarbeitet werden, die vom Patienten als ebenfalls plausible Optionen verstanden werden. Dadurch kann noch klarer gemacht werden, dass das Modell nur ein Arbeitsmodell ist, das im Laufe der Therapie geändert wird, in der sowohl Patient als auch Therapeut mehr und mehr über die Entstehung und Aufrechterhaltung der Schwierigkeiten des Patienten lernen.

7.5 Aus dem Modell abgeleitete Ziele

Obwohl der Patient bereits in der ersten Therapiestunde nach Therapieerwartungen und Veränderungswünschen gefragt wurde, ist es sinnvoll, die zu bearbeitenden Probleme und Ziele vor Beginn der eigentlichen Interventionen noch mal aufzugreifen. Mit dem Patienten kann eine Problemliste erstellt und sich anschließend auf die relevanten Probleme geeinigt werden. Die Auswahl der zu bearbeitenden Probleme sollte aufgrund ihrer Priorität für den Patienten, der Wahrscheinlichkeit ihrer Veränderbarkeit (und damit sichtbaren Therapieerfolg für den Patienten) sowie dem Einfluss, den das Problem auf andere Problembereiche hat, erfolgen. Das Benennen zentraler Problembereiche fokussiert die Aufmerksamkeit des Patienten und des Therapeuten und erlaubt, die Therapiezeit effektiver zu nutzen. Die ausgewählten Therapieziele sollten messbar, konkret, spezifisch und erreichbar sein. Hierfür bietet es sich an, die Ziele ebenfalls schriftlich festzuhalten. Im Anhang findet sich ein Beispielformular zur Erstellung einer Problemliste und zur Zielkonkretisierung in Anlehnung an die Zielerreichungsskalierung bei Hautzinger (2000).

Arbeitsblatt 9: Problemliste (vgl. CD-ROM).

Arbeitsblatt 10: Zielkonkretisierung (vgl. CD-ROM).

Schließlich kann der Patient aufgefordert werden, anhand des Modells, selbst abzuleiten, an welchem Punkt in der Therapie angesetzt werden sollte, um die gewünschten Veränderungen zu erreichen. Sollte dies dem Patienten schwer fallen, unterstützt ihn der Therapeut seinerseits mit Vorschlägen. Aus dem Modell abgeleitete Maßnahmen könnten beispielsweise darin bestehen, sich wieder stärker mit sozialen Situationen zu konfrontieren, Situationen zu schaffen, in denen korrigierende Erfahrungen überhaupt möglich wären oder den „confirmation bias" aufzulösen, indem bewusst nach Gegenbeweisen Ausschau gehalten wird. Im Bereich der Entstehung könnten ungünstige Konzepte hinterfragt werden und Auslöser durch eine bessere Stressbewältigung oder äußerliche Veränderungen minimiert werden. Die Therapie besteht zudem in einer Überprüfung der im Modell postulierten Beziehungen. Diese werden von den meisten Patienten trotz ihrer Plausibilität zunächst mit Skepsis bewertet und müssen deshalb erfahrbar gemacht werden.

Kapitel 8
Arbeit mit Halluzinationen

Zusammenfassung

Wesentliches Ziel bei der kognitiven Arbeit mit Halluzinationen ist das Wiedererlangen von Kontrollerleben sowie die Aufgabe dysfunktionaler Bewertungen von Halluzinationen. Im folgenden Kapitel wird die Arbeit mit Erklärungsmodellen für akustische Halluzinationen vorgestellt. Ferner werden Interventionen beschrieben, die darauf abzielen, Halluzinationen funktionaler zu bewerten und auf sie zu regieren. Zu diesen Interventionen zählen eine entpathologisierende therapeutische Haltung, die Arbeit mit Copingstrategien, Expositionsverfahren, kognitive und metakognitive Interventionen.

Nicht alle Halluzinationen in Form von „Stimmenhören" sind für Betroffene belastend. Es geht also nicht per se darum, Stimmen loszuwerden. Wenn Stimmen aber als belastend erlebt werden und ihre Reduktion oder ein besserer Umgang mit ihnen vom Patienten als Ziel genannt werden, dann stehen eine Reihe von Interventionen zur Verfügung, die dieses Ziel unterstützen.

8.1 Entpathologisieren

Als Einstieg in die therapeutischen Interventionen zum Umgang mit Stimmen eignet sich die Vermittlung entpathologisierender Information. Der Patient kann beispielsweise darüber aufgeklärt werden, dass nicht nur viele andere Patienten akustische Halluzinationen berichten, sondern dass Umfragen auch zeigen konnten, dass ein Teil der gesunden Bevölkerung gelegentlich Stimmen hört (vgl. Kapitel 1.7.2). Wenn der Therapeut eigene Beispiele oder solche von Bekannten einfließen lassen kann (Beispielsweise: Ich höre als Mutter manchmal den Ausruf „Mama!", obwohl ich weiß, dass keins der Kinder im Haus ist) hat auch dies einen entpathologisierenden Effekt.

Entpathologisierend sind zudem Beispiele von anderen Patienten, die Stimmen hören, Austausch mit anderen Personen, die Stimmen hören (hierzu kann der Therapeut ermutigen) und Erläuterungen oder Erarbeitung des Zusammenhangs zwischen Stimmenhören und Stress (vgl. Kapitel 2.4.3) anhand von Beispielen des Patienten, die sich z. B. den Ergebnissen aus der Erhebungsphase entnehmen lassen.

Schließlich kann der Therapeut Beispiele aus der Wahrnehmungspsychologie einfließen lassen, die verdeutlichen, dass Fehlwahrnehmungen in vielen Situationen Teil eines natürlichen physiologischen Prozesses sind: Wahrnehmung ist nicht dasselbe wie Realität. Dies gilt für alle Sinne. In Kasten 12 sind Beispiele aufgeführt, die verdeutlichen, dass uns unsere Sinne täuschen können. Als weitere Beispiele eignen sich Demonstrationen optischer Illusionen, vor allem, wenn sie dem Patienten so präsentiert werden, dass er selbst die Erfahrung der Fehlwahrnehmung machen kann und sie im Anschluss z. B. durch Nachmessen korrigieren kann. Im Arbeitsblatt 11 finden sich Beispiele von visuellen Illusionen, die zur Verdeutlichung für die natürliche Anfälligkeit für Fehlwahrnehmungen herangezogen werden können.

Arbeitsblatt 11: Beispiele für visuelle Illusionen (vgl. CD-ROM).

Kasten 12: Wahrnehmung ist nicht gleich Fakt

- Ich denke, ich habe am Strand eine Perle entdeckt und stelle fest, dass es nur ein Stück Muschelschale ist, die von der Sonne angeleuchtet wird.
- Ich schlage nach einer Mücke an der Wand und merke dann, dass es sich um eine Reißzwecke handelte.

- Ich sehe auf dem nach Hause Weg einen unheimlich anmutenden Mann am Wegrand stehen aber wenn ich näher komme, stelle ich fest, dass es ein Baum war.
- Ich höre die Nachbarn streiten, aber erkenne hinterher, dass es ein Fernsehprogramm war, das sie hörten.
- Mein Vater genießt das leckere Fleisch in der Suppe und ist hinterher erstaunt, als er erfährt, dass es Tofu war.
- Ein Bekannter, dem das rechte Bein nach einem Unfall amputiert wurde, berichtet von anhaltenden Schmerzen im rechten Fuß.
- Nach einem lauten Konzert höre ich Pfeifen im Ohr, obwohl die Umgebung um mich herum still ist.
- Leute sehen Wasser in der Wüste, obwohl keins da ist. Die Sonnenbestrahlung hat ihrer Wahrnehmung einen „Streich" gespielt (Fata Morgana).
- Wenn man einen Stock ins Wasser hält, sieht es aus, als ob er sich biegt, obwohl er weiterhin gerade ist.

8.2 Vorbereitung der Interventionen

Die therapeutischen Strategien zum Umgang mit Halluzinationen zielen im Grunde alle auf eine Reduktion des Gefühls des Kontrollverlustes gegenüber dem Symptom und lassen sich grob in die drei Bereiche Copingstrategien, Fokussierungsstrategien und Umstrukturierung von dysfunktionellen Bewertungen einteilen. Allerdings ist diese Einteilung künstlich und die Strategien weisen erhebliche Überschneidungen auf.

Alle beschriebenen Ansätze gehen davon aus, dass Halluzinationen in einem bestimmten Kontext auftreten, der von emotionalen, kognitiven, physiologischen oder Verhaltensaspekten des Patienten charakterisiert ist. Solche Trigger können beispielsweise Isolation und Einsamkeitsgefühle, Angst, unangenehme Ruhepausen in Therapiesitzungen, Bedrohungssituationen oder Stress sein. Einer Halluzination geht oft ein Anstieg von Anspannung oder negativer Stimmung voraus. Die Halluzination wird zudem von einer Reaktion begleitet und geht einer Reaktion voraus, die jeweils affektive, kognitive, physiologische und Verhaltenskomponenten beinhaltet. Diese können das Symptom verstärken oder aufrechterhalten. Das dargestellte Beispiel soll diese Basis anhand einer einfachen Problemanalyse veranschaulichen:

Beispiel für die problemanalytische Einbettung von Halluzinationen

Herr V., der über wiederholte kommentierende Stimmen klagt, die ihn als Weichei oder Versager beschimpfen, schildert auf Nachfrage folgende Situation.

(S) Innere und äußere Situation:
Herr V. liegt unzufrieden auf dem Bett, sein Bruder ist im Zimmer und hört Musik über einen Walkman, aus dem leise Geräusche zum Patienten vordringen. Herr V hört, wie sein Bruder, mit dem er neulich über seine Schwierigkeiten, eine Freundin zu finden, gesprochen hatte, wiederholt murmelt „Du bist ein Weichei".

(WP IV) Wahrnehmungsprozess und Informationsverarbeitung:
Herr V. fühlt sich unattraktiv und zur Zeit auch wenig von seiner Familie verstanden. Herr V. hat bisher keine sexuellen Beziehungen zu Frauen gehabt. Herr V. hat das Gefühl, dass sein Bruder ihn nicht richtig ernst nimmt.

(V) Verhalten:
Emotional: Starker Ärger über den Bruder, Scham

Gedanken: „Dem erzähle ich nie wieder was von mir".

Physiologisch: „Herzklopfen"

Verhalten: Herr V. geht aus dem Zimmer, redet an diesem Tag nicht mehr mit seinem Bruder

(K) Konsequenzen:
Bruder ist sauer, weil er ignoriert wird und nicht weiß, warum. Herr V. ist dem Bruder gegenüber noch misstrauischer. Er ist überzeugt, dass sein Bruder ihn für ein Weichei hält. Er zieht sich sozial zurück, aus Angst, dass auch andere so etwas sagen könnten.

Die heftige Ärgerreaktion von Herrn V. wirkt aufgrund eines Zirkelschlusses als Bestätigung dafür, dass sein Bruder den Kommentar wirklich gemacht hat („Wenn es nicht wirklich mein Bruder gewesen wäre, sondern nur meine Gedanken, wäre ich nicht so verärgert gewesen").

Langfristig: Misstrauen und weiterer Rückzug verstärken die innere Bereitschaft, vor solchen Kommentaren auf der Hut zu sein und sie wieder zu hören.

Es ist davon auszugehen, dass bei vielen Patienten Halluzinationen ohne die Einbettung in einen emotionalen Kontext nicht in der Deutlichkeit und vor allem nicht in der Häufigkeit auftreten würden. Die (emotionale) Reaktion verleiht dem Symptom erst die Bedeutung, die es braucht, um zu einem stark beeinträchtigenden Symptom zu werden, gegenüber dem der Patient sich zunehmend hilflos ausgeliefert fühlt. Voraussetzung für die therapeutischen Techniken zum Umgang mit Halluzinationen ist also eine sorgfältige Problemanalyse.

Die Problemanalyse kann auch als Grundlage für die gemeinsame Erarbeitung eines Erklärungsmodells für das Auftreten von Halluzinationen verwendet werden. Die Problemanalyse macht für den Patienten deutlich, dass bestimmte Bedingungen Halluzinationen begünstigen können. Diese Erkenntnis kann dem Patienten ein gewisses Maß an Kontrolle über die Halluzinationen zurückgeben, da er es zum Teil in der Hand hat, diese Bedingungen zu beeinflussen. Ein weiteres Ziel solcher Bedingungsanalysen ist es, den Patienten dafür zu sensibilisieren, dass Halluzinationen auf unterschiedliche Art bewertet werden können und man auch unterschiedlich auf sie reagieren kann. Hier kann auch der Vergleich mit Tinnitus hilfreich sein. Circa 25 % der Bevölkerung geben an, schon einmal Tinnitussymptome gehabt zu haben, ca. 4 % beschreiben dauerhaften Tinnitus, aber nur 2 % fühlen sich davon massiv beeinträchtigt (Pilgramm et al., 1999). Hier bietet es sich an, den Patienten selbst die Konsequenzen verschiedener Bewertungen und Copingstrategien herausarbeiten zu lassen, etwa wie folgt:

„Was glauben Sie, was bei Menschen mit Tinnitus, die angeben, nicht darunter zu leiden, anders ist, als bei solchen Personen, die sich durch den Tinnitus sehr belastet fühlen? Möglicherweise ist der Tinnitus unterschiedlich stark ausgeprägt, was es leichter oder schwerer machen kann, mit ihm klar zu kommen.

Aber können Sie sich vorstellen, dass diese Menschen anders über den Tinnitus denken? Oder anders auf ihn reagieren? Lässt sich das auch auf Halluzinationen übertragen?"

An dieser Stelle kann der Therapeut dann einfließen lassen, dass Umfragen gezeigt haben, dass es viele Leute gibt, die Stimmen hören und dennoch keinen besonderen Leidensdruck verspüren. Anschließend erarbeitet der Therapeut mit dem Patienten, dass es neben Inhalt, Lautstärke und Häufigkeit der Stimmen auch andere Gründe für die unterschiedlichen emotionalen Reaktionen auf Stimmen gibt. Diese bestehen in unterschiedlichen Bewertungen der Stimmen und in unterschiedlichen Strategien, die Menschen einsetzten, um mit Stimmen fertigzuwerden. Dass eine dysfunktionale Bewertung nicht nur kurzfristig zu einem erhöhten Leidensdruck führt, sondern auch langfristig zu einer Verstärkung von Halluzinationen führen kann, kann dem Patienten anhand von Teufelskreismodellen, wie sie in Abbildung 1 und 2 dargestellt sind, anschaulich vermittelt werden.

Anhand solcher Modelle wird erklärt, wie äußere Belastungen und Stressoren über Erregung und Anspannung das Auftreten von Stimmen begünstigen können und wie eine katastrophisierende die Bewertung der Stimmen im Sinne von „Ich bin verrückt geworden" oder „Jetzt ist alles vorbei" wiederum die Anspannung erhöht und so das Auftreten von Halluzinationen begünstigt (vgl. Abbildung 1).

Neben Stress können aber auch übermäßiger sozialer Rückzug und Isolation einen Teufelskreis in Gang setzen. Isolation begünstigt Grübeln sowie das Auftreten von akustischen Halluzinationen. Wenn diese beispielsweise wahnhaft bewertet werden, im Sinne von „Ich werde von anderen manipuliert und fertig gemacht", wird dies zu weiterem sozialem Rückzug führen etc. Paranoide Bewertungen können aber auch über eine Verstärkung von Angst das weitere Auftreten von Stimmen begünstigen (vgl. Abbildung 2).

In solche Erklärungsmodelle können gegebenenfalls auch biografische Elemente eingebaut werden, indem z. B. verdeutlicht wird, dass frühe negative Ereignisse (Traumatisierung, Erfahrung von Ablehnung, Diskriminierung, Minderheitenstatus etc.) Menschen stark verunsichern können und prägen, wie diese Menschen sich und andere sehen und Situationen bewerten. Dem Patienten kann erläutert werden, dass solche Erfahrungen zum Beispiel dazu führen können, dass jemand sozial unsicherer ist oder ein negatives Selbstbild hat. Dieses negative Selbstbild könne dann bei Schwierigkeiten im späteren Leben aktiviert werden und dazu führen, dass diese als noch belastender erlebt werden. Die damit einhergehende höhere Anspannung und körperliche Erregung begünstigen bei diesen Menschen dann das Auftreten von akustischen Halluzinationen. Im Zusammenhang mit negativen Selbstkonzepten kann oft gut herausgearbeitet werden, dass es Überschneidungen zwischen den Bewertungen der eigenen Person (z. B. „Ich bin unwichtig, wertlos.") und den Bewertungen anderer Personen (z. B. „Andere Leute sind lieblos, gemein.") zu den Inhalten gibt, die die Stimmen transportieren (z. B. „Du bist wertlos, andere werden über dich lachen."). Damit soll für den Patienten der Zusammenhang zwischen den eigenen Gedanken und den Inhalten der Stimmen und somit ggf. auch die Kontrollierbarkeit der Stimmen durch Veränderung der eigenen Selbstkonzepte verdeutlicht werden.

Nicht bei jedem Patienten spielen negative Kindheitserfahrungen jedoch eine Rolle und diese sollten auch nicht „herbeigeredet" werden. Auch unterschiedliche Temperamente können als Erklärung für Unter-

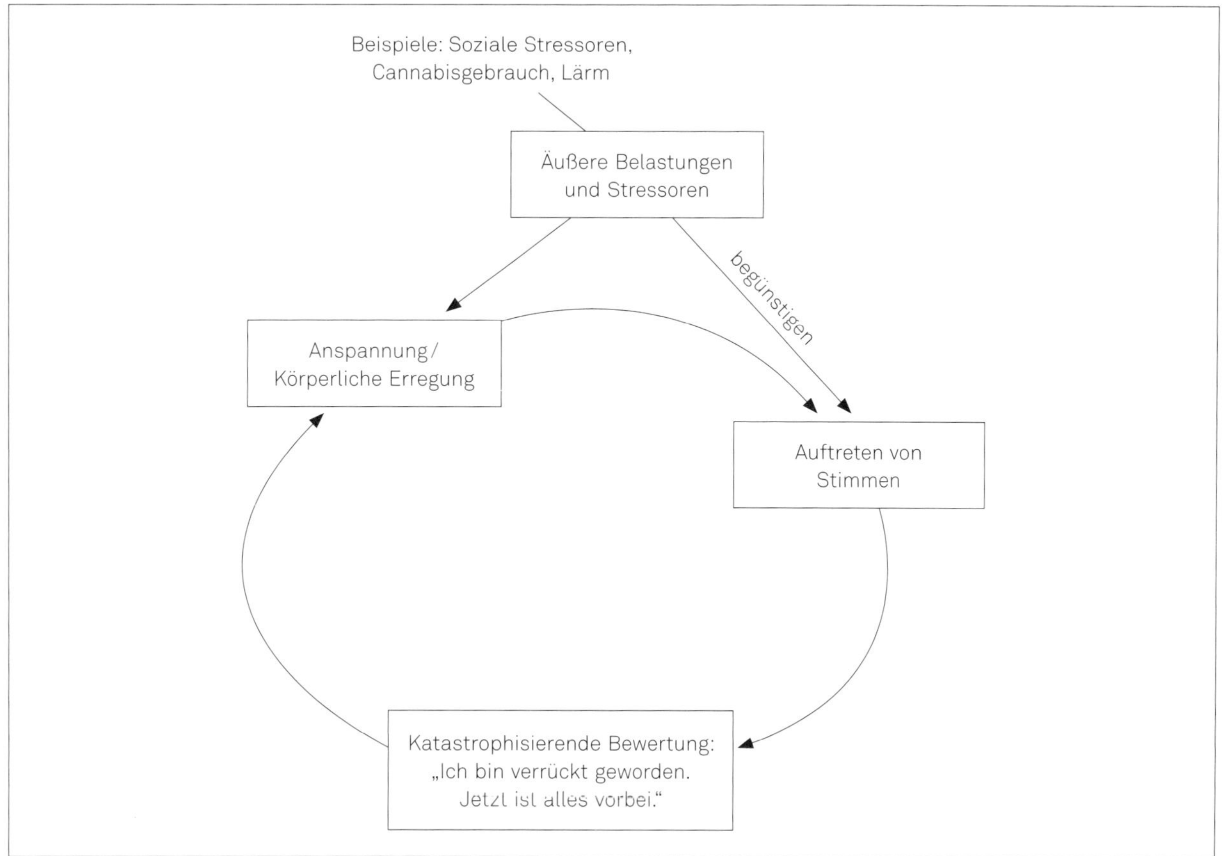

Abbildung 1: Teufelskreismodell von Halluzinationen bei katastrophisierenden Bewertungen

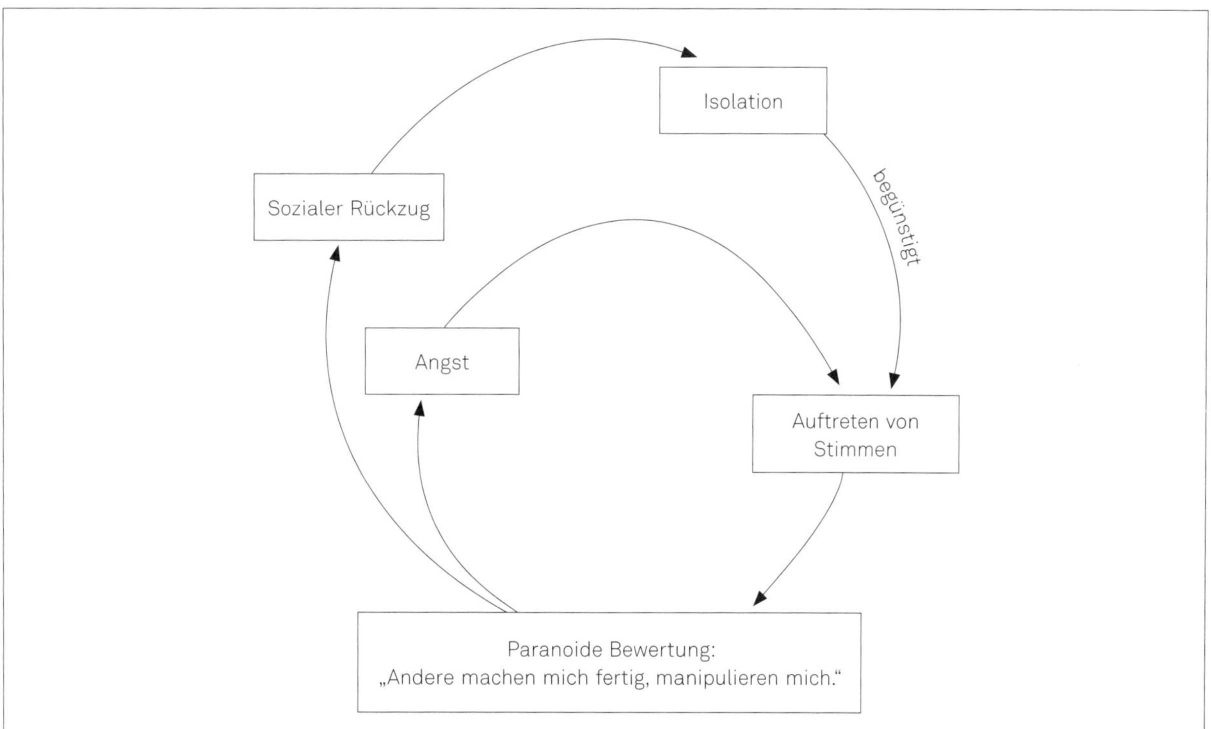

Abbildung 2: Teufelskreismodell von Halluzinationen bei paranoiden Bewertungen

schiede in der Stresssensitivität herangezogen werden. Jemand, der ein eher ängstliches Temperament hat, wird sich durch soziale Stressoren möglicherweise stärker belastet fühlen, als jemand, der von Anfang an eher ein dickes Fell hatte. Ferner kann gemutmaßt werden, dass es auch Unterschiede in der biologischen Vulnerabilität für Stressanfälligkeit gibt (etwa durch unterschiedlich sensitive Kortisolreaktionen des Körpers auf Stress).

Aus den Problemanalysen, den Teufelskreismodellen und den biografischen Bezügen wird dann die Notwendigkeit abgeleitet, sowohl gegebenenfalls an den auslösenden Bedingungen (z. B. Belastung, Konflikte, Substanzmissbrauch u. a.) anzusetzen wie auch an der paranoiden (vgl. Kapitel 9) oder katastrophisierenden Bewertung (vgl. Kapitel 8.4), dem Verhalten, das in Reaktion auf die Stimmen folgt (vgl. Copingstrategien in Kapitel 8.3) oder an den negativen Selbstkonzepten (vgl. Kapitel 12).

Des Weiteren ist es wichtig, auftretende Probleme in der therapeutischen Beziehung im Blick zu haben. Manche Patienten werden Zweifel haben, ob der Therapeut sie verstehen und Ihnen helfen kann, ohne selbst jemals die Erfahrung von Stimmenhören gemacht zu haben. Andere befürchten, dass ihnen Strategien „aufgedrückt" werden, die ihnen nicht helfen oder die Stimmen verschlimmern könnten. Diese Befürchtungen sollte der Therapeut ggf. ansprechen, etwa indem er beispielsweise sagt:

„Ich werde Sie auf jeden Fall nicht zwingen, irgendetwas zu machen, was Sie nicht wollen. Was ich normalerweise tue, ist, zu schauen, wie jemand bereits mit seinen Stimmen umgeht und dann eine Reihe von Ideen oder andere Sichtweisen vorzuschlagen, die andere Menschen als hilfreich empfunden haben. Wenn Sie diese Vorschläge ausprobieren wollen, ist das schön, wenn Sie den Eindruck haben, das ist nichts für Sie, ist das auch kein Problem. Ich würde vorschlagen, dass Sie der ganzen Sache zunächst eine Chance geben. Ist das für Sie in Ordnung?"

8.3 Einsatz von Copingstrategien

Copingstrategien werden von fast allen Patienten auch ohne therapeutische Anleitung eingesetzt, allerdings mit unterschiedlichem Erfolg. Tabelle 10 zeigt eine Reihe von Strategien, die von Patienten berichtet werden.

Tabelle 10: Häufig berichtete Strategien im Umgang mit Stimmen

Kognitive Strategien	gedankliche Ablenkung, Aufmerksamkeitseinengung, Selbstinstruktionen, Eingrenzung, Neutralisierung
Verhaltensstrategien	Aufsuchen von sozialen Interaktionen, Rückzug von sozialen Interaktionen, Aktivitäten, Ablenkung durch Computeraufgaben, (lautes) Lesen, Summen oder Singen, Rechenaufgaben, Entspannungsübungen
Sensorische Stimulation	Musik über Kopfhörer, Radio, Fernsehen, Ohrstöpsel

Die bereits vom Patienten verwendeten Strategien sollten explizit zur Kenntnis genommen und vom Therapeuten gewürdigt werden. Hilfreich ist auch, anzuerkennen, wie viel Mühe es den Patienten bisher gekostet haben muss, mit den Stimmen zurecht zu kommen. Der therapeutische Ansatz besteht also eher in einer Verbesserung oder Optimierung der Copingstrategien durch ein systematischeres Austesten verschiedener Strategien (coping strategy enhancement). Patienten werden angeleitet, Baselineprotokolle in Bezug auf ihre „Stimmen", deren Lautstärke und Dauer, die vorangehende Situation und den Umgang mit der Stimme zu führen. Ferner sollen sie die empfundene Beeinträchtigung durch das Symptom beurteilen. In Arbeitsblatt 12 findet sich ein Vordruck, der für Baseline-Selbstbeobachtung und dem Einsatz von Selbstkontrollstrategien verwendet werden kann.

Arbeitsblatt 12: Selbstbeobachtungsprotokoll zum Einsatz von Copingstrategien (vgl. CD-ROM).

Solche Protokolle dienen auch der Identifikation hilfreicher Strategien, die der Patient evtl. noch nicht bewusst einsetzt: Beispielsweise kann einem Patienten durch das Protokollieren deutlich werden, dass er am Nachmittag während der Hausarbeit weniger Beeinträchtigung durch die Stimmen verspürt. Nach der Baselineprotokollierung werden zusätzliche Copingstrategien eingeführt und sukzessive daraufhin überprüft, ob sie positiven Einfluss auf die Häufigkeit, Dauer oder Beeinträchtigung durch die Stimmen haben.

Die meisten oben aufgeführten Copingstrategien sind selbsterklärend. Aufmerksamkeitseinengung beschreibt die Konzentration auf eine bestimmte Aufgabe oder Sache. Als Selbstinstruktionen sind Aussagen wie *„Du wirst schon noch mit den Stimmen fertig“*, *„Die Stimme kommt und geht“*, *„Ich lasse mich von der Stimme nicht fertig machen“* hilfreich. Mit Neutralisierung ist gemeint, der Stimme etwas entgegen zu setzen, um den emotionalen Effekt durch die Stimme zu verringern (etwa, das genaue Gegenteil von dem sagen, was die Stimme sagt). Ein solcher Umgang dient aber eher einer kurzfristigen Reduktion von Angst und kann langfristig, ähnlich wie bei der Neutralisierung von Zwangsgedanken, zu einem Anstieg von Angst führen. Hilfreicher sind Strategien, die in eingrenzender Weise mit den Stimmen umgehen, etwa, indem Stimmen auf bestimmte Zeiten begrenzt werden oder ihnen gesagt wird, dass sie unerwünscht sind. Solche Strategien setzen die Bereitschaft des Patienten voraus, nur noch zu bestimmten Zeiten oder überhaupt nicht mehr auf die Stimmen zu reagieren. Diese Vorstellung löst bei vielen Patienten, die in der Regel ihren Stimmen eine große Bedeutung zuschreiben, Unbehagen oder Angst aus. Zur Einführung von Eingrenzungsstrategien ist der Vergleich der Stimmen mit einer nervigen Person (z.B. Schwiegermutter, Nachbarn, Bekannten etc.) hilfreich. Das Beispielinterview in Anlehnung an das Vorgehen von Chadwick et al. (1996) demonstriert das Prinzip:

Beispieldialog zur Erarbeitung eines veränderten Umgangs mit Stimmen: nervige Schwiegermutter

Th.: Stellen Sie sich vor, Sie haben eine nervige Schwiegermutter, die sich ständig in Ihre Angelegenheiten einmischt, anruft, vorbeischaut, kommentiert, wie Sie mit Ihren Kindern umgehen, kritisiert ... Kennen Sie so etwas? ... Okay, Sie versuchen also, diese Schwiegermutter um jeden Preis zu vermeiden, gehen nicht ans Telefon usw.

Pat.: Okay.

Th.: Nehmen wir mal an, Sie wollten, dass die Schwiegermutter noch neugieriger und aufdringlicher wird.

Pat.: Ja, dann müsste ich sie wahrscheinlich ein paar Mal zum Kaffee einladen und ihr bröckchenweise interessante Details aus meinem Leben hinwerfen ...

Th.: Und was müssten Sie tun, um sie vom weiteren Eindringen in ihr Leben abzuhalten?

Pat.: Ich müsste kurz angebunden sein, sagen, dass ich keine Zeit habe, möglicherweise ein andermal. Noch besser: dass sie gerade stört, dass sie sich weniger einmischen soll ...

Th.: Würde Ihnen das schwerfallen?

Pat.: Ja, weil ich Sie nicht verletzen wollte. Man müsste es wahrscheinlich nett sagen, aber bestimmt!

Th.: Die Stimmen verhalten sich ein bisschen wie eine nervige Schwiegermutter, glaube ich. Sie kommen ungefragt, auch wenn Sie ge rade beschäftigt sind. Sie kritisieren Sie, sie mischen sich in Ihre Angelegenheiten ein, sie haben nichts Positives zu sagen ... Man ist schon auf der Hut vor ihnen und vermeidet Dinge, die auf sie einladend wirken könnten ... Manchmal halten Sie dem Druck nicht mehr stand und fühlen sich genötigt, freundlich zu sein und die Dinge nach ihren Vorstellungen zu erledigen, ein anderes Mal verlieren Sie die Nerven und motzen sie an. Was würden Sie jemand anderem empfehlen, der so mit seiner Stimme umgeht?

Pat.: Dass er konsequenter sein soll, bestimmter.

Th.: Wie kann man das machen?

Pat.: Man könnte sagen, ich habe jetzt keine Zeit. Ich brauche meine Ruhe.

Th.: Und was ist, wenn die Stimme dann sauer reagiert?

Pat.: Das ist schon unangenehm. Andererseits, würde ich der Person sagen, sie soll sich nicht von Ihrer Stimme erpressen lassen.

Th.: Ist es denn schlau, Situationen zu vermeiden, von denen man weiß, dass sie auf die Stimmen einladend wirken, also beispielsweise Ruhezeiten?

Pat.: Eigentlich nicht, dann lässt man sich ganz schön einschränken.

Möglicherweise stellt sich heraus, dass unterschiedliche Copingstrategien in unterschiedlichen Situationen hilfreich sind. Falls keine nennenswerte Besserung durch die Strategien einsetzt, sollten Patienten nicht gedrängt werden, diese immer wieder oder immer wieder neue auszuprobieren. Dies führt eher zu Misserfolgserfahrungen und bestätigt die Annahme, dass man ohnehin nichts gegen die Stimmen machen kann.

Fowler et al. (1995) schildern, dass sie trotz positiver Erfahrungen mit Copingstrategien die Erfahrung gemacht haben, dass diese wenig hilfreich sind, wenn der Inhalt der Stimmen einen klaren Bezug zu der Person hat. Wenn die Stimme vermeintlich wichtige Botschaften oder Anweisungen erteilt, wird ein Patient weniger bereit sein, eine einfache Copingstrategie einzusetzen, weil er befürchtet, dass das Nichtbeachten der Stimme negative Implikationen für ihn haben wird. In solchen Fällen ist es besser, sich mit dem Inhalt der Stimme zu befassen, bzw. Techniken der Umstrukturierung von Metakognitionen einzusetzen (vgl. Kapitel 8.4). Die Autoren gehen außerdem davon aus, dass Copingstrategien weniger effektiv sind, wenn Halluzinationen scheinbar aus dem Nichts kommen, also keiner spezifischen inneren oder äußeren Situation zuzuordnen sind. Diese Art von Halluzinationen werden von Patienten oft als besonders belastend betrachtet. Auch hier kann auf andere Techniken zurückgegriffen werden oder man muss den Patienten darin bestärken, sich mit der Halluzination abzufinden, diese auszuhalten, die Zeit zu überstehen und sich evtl. Ermutigungszettel zu schreiben, z. B. *„In einer Stunde wird es vermutlich vorbei sein. Ich schaffe es jetzt, es auszuhalten. Wenn es vorbei ist, tue ich mir etwas Gutes"*.

Insgesamt ist bei dem regelmäßigen Einsatz von Copingstrategien durch einen Patienten auch darauf zu achten, dass diese nicht andere ungünstige Konsequenzen nach sich ziehen. Ein Patient, der ständig laute Musik über Kopfhörer hört, gefährdet sich im Straßenverkehr, wird schwer einschlafen können, ist für andere nicht ansprechbar, hört das Telefon nicht oder entwickelt langfristig Hörschäden. Ein Patient, dem es hilft, sich sozial zurückzuziehen, isoliert sich vielleicht zu sehr, was die Symptomatik langfristig verschlimmern kann (vgl. auch Abbildung 2). Auch in solchen Fällen ist es sinnvoll, zusätzliche Interventionsmöglichkeiten anzuwenden.

8.4 Veränderung von Bewertungen der Stimmen

Wie in den kognitiven Teufelskreismodellen bereits deutlich wurde, spielt die Bewertung, die unmittelbar auf die Stimme folgt, eine entscheidende Rolle für die Aufrechterhaltung. Im Hinblick auf Stimmen spielen verschiedene Arten dysfunktionaler Bewertungen eine Rolle. Zu nennen sind katastrophisierende Bewertungen (vgl. auch Abbildung 1), wie z. B. „Jetzt ist alles vorbei, ich werde nie wieder ein normales Leben führen können", „Niemand wird mich mehr akzeptieren" etc. Eine zweite Kategorie besteht in der wahnhaften Bewertung der Stimmen (vgl. Abbildung 2), beispielsweise „Jemand hat mir ein Implantat eingepflanzt", „Ich werde per Satellit beobachtet", „Ich werde von anderen manipuliert", „Man will mich testen." etc. Sowohl katastrophisierende als auch wahnhafte Bewertungen steigern die Wahrscheinlichkeit starker Angst und Anspannung und begünstigen somit das Auftreten von Stimmen. Ziel der kognitiven Therapie ist es daher, diese Bewertungen in Richtung funktionalere Bewertung umzustrukturieren. Funktionalere Bewertungen könnten z. B. lauten „Dass ich Stimmen höre, ist wahrscheinlich das Resultat des ganzen Stresses, den ich in letzter Zeit hatte." Oder „Ich weiß, dass einige Leute Stimmen hören, aber nicht als verrückt angesehen werden und trotzdem ein normales Leben führen. Es gibt sicher vieles, das ich tun kann, um die Stimmen in den Griff zu bekommen." etc.

Chadwick und Birchwood (1994, 1995) beschreiben als weitere typische und belastende Überzeugungen im Hinblick auf Stimmen, Omnipotenz- (Allmachts-) und Omniscience- (Allwissenheits-) Überzeugungen. Bei Omnipotenzüberzeugungen glaubt der Betroffene, dass die Stimme übermächtig und unausweichlich ist. Dies führt dazu, dass Betroffene sich der Macht der Stimme ausgeliefert und in der Konsequenz niedergeschlagen und hilflos fühlen. Die Aussicht, omnipotente Stimmen herauszufordern, erscheint Patienten oft risikoreich und ist mit Angst verknüpft. Bei Omniscienceüberzeugungen gehen Betroffene davon aus, dass die Stimme alles über ihre Gedanken, Verhaltensweisen, Ängste, Erfahrungen und Selbstbewertungen weiß. Solche Überzeugungen sind verunsichernd und begünstigen eine übermäßige Ehrfurcht vor der Stimme. Oft fühlen sich Patienten durch die Allwissenheit der Stimmen erpresst und befürchten, dass die Stimme dieses Wissen gegen sie verwenden wird, wenn sie ihr nicht gehorchen. Weitere Überzeugungen in Bezug auf Stimmen können die Befürchtung sein, etwas Wichtiges zu verpassen, wenn man der Stimme nicht genau zuhört, oder bestraft zu werden, wenn man nicht tut, was sie sagt (Compliance-Annahmen).

Die Bewertung der Stimmen variiert von Patient zu Patient erheblich. Eine wesentliche Unterscheidung besteht jedoch darin, ob die Stimme insgesamt als wohlwollend (z. B. beschützend, helfend, leitend, besonders interessiert) oder schadend (z. B. bestrafend, fertigmachend, verfolgend) interpretiert wird. Auf dieser Unterscheidung basiert der *Beliefs About Voices Questionnaire - Revised* (Chadwick, Lees & Birchwood, 2000) der die orthogonalen Dimensionen „Power" und „Malevolence/Benevolence" erfasst (vgl. Arbeitsblatt 6).

> **Arbeitsblatt 6:** Deutsche Übersetzung der Beliefs About Voices Questionnaire - Revised (BAVQ-R) (vgl. CD-ROM).

Manche Patienten berichten aber auch, dass ihre Stimme(n) mal wohlwollend sind und mal „böse". Schließlich haben die meisten Patienten im Laufe der Zeit Theorien über die Quelle oder Identität ihrer Stimmen entwickelt (z. B. Stimme Gottes, des Teufels, Vater oder Mutter, frühere Bekannte), die wiederum als positiv oder belastend gewertet wird. Das Beispiel zeigt einen Auszug aus den Therapieprotokollen, bei dem einige Überzeugungen des Patienten in Bezug auf seine Stimmen deutlich werden.

Aufgabe des Therapeuten ist es also, die Richtigkeit der dysfunktionalen Bewertung der Stimmen mit dem Patienten in Frage zu stellen.

Beispiel: Überzeugungen in Bezug auf Ursprung der Stimmen

Herr R. berichtete, dass man ihm in seiner vorherigen Therapieeinrichtung ein Implantat ins Ohr gepflanzt habe, um ihn kontrollieren zu können und mögliche Rückfälle zu verhindern.

Er habe das zwar nicht von Anfang an gemerkt, aber er habe gemerkt, dass man etwas mit ihm gemacht habe. Später habe einer aus der Einrichtung den Sender aus Versehen angestellt, seitdem höre er die Stimmen. Diese sagten ihm, was er tun solle. Es hätten aber auch andere Leute einen Empfänger und erhielten dann Botschaften in Bezug auf ihn, z. B. dass sie ihm etwas antun sollten. Auch hier in der Einrichtung würden manche Leute möglicherweise dazu gehören. So habe er schon gedacht, dass der Arzt ihn bestimmt nur so freundlich behandele, weil er das mit dem Sender wisse und Mitleid mit ihm habe. Die Stimmen, die er über den Sender höre, würden auch körperliche Prozesse beeinflussen, wenn er z. B. Schmerzen habe, dann geschehe dies auf Befehl der Stimmen. Manchmal kämen auch positive Befehle. Die Diagnose Schizophrenie stimme bei ihm nicht. Wenn der Mitarbeiter endlich den Empfänger des Senders vernichten würde (indem er ihn z. B. in Wasser legt) wären die Stimmen weg und alles wäre in Ordnung. Er könne sich aber nicht erklären, warum der Sender überhaupt angeschaltet worden sei.

Zur ausführlichen Erhebung verschiedener Aspekte der Bewertungen und Überzeugungen in Bezug auf Stimmen haben Chadwick et al. (1996) ein semistrukturiertes Interview-Schema entwickelt (vgl. Arbeitsblatt 5).

Arbeitsblatt 5: Deutsche Übersetzung der Cognitive Assessment of Voices: Interview Schedule (vgl. CD-ROM).

Vorbereitung auf Veränderung

Vor der eigentlichen Infragestellung der Bewertungen und metakognitiven Überzeugungen sollte der Therapeut dem Patienten vermitteln, dass diese keine Fakten sondern lediglich Annahmen sind, die richtig oder falsch sein können (vgl. auch Vermittlung des kognitiven Modells in Kapitel 7). Zweitens sollte er (ggf. erneut) vermitteln, dass diese Überzeugungen die Beeinträchtigung auslösen und nicht unbedingt die Stimme selbst. Schließlich erläutert er, dass der Sinn der Infragestellung dieser Annahmen dazu dient, Beeinträchtigung und Stress durch die Stimmen zu reduzieren. In dem folgenden Dialog ist beispielhaft skizziert, wie diese Ausgangsbasis mit dem Patienten erarbeitet werden kann:

Beispieldialog für die Botschaft: „Überzeugungen sind keine Fakten, sondern Annahmen“

Th.: Sie haben gesagt, Sie glauben, dass die Stimme, die Sie hören, von Ihrem ehemaligen Chef stammt, der Sie kontrolliert und Ihnen jeglichen weiteren Erfolg vermasseln will. Als Sie die Stimmen das erste Mal hörten, was haben Sie da gedacht?

Pat.: Zuerst hatte ich keine Ahnung, ich war völlig überrascht, dann dachte ich eine zeitlang, dass es sich um meinen Nachbarn handeln könnte ...

Th.: Sie sind also erst später zu dieser Überzeugung gekommen, dass es sich um Ihren ehemaligen Chef handelt. Dies erschien Ihnen plausibel, da Sie im Streit Ihre Arbeit gekündigt haben. Am Anfang haben Sie zuerst gedacht, es wäre Ihr Nachbar ...

Pat.: Ja, wie konnte ich mich nur so irren?

Th.: Sie haben also im Laufe der Zeit schon verschiedene Überzeugungen in Bezug auf die Herkunft der Stimme gehabt, die richtig oder auch falsch sein können?

Pat.: Ja, im Prinzip schon, aber diesmal bin ich mir schon sicher, dass ich richtig liege.

Th.: Nehmen wir mal an, Sie wären nicht drauf gekommen, dass es sich um Ihren Chef handeln könnte, sondern wären zu einer anderen Überzeugung gekommen, beispielsweise, dass es sich um lästige Ohrgeräusche handelt, die nichts weiter bedeuten.

Pat.: Dann wäre ich erleichtert. Das wäre nicht so schlimm, obwohl es natürlich trotzdem nervig wäre, aber es würde mir keine Angst machen.

Th.: Wenn Sie also zu einer anderen Überzeugung gekommen wären, ginge es Ihnen besser?

Durch Methoden des „Zu-Ende-Denkens“ der Konsequenzen der Überzeugung, kann zusätzlich die Motivation des Patienten gestärkt werden, seine Stimmen anders zu interpretieren oder auf sie zu reagieren. Dies ist vor allem dann zu empfehlen, wenn der Patient aktuell auch Vorteile aus der Interpretation seiner Stimmen zieht.

Beispieldialog: Zu-Ende-Denken der Konsequenzen, die aus der Überzeugung resultieren

Th.: Nehmen wir mal an, es handelt sich wirklich um Ihren Chef und nehmen wir an, er versucht, Ihnen jeden weiteren beruflichen Erfolg zu verpfuschen. Was bedeutet das für Sie?

Pat.: Ich brauch mir erst gar keinen neuen Job zu suchen, er wird mir spätestens im Bewerbungsgespräch reinreden und mir auftragen, Dinge zu sagen, die alles vermasseln.

Th.: Sie könnten also erst mal nicht arbeiten? Das hätte vielleicht sogar was ganz Erleichterndes, nach dem ganzen Stress, den Sie in letzter Zeit hatten, oder?

Pat.: Ja, erst mal irgendwie schon.

Th.: Das kann ich verstehen. Es ist ja auch ganz entspannend, vielleicht jetzt gerade nicht dem Arbeitsdruck ausgesetzt zu sein, mal ein bisschen Ruhe zu haben, ausschlafen zu können.

Pat.: Ja, aber nur für eine Weile. Außerdem fehlt mir dann ja auch das Geld.

Th.: Man kann auch mit wenig Geld auskommen. Das schaffen viele. Das ist es vielleicht sogar wert, um den Stress loszuwerden.

Pat.: Aber irgendwann brauche ich vielleicht auch wieder die Herausforderung. In guten Zeiten hat mir die Arbeit ja auch Spaß gemacht. Das werde ich dann schon vermissen.

Th.: Ja das kann sein und vielleicht fühlen Sie sich in einem halben Jahr auch wieder fit genug um zu arbeiten, aber dann pfuscht Ihnen ihre Stimme wieder rein und verhindert, dass sie einen Job finden.

Pat.: Das kann ich mir ja nicht mein Leben lang bieten lassen. Das würde bedeuten, dass ich meine ganze Berufsausbildung umsonst gemacht habe, dass ich immer auf Hartz IV hängen bleibe ...

Kognitive Umstrukturierung

Die eigentliche Infragestellung der Überzeugungen sollte in einer bestimmten Reihenfolge erfolgen. Es ist einfacher, zunächst Überzeugungen über die Macht der Stimme und die Machtlosigkeit des Betroffenen sowie Überzeugungen in Bezug auf Allwissenheit der Stimme oder befürchtete Konsequenzen bei Nichtbefolgen der Stimme in Frage zu stellen und sich erst später mit Identität und Bedeutung der Stimme auseinanderzusetzen. Für die Veränderung der Überzeugungen kann im Wesentlichen auf die üblichen Methoden der kognitiven Umstrukturierung zurückgegriffen werden. Der Therapeut disputiert die Überzeugungen bzw. die Anhaltspunkte für die Überzeugungen anhand sokratischer Dialogsführung und begibt sich in die Rolle des naiv Fragenden, der versucht, sich einen Reim auf die Dinge zu machen (vgl. auch Wilken, 1998, für eine ausführliche Erläuterung der Methoden der kognitiven Umstrukturierung). Kanfer und Meichenbaum haben diesen Fragestil in Anlehnung an den Fragestil des Fernsehkommissars Columbo, der sich unwissend stellte und aus dieser Haltung heraus geschickte Fragen stellte, als „Columbo-Technik" beschrieben. Insgesamt ist jedoch gerade bei Patienten mit einer Schizophrenie Vorsicht geboten. Es geht nicht darum, den Patienten bei Widersprüchen zu ertappen, ihm verbale Fallen zu stellen oder ihn bloßzustellen. Diese Patienten haben nur allzu oft die Erfahrung gemacht, dass sie nicht ernst genommen werden und reagieren hierauf sensibel. Deshalb sollte der Therapeut möglichst behutsam vorgehen und, wenn möglich, eher den Patienten dazu bewegen, alternative Erklärungen oder Inkonsistenzen aufzudecken, als sie ihm zu präsentieren. Am Anfang ist es hilfreich, zunächst dic Anhaltspunkte für die Überzeugung zu sammeln und alternative Erklärungen für diese Anhaltspunkte zu generieren. Der Patient kann dann gebeten werden, die Wahrscheinlichkeiten für die verschiedenen Erklärungen einzuschätzen, bevor Inkonsistenzen in der Überzeugung aufgedeckt werden. Die folgenden Beispieldialoge demonstrieren, wie Inkonsistenzen in den Überzeugungen therapeutisch aufgedeckt werden können. Gerade bei auf Complianceüberzeugungen in Bezug auf die Stimmen widersprechen die Erfahrungen der Patienten häufig Ihren Überzeugungen.

Beispieldialog für Inkonsistenzen im Hinblick auf Complianceüberzeugungen: Herr B.

Th.: Wird die Stimme dann Ruhe geben, wenn Sie einfach sagen, okay, dann arbeite ich eben nicht?

Pat.: Da bin ich nicht sicher, vielleicht wird es dann kurzfristig besser aber dann wird sie wieder auf mir rumhacken.

Th.: Selbst, wenn Sie sagen, dass Sie sich nie wieder eine Arbeit suchen werden, dass Sie aufgeben?

Pat.: Ja, ich kann mir nicht vorstellen, dass ich dadurch die Stimme zum Schweigen bringe.

Th.: Aber ihr Chef hätte doch dadurch erreicht, was er will, oder?

Pat.: Ja, eigentlich schon.

Th.: Und die Stimme macht trotzdem weiter?

Beispieldialog für Inkonsistenzen im Hinblick auf Complianceüberzeugungen: Frau Y.

Th.: Sie haben gesagt, dass die Stimmen drohen, dass sie Sie nie mehr in Ruhe lassen und noch lauter werden, wenn Sie nicht solange wach bleiben, wie sie es Ihnen befehlen.
Pat.: Ja, das drohen sie mir oft an und deshalb halte ich mich auch daran.
Th.: Sind Sie denn schon mal aus Versehen doch früher eingeschlafen, einfach weil Sie so erschöpft waren?
Pat.: Ja, dass ist mir schon ein paar Mal passiert.
Th.: Und? Wie haben die Stimmen reagiert?
Pat.: Am Anfang wurden sie lauter.
Th.: Und jetzt? Sind sie lauter geblieben?
Pat.: Nein, eigentlich nicht.
Th.: Sind sie denn leiser geworden, nachdem Sie ihnen nun seit Monaten aufs Wort gehorchen?
Pat.: Auch nicht.

Beispiel für Inkonsistenz in Allwissenheitsüberzeugungen: Herr J.

Th.: Wenn ich Sie richtig verstehe, sagen Sie, dass Sie Ihrer Stimme folgen müssen, weil diese alles weiß.
Pat.: Ja. Ich glaube, es ist vielleicht die Stimme Allahs, der mir Botschaften senden will.
Th.: Sie haben berichtet, dass die Stimme Ihnen befohlen hat, jemanden anzugreifen. Die Stimme argumentierte damit, dass Sie dann von Ihren Qualen erlöst werden würden. Hat die Stimme recht gehabt?
Pat.: Nein, jetzt sitze ich hier auf Jahre in der forensischen Klinik. Erlösung kann man das nicht gerade nennen.

Durch solche Dialoge werden dem Patienten die Widersprüche zwischen seiner Überzeugung und den bisherigen Erfahrungen verdeutlicht. Der Dialog endet hier aber nicht, sondern der Therapeut greift diesen Widerspruch auf und stellt die Überzeugung des Patienten im Hinblick auf seine Stimme anhand weiterer Beispiele und schließlich gänzlich in Frage.

Stehen katastrophisierende Bewertungen i. S. von „Stimmenhören bedeutet, dass ich unheilbar krank bin und nie wieder ein normales Leben mehr werde führen können" im Vordergrund, kann es auch hilfreich sein, Beispiele von berühmten Personen zu besprechen, die Stimmen hören und trotzdem erfolgreich sind (Beispiele hierfür finden sich u.a. bei www.stimmenhören.de).

Verhaltensexperimente

Verhaltensexperimente bieten sich an, wenn die Überzeugungen vorher schon verbal in Frage gestellt wurden. Wie in Kapitel 2.4.1 geschildert, scheint es so zu sein, dass Personen mit einer schizophrenen Psychose einem logischen, rationalen kognitivem Ansatz grundsätzlich zugänglich sind aber eine Tendenz zu voreiliger und bestätigender Informationsverarbeitung zeigen. In Bezug auf Verhaltensexperimente bedeutet dies, dass es sinnvoller sein könnte, Verhaltensexperimente so zu gestalten, dass sie nicht dazu dienen, eine bisherige Überzeugung zu falsifizieren, sondern eher dazu, eine alternative Überzeugung zu bestätigen.

Vor der Durchführung eines therapeutischen Verhaltensexperiments mit einem Patienten sollte:

1. aus der geäußerten Überzeugung (z.B. „Ich habe keine Kontrolle über meine Stimmen") eine zu testende Hypothese (z.B. Ich kann durch mein Verhalten, die Auftretenshäufigkeit der Stimme manipulieren") klar und falsifizierbar abgeleitet werden,
2. eine alternative Hypothese formuliert werden (z.B. „Mein Verhalten hat keinen Einfluss auf die Stimmen"),
3. rekapituliert werden, welche bisherigen Anhaltspunkte für die Hypothese und welche für die alternative Hypothese sprechen und welche Implikationen die Richtigkeit der jeweiligen Hypothese haben,
4. eine Operationalisierung zur Überprüfung der Hypothese in Form eines Experimentes gemeinsam geplant werden,
5. besprochen werden, wie die möglichen Ergebnisse zu interpretieren sind.

Nach dem Experiment sollten

6. die Ergebnisse besprochen,
7. Schlussfolgerungen aus dem Experiment gezogen werden.

Im Folgenden werden einige Vorschläge aufgelistet, um zu demonstrieren, wie Verhaltensexperimente aussehen können. In der Praxis wird der Therapeut seine eigene Kreativität und Fantasie einbringen müssen, um geeignete Verhaltensexperimente für einen spezifischen Patienten zu entwickeln. Gerade die Überzeugung über die Unkontrollierbarkeit der Stimmen lässt sich recht eindrucksvoll durch ein Verhaltensexperiment in Frage stellen (vgl. Kasten 13). Aber auch für Überzeugungen im Hinblick auf Compliance (vgl. Kasten 14) und Übermacht oder Allwissenheit (vgl. Kasten 15) lassen sich Experimente konstruieren.

Kasten 13: Verhaltensexperiment für Überzeugungen über die Unkontrollierbarkeit von Stimmen

Durch lautes Lesen oder Sprechen, werden Stimmen meistens in den Hintergrund gedrängt, werden leiser oder verstummen ganz. Verstärkt werden Stimmen im Gegensatz dazu häufig durch Gedanken an sie oder mit ihnen assoziierten Bildern sowie durch Gedanken in einer Ruhesituation. Ansonsten ergeben auch Selbstbeobachtungsprotokolle Hinweise auf Situationen, die Stimmen bei einer Person auslösen oder minimieren. Anhand dieses Wissens kann der Patient angeleitet werden, Stimmen in der Sitzung zu produzieren und wieder zu verabschieden.

Kasten 14: Verhaltensexperiment für Complianceüberzeugungen

Wenn Patienten z.B. befürchten, dass ein Nichtbefolgen der Stimmen negative Konsequenzen haben würde, kann es hilfreich sein, sie vorsichtig zu ermutigen, in der kommenden Woche, die Stimmen etwas weniger zu befolgen (z.B. bei Frau Y.: 10 Minuten früher ins Bett gehen) und zu überprüfen, ob die Konsequenzen eingetreten sind. Dabei ist es notwendig, die vom Patienten erwarteten negativen Konsequenzen vor der Durchführung des Experimentes genau zu spezifizieren. Hierdurch wird verhindert, dass jedes negative Ereignis im Nachhinein als Folge des Nichtbeachtens der Stimmen interpretiert werden kann.

Kasten 15: Verhaltensexperiment für Allwissenheitsüberzeugungen

Wenn Patienten angeben, dass Stimmen alles über ihre Person wissen und sie damit erpressen, kann man testen, ob die Stimmen nur solche Informationen über die Person haben, die sie auch selbst hat (als Hinweis dafür, dass es sich vielleicht doch um die eigenen Gedanken handeln könnte). Wenn Patienten Tagebücher oder Kalender mit Aufzeichnungen haben, könnte man die Stimme nach Ereignissen an bestimmten Tagen fragen und hinterher überprüfen, ob die Angaben stimmen. Oder man könnte die Stimme fragen, welche Kleidung der Patient an seinem 6. Geburtstag anhatte (falls es hiervon Fotos gibt und der Patient selbst nicht weiß, was für Kleidung er trug) und hinterher anhand der Fotos überprüfen, ob die Stimme Recht hatte.

Herausarbeiten zugrunde liegender Selbstbewertungen

Häufig liegen den Bewertungen der Stimmen, auch den positiven, negative Selbstbewertungen im Sinne von Schuldhaftigkeit, Wertlosigkeit, Vulnerabilität oder Hilflosigkeit zugrunde. Durch gezieltes Weiterfragen können solche kognitiven Schemata herausgearbeitet werden. Hilfreich bei der Erarbeitung zugrunde liegender Selbstannahmen sind Techniken des „Zu-Ende-Denkens“, Worst-case-Szenarios oder die Frage nach inneren Bildern, die mit der Stimme oder Bewertung der Stimme assoziiert sind. Gerade bei positiven Bewertungen der Stimmen ist es manchmal hilfreich, durch „Hypothetische Gegenannahmen“ solche negativen Selbstschemata aufzudecken. Eine Veranschaulichung dieses Vorgehens findet sich im Beispiel von Herrn F.

Beispiel für Anwendung „Hypothetische Gegenannahmen“: Herr F.

Pat.: ... und diese Botschaften kann ich dann an andere weiterleiten. Ich bin dann der Verteiler heimlicher Botschaften, bei denen es viel zu gefährlich wäre, sie auf anderen Wegen zu verteilen. Außerdem können nur die Leute Botschaften empfangen, die sie empfangen sollen, also nur solche, die auch diese Fähigkeiten haben.

Th.: Wie viele Personen gibt es denn, die das können?

Pat.: Nicht viele. Außerdem können die meisten die Botschaften nur empfangen, nicht weitersenden.

Th.: Das heißt, Sie haben in diesem Personenkreis eine herausragende Position?

Pat.: Ja, weil ich eben auch senden kann, egal wo sich jemand befindet. Ich plane auch, diese Fähigkeit noch etwas gezielter einzusetzen und hoffe, dass ich damit auch meinen Lebensunterhalt verdienen kann.

Th.: Nehmen wir mal an, heute Nacht käme ein Feind und stiehlt Ihnen diese Fähigkeit. Sie wären plötzlich nicht mehr in der Lage, Botschaften zu empfangen oder zu senden. Was wäre dann?

Pat.: Ich glaube nicht, dass das passieren kann. Aber wenn, dann wäre das eine Katastrophe. Was habe ich denn sonst, womit ich Geld verdienen kann?

Th.: Nun, Sie könnten einen Schulabschluss machen, einen Beruf erlernen, Arbeit suchen...

Pat.: Das packe ich nicht. Ich hab die Schule doch damals geschmissen. Mich nimmt doch auch keiner. Ich kann doch nichts.

Th.: Vielleicht können Sie sich von einer Frau „durchschleppen“ lassen? Attraktiv sind Sie ja.

Pat.: Welche Frau will schon einen langweiligen Mann, der nichts drauf hat.

Th.: Haben Sie den Eindruck, dass Sie bis auf Ihre Fähigkeiten zu telepathieren, eigentlich ein langweiliger Nichtskönner sind? Oder dumm?
Pat.: Hm, ich weiß nicht, dumm vielleicht.
Th.: Sagen Sie mal den Satz: „Ich bin langweilig und dumm". Wie fühlt der Satz sich an?
Pat.: „Ich bin ein dummer Mensch" Ja, so ist es.

Die weitere Bearbeitung solcher selbstbezogenen Annahmen anhand von Methoden der kognitiven Umstrukturierung ist in Kapitel 12 ausführlicher geschildert.

8.5 Exposition

Ein Ansatz, den man als Exposition bezeichnen könnte, wurde vor allem von Haddock, Bentall und Kollegen (z.B. Haddock, Bentall & Slade, 1996) unter der Bezeichnung „Focussing Techniques" propagiert und zielt vor allem auf die Veränderung der durch die Stimmen verursachten Angst. Der Patient wird aufgefordert, sich graduiert mit Inhalt, Bedeutung, assoziierten Gedanken und eigenen Überzeugungen in Bezug auf die Stimmen zu konfrontieren. In der Konfrontation mit den Stimmen durchlaufen Patienten folgende Stufen:

Erste Stufe: Die Fokussierung auf Eigenschaften der Stimmen. Der Patient wird gebeten, sich auf (physikalische) Eigenschaften der Stimmen zu konzentrieren und diese zu beschreiben. Wie viele Stimmen sind es? Wie laut sind sie? Welches Geschlecht haben sie? Aus welcher Richtung kommen sie? Sprechen sie mit Akzent? Wenn Patienten mehr als eine Stimme hören, werden sie aufgefordert, auf jede einzeln zu fokussieren. Die beschriebenen Eigenschaften sowie alle Veränderungen der Eigenschaften zwischen Sitzungen oder innerhalb einer Sitzung werden notiert. Als Hausaufgabe wird eine Zeit vereinbart, in der der Patient Zuhause auf die Eigenschaften der Stimmen fokussieren soll.

Zweite Stufe: Sobald Patienten relativ angst- und anspannungsfrei auf die physikalischen Eigenschaften der Stimmen reagieren, werden sie aufgefordert, zunächst in den Sitzungen, später allein, sich mit dem Inhalt der Stimmen zu konfrontieren. Dies beinhaltet, wiederzugeben, was die Stimme genau gesagt hat oder die Stimme zu imitieren, sodass sie auf Tonband aufgezeichnet und nochmals angehört werden kann. Anschließend wird der Inhalt der Stimme besprochen.

In der dritten Stufe wird der Fokus auf die mit dem Inhalt der Stimme assoziierten Gedanken (d.h. Gedanken, die der Stimme vorausgehen oder ihr folgen) gelegt. Dies beinhaltet zudem die mit der Stimme verknüpften Emotionen, wie Depression, Angst oder Ärger, zu erkennen und zu verstehen. Diese werden schriftlich fixiert und Patienten werden ermutigt, die vorausgehenden oder nachfolgenden Gedanken zu verändern und den Effekt der Veränderung auf die Stimmen zu überprüfen.

Für manche Patienten ist diese Art der Exposition an sich schon hilfreich, für andere erlaubt sie eine Identifikation von Veränderungsansätzen, z.B. in der Bewertung der Stimme oder in Aspekten der Situation, in der sie auftaucht. Diese Vorgehensweise zielt außerdem darauf ab, dass die Stimme zunehmend als selbstgeneriert empfunden wird. Wenn der Therapeut den Eindruck hat, dass dies vom Patienten akzeptiert werden kann, kann er ihm nahe legen, dass die Stimme von ihm selbst produziert wird und möglicherweise eigene Gedanken darstellt. Andernfalls akzeptiert der Therapeut, dass der Patient davon ausgeht, dass die Stimmen von Außen kommen, aber ermutigt ihn dennoch, die mit der Stimme assoziierten Gedanken als internal generiert zu sehen.

Kapitel 9
Arbeit mit dem Wahn

Zusammenfassung

Zur Veränderung von Wahnvorstellungen gehören in der Vorbereitungsphase eine entpathologisierende Haltung des Therapeuten, die Vermittlung, dass Überinterpretationen oder Fehlinterpretationen von Ereignissen menschlich sind und unter Stress zunehmen können und die Erarbeitung eines entsprechenden alternativen Erklärungsmodells für die wahnhaften Überzeugungen. In weiteren Schritten werden emotionale Konsequenzen, die das Aufgeben der Wahnüberzeugung zur Folge hätten, besprochen. Schließlich erfolgt eine gemeinsame Überprüfung von Wahnvorstellungen auf ihren Realitätsgehalt. Der Patient wird ermutigt, alternative Erklärungen und neue Sichtweisen für seine Erfahrungen in Erwägung zu ziehen.

9.1 Ausgangsüberlegungen

Die Umstrukturierung wahnhafter Überzeugungen ist ein langwieriger, mühseliger und nicht immer erfolgreicher Prozess. Gerade Patienten, die bestimmten Wahnvorstellungen schon lange anhängen, zeigen sich oft resistent, den Standpunkt (nachdem sie nicht selten ihr ganzes Leben ausgerichtet haben) nachträglich zu revidieren. Einfacher gestaltet es sich, wahnhafte Interpretationen aktueller Ereignisse zu verändern. In jedem Fall sollte vorher überlegt werden, ob eine Umstrukturierung der Wahninhalte überhaupt sinnvoll ist. Eine gezielte Veränderung des Wahns erscheint vor allem dann indiziert, wenn der Wahn zu einer starken Beeinträchtigung des Patienten oder seines sozialen Funktionsniveaus führt oder sogar zu einer Gefahr für ihn oder andere geworden ist.

Merke

Eine gezielte Bearbeitung wahnhafter Überzeugungen ist dann indiziert, wenn der Wahn zu einer sehr starken Beeinträchtigung für den Patienten führt oder eine Gefahr für ihn oder andere darstellt.

9.2 Anhaltspunkte für den Wahn eruieren

In einem ersten Schritt wird dann, ausgehend vom Beginn der wahnhaften Überzeugung, sequentiell herausgearbeitet, wie die Anhaltspunkte für die Wahnvorstellung im Laufe der Zeit immer deutlicher zu werden schienen. Sollte eine solche Erhebung schon in der Diagnostikphase erfolgt sein, wird auf diese Unterlagen zurückgegriffen und diese werden gegebenenfalls ergänzt. Wichtig ist, dass die Lebensumstände, in denen die Überzeugungen begannen oder wichtige Veränderungen erfuhren, eruiert werden. Bei dieser Exploration fragt der Therapeut so lange nach, bis er möglichst gut nachvollziehen kann, warum der Patient zu diesen wahnhaften Überzeugungen gekommen ist. Dabei macht er auch wiederholt deutlich, dass er die Schlussfolgerungen vor dem Hintergrund der Erfahrungen des Patienten verstehen kann. Dieses Entpathologisieren dient dazu, es dem Patienten leichter zu machen, sich von eigenen Interpretationen zu distanzieren. Der Patient kommt dadurch weniger in die Position, sich und seine Überzeugungen dem Therapeuten gegenüber rechtfertigen zu müssen.

„Sie hatten zu dieser Zeit ja schon den Eindruck, dass Sie vom VS bespitzelt wurden. Ich kann nachvollziehen, dass es Ihnen dann wie eine weitere Bestätigung erschien, als ein Mann, der scheinbar nichts zu tun hatte, fast eine ganze Stunde auf der Straße vor Ihrem Haus herumlungerte."

Bei der Erfassung der Anhaltspunkte für die zu verändernden wahnhaften Überzeugungen des Patienten ist es vor allem für den Therapeuten hilfreich, diese schriftlich festzuhalten. Wenn es in einem späteren Schritt um die Reattribuierung bestimmter Überzeugungen geht, kann auf das schriftliche Material zurückgegriffen werden. Tabelle 11 zeigt die mit einem Patienten (Herrn F.) erarbeiteten Anhaltspunkte für die Idee, dass er seit Jahren verfolgt und bespitzelt wird.

Bei Herrn F. sind die Anfänge des schließlich über eine Zeitperiode von 10 Jahren zunehmend systematisierten Wahns noch sehr gut nachvollziehbar. In einer Zeit, in der er durch sein Studium und paralleles Arbeiten gestresst war (er musste sich das komplette Studium selbst finanzieren, der Vater war in jungem Alter an Herzversagen verstorben) begann er sich mit „unbequemen" politischen Positionen zu beschäftigen und hatte dann den Eindruck, dass der Verfassungsschutz ihn möglicherweise im Visier hatte. Dies erscheint nicht abwegig, da er selbst mal beim VS angerufen hatte, um sich nach einer bestimmten politischen Gruppierung zu erkundigen. Dieser Verdacht bestätigte sich für ihn subjektiv durch immer weitere Anhaltspunkte. Als er Jahre später einen Abfall seiner körperlichen Leistungsfähigkeit und andere körperliche Veränderungen bemerkte, bei denen es sich auch um Leibeshalluzinationen gehandelt haben könnte, schlussfolgerte er, dass die Verfolgung eine neue Qualität angenommen habe. Nach zehn Jahren hatte er sich von allen vertrauten Personen zurückgezogen. Er hatte zudem seine Wohnung aufgegeben, in der er alle Möbel und Nahrungsmittel als mit Gasen vergiftet wähnte. Er lebte auf der Straße in ständiger Furcht und Flucht vor seinen Verfolgern. Um wen es sich bei den Verfolgern gehandelt haben könnte, vermochte Herr F. nicht zu sagen. Über diesen Aspekt stellte er nur Mutmaßungen an: Möglicherweise wisse

Tabelle 11: Herr F. – Erfassung der Anhaltspunkte für die Überzeugung

Hypothese	Ich werde seit 1996 vergiftet. Dies geschieht durch Vergiftung von Nahrungsmitteln, die ich kaufe und Manipulation von persönlichen Dingen in meiner Wohnung.
Hypothesenentwicklung	Zunächst wurde ich nur bespitzelt. Man hatte mich im Auge. *Anhaltspunkte:* • Personen einer Freizeitgruppe wussten meine private Adresse. • In dieser Zeit habe ich jemanden kennengelernt, der nicht einschätzbar war und immer wieder Andeutungen über Geheimdienstarbeit machte. • Hab mich in dieser Zeit häufig mit Büchern in ein Café gesetzt und hatte den Eindruck, dass Leute mich am Nebentisch merkwürdig anschauten und über mich redeten. Beispielsweise hat eine Frau am Nebentisch zu einer anderen gesagt. „Der Stefan kann Realität und Traum nicht mehr unterscheiden." • Zimmernachbarn aus dem Iran haben gesagt, sie sind Geheimagenten. • Zwei Männer haben versucht, mich für eine Tätigkeit als Geldanlagenberater anzuwerben. Dabei haben sie gesagt, ihre Arbeit sei „Magie". *Vermutete Gründe:* • Habe mich unbeliebt gemacht, indem ich beim Verfassungsschutz angerufen habe und Fragen zu bestimmten politischen Gruppen gestellt habe. • Habe unbequeme politische Überzeugungen und Pläne, über die ich mit Freunden gesprochen habe.
Hypothesenerweiterung	Dann nahm die Verfolgung systematisch zu und man versuchte, mich durch Vergiftung ganz auszuschalten. *Anhaltspunkte:* • Ich hatte massive Einbußen in meiner Leistungsfähigkeit. Meine Beine schwollen an, meine Kondition wurde schlechter. • Immer mehr Menschen schauten mich merkwürdig an. *Vermutete Gründe:* • Billiger, jemanden ganz auszuschalten, als ihn ein Leben lang abhören zu müssen.

der Verfassungsschutz Bescheid, vielleicht das Innenministerium, der BND oder bestimmte Politiker.

Merke

Für die Besprechung der Anhaltspunkte für den Wahn muss genug Zeit eingeplant werden. Erst wenn der Therapeut alle Anhaltspunkte verstanden und hinreichend gewürdigt hat, sollte er mit den Interventionen zur Veränderung der Überzeugung beginnen. Ansonsten erhöht er die Gefahr, dass der Patient sich unverstanden fühlt und umso stärker auf die wahnhafte Sicht der Dinge und die Überzeugungskraft seiner „Beweise" beharrt.

9.3 Besprechung von Mechanismen der Einstellungsbildung

In einem nächsten Schritt werden mit dem Patienten Mechanismen der Meinungsbildung besprochen. Hierbei wird auf sozialpsychologische Erkenntnisse der Einstellungsbildung und Veränderung von Einstellungen zurückgegriffen. Diese gehen davon aus, dass Menschen bei relevanten Themen einerseits bestrebt sind, mit einer unvoreingenommen Informationsverarbeitung zu einer möglichst richtigen, das heißt den wahren Tatsachen am ehesten entsprechenden Meinung, zu kommen. Es gibt aber darüber hinaus auch Motive, die die Wahrnehmung einstellungsbezogener Information verzerren. Stroebe und Jonas (1996) bezeichnen in einem Grundlagenbuch zur Sozialpsychologie eine Klasse solcher Motive, die mit großer Wahrscheinlichkeit die Informationsverarbeitung verzerren, als „Verteidigungsmotive": Verteidigungsmotive können demnach in eigenen Interessen begründet liegen, dem Festlegen auf eine bestimmte Einstellungsposition oder dem Bedürfnis nach Konsistenz. Ein verteidigungsorientiertes Individuum benutze die gleichen Heuristiken wie jemand, der richtigkeitsmotiviert ist, aber es benutze sie selektiv, um seine bevorzugten Einstellungsposition beibehalten zu können. Einstellungsrelevante Information, die bevorzugte Positionen stützt oder abgelehnte Positionen in Frage stellt, werde dann größere Aufmerksamkeit erhalten und positiver interpretiert werden als Information, die Positionen stützt, die vom Rezipienten nicht bevorzugt werden.

Auf dem Hintergrund dieses Wissens wird dem Patienten in einfacherer Sprache und anhand von Beispielen erläutert, dass Verzerrungen und Vorurteile ein relativ normaler Prozess der Meinungsbildung sind, zum Beispiel durch folgende Formulierung:

„Beweise und Anhaltspunkte sind oft nicht so wesentlich für die Entstehung von Überzeugungen. Vielmehr dienen sie dazu, bereits bestehende Überzeugungen zu bestätigen. In wie weit wir überhaupt Beweise heranziehen, um unsere Überzeugungen zu untermauern, hängt davon ab, wie stark unsere Überzeugung ist. Stark verfochtene Überzeugungen bedürfen in der Regel nur schwache Beweise und werden auch durch Gegenbeweise nicht leicht in Frage gestellt."

Die Erläuterung, dass stark verfestigte Meinungen besonders änderungsresistent sind, kann durch Beispiele aus dem Erfahrungsbereich des Patienten veranschaulicht werden.

Beispiele für Änderungsresistenz:

- „Kennen Sie jemanden, der eine starke politische Überzeugung vertritt oder einer bestimmten Partei anhängt? Wie leicht ist es, diese Überzeugung anhand von Tatsachen, die gegen die Partei sprechen, zu verändern? Haben Sie schon einmal versucht, seine Überzeugung zu verändern?"
- „Kennen Sie einen stark gläubigen Christen? Ist er durch wissenschaftliche Argumente zu überzeugen, die im Widerspruch zu biblischen Aussagen stehen?"

Beispiele für starke Positionen, für die in selektiver Weise Bestätigung gesucht wird:

- „Welche Zeitung liest ihr Freund? Als CDU-Wähler bestimmt nicht die TAZ, als Grüner bestimmt nicht die FAZ! ..."
- „In welcher Weise sucht der gläubige Christ nach bestätigender Information?"

Auch die Erläuterung, dass Verhaltensänderungen aufgrund der Überzeugung die Überzeugung änderungsresistenter machen können anhand von Beispielen verdeutlicht werden:

„Hinzu kommt, dass Überzeugungen, nach denen wir schon viel ausgerichtet haben, noch weniger gern aufgegeben werden. Jemand, der seit 20 Jahren Margarine isst, weil er davon ausging, dass Butter zu viel Cholesterin enthält, wird weniger bereit sein, zu glauben, dass bestimmte Margarinesorten den Cholesterinhaushalt noch mehr belasten, als jemand, der seine Ernährung nicht oder erst seit kurzem umgestellt hat."

Beispiele dafür, dass aktuelle Einstellungen sogar die Interpretation vergangener Erlebnisse verändern können:

> „Ein Bekannter von mir ist nach 10 Ehejahren zu der Überzeugung gelangt, dass seine Freundin ihn betrügt. Daraufhin hat er viele ihrer früheren Aufmerksamkeiten (Geschenke, Komplimente usw.) im Nachhinein als Ablenkungsmanöver interpretiert, die sie absichtlich eingesetzt hat, damit er keinen Verdacht schöpft."

Anschließend kann der Therapeut die Hypothese in den Raum stellen, dass einige der Überzeugungen des Patienten möglicherweise auch aufgrund ähnlicher Mechanismen gestärkt wurden. Bei dem bereits erwähnten Patienten, Herrn F., würde der Therapeut beispielsweise Folgendes bemerken:

> „In der Zeit, in der Sie zum ersten Mal den Eindruck hatten, beschattet zu werden, waren Sie in einer ziemlich belastenden Lebenssituation. Sie hatten den Tod Ihres Vaters zu verarbeiten, dazu vielleicht die Sorgen, dass Sie auch anfällig für ein frühes Herzversagen sein könnten. Sie mussten ihr ganzes Studium selbst finanzieren und haben ja auch gesagt, dass Ihnen das Lernen ohnehin nicht leicht von der Hand ging. In dieser Phase haben Sie möglicherweise etwas empfindlicher auf uneindeutige Ereignisse reagiert und diese schneller als etwas gegen Sie gerichtetes interpretiert als das sonst vielleicht der Fall gewesen wäre. Halten Sie das für möglich?"

Wenn der Patient dies als Möglichkeit in Betracht ziehen kann, könnte der Therapeut fortfahren:

> „Als Sie dann Veränderungen an Ihrem Körper bemerkten, erschien es Ihnen zunächst eindeutig so zu sein, dass das auch was mit der Bespitzelung zu tun haben muss. Vielleicht ist diese Überzeugung aber schon durch ihre Erwartungen beeinflusst worden? Ist das denkbar?".

In dieser empfindlichen Therapiephase muss der Therapeut stets deutlich machen, dass er den Patienten für ein rationales Individuum hält, der in der Lage ist, logisch zu denken und korrekte Schlussfolgerungen aus Ereignissen zu ziehen.

Dies kann untermauert werden mit Hinweisen auf Dinge, die der Patient in seinem Leben schon erfolgreich gemeistert hat (z.B. Prüfungen, Aufbau eines Freundeskreises) oder durch die logisch nachvollziehbare Art, in der er bisher seine Probleme geschildert hat. In jedem Fall muss glaubhaft vermittelt werden, dass der Therapeut, den Patienten und seine Sicht der Dinge ernst nimmt, aber gleichzeitig davon ausgeht, dass kognitive Verzerrungen ein normaler Prozess menschlichen Erlebens sind:

> „Was ich bisher von Ihnen mitbekommen habe, spricht dafür, dass Sie ein durchaus reflektierter und schlauer Mensch sind. Andererseits ist es auch so, dass jeder in bestimmten Situationen anfällig ist für Verfehlungen, Verzerrungen und Irrtum. Dies passiert vor allem, wenn man versucht, für undurchsichtige Ereignisse eine sinnvolle Erklärung zu finden oder wenn man gerade besonders gestresst ist."

An dieser Stelle kann auf die dysfunktionalen Kognitionen nach Beck eingegangen und erläutert werden, dass Menschen gerade in belastenden Lebenssituationen dazu neigen, dysfunktionale Interpretationen von uneindeutigen Situationen vorzunehmen. Der Therapeut kann, je nach persönlichem Stil, hierfür eigene Beispiele einbringen, z.B.

> „Wenn ich am Abend vorher Stress hatte, nicht gut geschlafen habe und nicht gut drauf bin und gehe am nächsten Tag zur Arbeit und ein Kollege guckt mich im Vorbeigehen nicht an oder grüßt nicht, wäre ich vielleicht dazu geneigt, mich zu fragen, ob er mich nicht mag oder sauer ist. An einem anderen, besseren Tag, würde ich vielleicht denken: Ach, der ist gerade in Gedanken vertieft oder er ist schlecht gelaunt."

oder Beispiele von Dritten einfließen lassen:

> „Eine gute Freundin hat mir mal erzählt, dass sie den Eindruck hatte, etwas sei gegen sie im Gange, weil das Telefon an einem Tag dreimal klingelte und niemand ran ging. Als sie dann selbst telefonieren wollte, klickte es so seltsam in der Leitung. Im Nachhinein stellte sich heraus, dass ein Freund versucht hatte, sie zu erreichen, aber sein Telefon kaputt war."

Durch solche Beispiele soll verdeutlicht werden, dass dysfunktionale oder sogar paranoide Interpretationen jedem in bestimmten Situationen unterlaufen können und diese nicht bedeuten, dass man insgesamt „verrückt" ist oder „spinnt". Dieser Therapiephase kann sich dann die gemeinsame Erarbeitung eines alternativen Erklärungsmodells anschließen.

9.4 Modellerarbeitung

Ein Beispiel für ein Modell über die Entstehung von Verfolgungswahn in Anlehnung an die Ergebnisse aus der Grundlagenforschung sowie an bestehende Modelle findet sich in Abbildung 3. Mit diesem für therapeutische Zwecke vereinfachten kognitiven Modell wird dargelegt, wie eine kognitive Vulnerabilität auf der einen und Belastung auf der anderen Seite über eine durch voreiliges Schlussfolgern gekennzeichnete dysfunktionale Verarbeitung zu Angst und Misstrauen bis hin zu paranoiden Überzeugungen führen können. Die wahnhaften Überzeugungen werden dabei über Feedback-Schleifen durch die für Gefahrensituationen typische selektive Aufmerksamkeit sowie durch sozialen Rückzug und Sicherheitsverhalten aufrechterhalten. Die kognitiven Vulnerabilität wird in dem Modell in Form ungünstiger Konzepte in Bezug auf die eigene Person und andere Menschen konzeptualisiert, die durch negative belastende Lernerfahrungen zustande kommen, oder durch Interaktionen zwischen Temperament, biologischer Vulnerabilität und entsprechenden Umweltfaktoren. Als Auslöser gelten Stress und Belastungen, die z.B. in Form von körperlicher Erschöpfung zum Ausdruck kommen können, oder aber auch durch veränderte Wahrnehmung, z.B. ungewöhnliche akustische, somatische oder visuelle Erfahrungen, für die der Betroffene keine klare Ursache ausmachen kann. Es ist wichtig, dass das Modell im Einklang mit den Erfahrungen des Patienten steht. Bei einem Patienten, bei dem sich beispielsweise keine Hinweise auf die Tendenz zu voreiligen Schlussfolgerungen oder Attributionsverzerrungen ergeben, sollte diese Komponente auch im Modell keine zentrale Komponente sein. Stattdessen können vielleicht Schwierigkeiten in der Emotionsregulation stärker in den Vordergrund gestellt werden.

Gegebenenfalls können auch mehrere Modellalternativen nebeneinander gestellt werden, deren Rich-

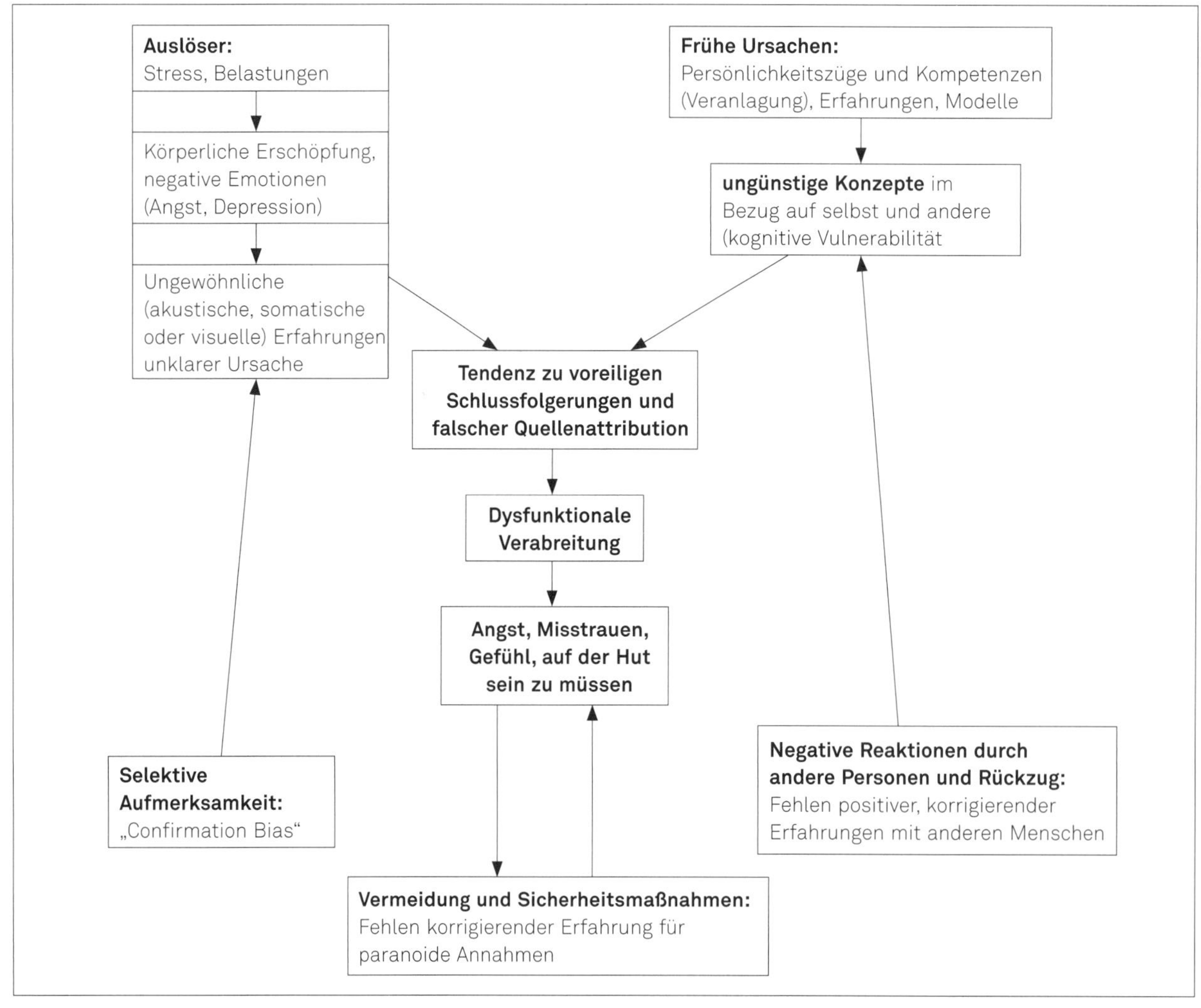

Abbildung 3: Grafisches Erklärungsmodell zur Entstehung von Paranoia

tigkeit dann im Verlauf der weiteren Therapie gemeinsam überprüft werden kann. Wichtig ist, dass der Therapeut das Modell lediglich als eine Sichtweise auf die Probleme darstellt, keinesfalls als gegebene Tatsache. Dies macht es dem Patienten leichter, sich auf den Erklärungsansatz des Modells einzulassen und offen dafür zu sein, dass es verschiedene Erklärungen für seine Erfahrungen geben kann, die richtig oder falsch sein können.

Aus dem Modell können dann gemeinsam verschiedene Inhalte der Therapie abgeleitet werden: Dass es wichtig erscheint, Stressoren und Belastungen im Leben des Patienten zu reduzieren; dass es hilfreich sein könnte, sich näher mit den Überzeugungen zu beschäftigen, die der Patient im Hinblick auf sich und andere hat; und dass es gegebenenfalls hilfreich sein kann, zu überprüfen, ob der Patient sich in einigen seiner Schlussfolgerungen getäuscht hat oder täuscht. Letzteres erscheint vor allem dann relevant, wenn Wahnvorstellungen anhaltend sind und negative Konsequenzen nach sich ziehen.

9.5 Eruierung der Konsequenzen bei Aufgabe der Wahnüberzeugung

Gerade angesichts der motivational bedingten Änderungsresistenz von starken Überzeugungen ist es wichtig, vor der eigentlichen Infragestellung der Wahninhalte zu klären, welche negativen Konsequenzen dem Patienten beim Fallenlassen der Überzeugungen entstehen könnten. Selbst bei einem belastenden Verfolgungswahn kann die Aufgabe langjähriger Überzeugungen und damit das Eingeständnis, sich über einen langen Zeitraum geirrt zu haben, zu extremer Verunsicherung führen. In vielen Fällen bringt der Inhalt des Wahns zudem eine Aufwertung des Patienten mit sich. In anderen Fällen erfüllt der Wahn bzw. die psychische Störung die Funktion, sich anstrengenden oder möglicherweise auch überfordernden Beschäftigungen nicht stellen zu müssen. In den meisten Fällen können sich Patienten gut auf die Frage nach den Konsequenzen, die eine Aufgabe ihrer Überzeugungen nach sich ziehen würde, einlassen, selbst wenn sie angeben, zu 100 % von der Richtigkeit ihrer Sicht überzeugt zu sein. Es hilft auch hier, wenn die Konsequenzen vom Therapeuten grafisch veranschaulicht werden (vgl. Tabelle 12).

Zu empfehlen ist zudem der ergänzende Einsatz eines Vier-Felder-Schemas, bei dem der Patient aufgefordert wird, auch über die Konsequenzen eines fälschlichen Festhaltens an seiner Überzeugung nachzudenken, aber auch um zu erfahren, welche Befürchtungen mit einer fälschlichen Aufgabe des Wahns einhergehen (vgl. Tabelle 13).

Falls ein Fallenlassen des Wahns für einen Patienten eine extreme Infragestellung des Selbstwertgefühls bedeuten würde, die möglicherweise mit einer höheren Suizidgefahr verbunden wäre, sollte der Therapeut die Umstrukturierung des Wahns (zunächst) nicht fortsetzen. Stattdessen kann er versuchen, den Patienten an anderer Stelle zu stärken, z. B. im Bereich Selbstwert (vgl. Kapitel 12) und ggf. zu einem anderen Zeitpunkt in der Therapie auf die Umstrukturierung des Wahns zurückkommen.

Merke

Vor der Umstrukturierung des Wahns sollte in jedem Fall eine Abschätzung der Konsequenzen erfolgen, die eine Aufgabe der wahnhaften Überzeugungen für den Patienten mit sich bringen könnten.

Tabelle 12: Herr F. – Beispiel für Konsequenzen bei einer Aufgabe der Überzeugungen

Annahme:	Ich wurde vergiftet	Ich wurde nicht vergiftet
Konsequenzen:	• Ich denke, dass ich die letzten 10 Jahre richtig gelegen habe. • Leute, die an der Sache beteiligt waren, laufen frei herum und werden mir begegnen. • Mein Leben wurde kaputt gemacht, ich bin geschwächt. • Ich muss damit rechnen, dass es jederzeit wieder losgehen könnte.	• Ich muss mir eingestehen, mich getäuscht zu haben. Bei dieser Vorstellung geht es mir schlecht. Ich zweifle an meiner Wahrnehmung. • Ich habe es im Umgang mit anderen leichter. • Ich kann mich auf meine wirklichen Probleme konzentrieren.

Tabelle 13: Herr F. – Vier-Felder-Schema zur Erarbeitung der Implikationen einer fälschlicherweise beibehaltenen oder aufgegebenen Überzeugung

Realität: \ Annahme:	Ich wurde vergiftet	Ich wurde nicht vergiftet
Ich wurde vergiftet		• Ich vertraue anderen Menschen fälschlicherweise. • Ich nehme umsonst Medikamente. • Ich verpasse die Gelegenheit, die Sache aufzudecken. • Der Umgang mit anderen Menschen wird leichter.
Ich wurde nicht vergiftet	• Ich beschuldige Leute fälschlicherweise und habe mich umsonst von Leuten zurückgezogen. • Ich verpasse die Möglichkeit, mich um eine mögliche psychische Erkrankung oder körperliche Probleme zu kümmern. • Weitere Nachforschungen beim Verfassungsschutz sind vergebene Liebesmüh.	

9.6 Umstrukturieren wahnhafter Überzeugungen

Ist der Therapeut nach den in den vorherigen Abschnitten erläuterten Vorbereitungen auf die Umstrukturierung von wahnhaften Überzeugungen zu dem Schluss gekommen, dass eine Umstrukturierung indiziert ist, kann damit begonnenen werden, rationalere Erklärungen für die vom Patienten geschilderten Annahmen zu erarbeiten oder anzubieten. Hierbei können verschiedene Strategien eingesetzt werden, die darauf abzielen, den Überzeugungsgrad des Patienten in seine wahnhafte Überzeugung zu verringern. Dabei sollte aber eine direkte Konfrontation oder ein „unbedingt überzeugen wollen" durch den Therapeuten vermieden und stattdessen behutsam vorgegangen werden. Hilfreich ist auch hier für den Therapeuten, die innere Haltung einzunehmen, dass der Patient in seinen Überzeugungen richtig liegen könnte und sei es noch so unwahrscheinlich. Falls während solcher Diskussionen die Anspannung des Patienten steigt oder er in noch deutlichere Rechtfertigungshaltungen in Bezug auf seine Überzeugungen zurückfällt, sollte der Therapeut das Thema zunächst wieder auf etwas weniger Belastendes lenken.

Erarbeiten alternativer Erklärungen

Bei der gemeinsamen Erarbeitung alternativer, rationalerer Erklärungen ist es günstig, zunächst mit Situationen zu beginnen, die der Patient erst kürzlich erlebt hat, da die Überzeugung des Patienten im Hinblick auf diese Situationen meist noch weniger verfestigt ist. Vor allem uneindeutige soziale Situationen eignen sich gut als Ausgangspunkt. Wenn ein Patient beispielsweise berichtet, dass ein Kollege ihm bewusst schaden wollte und er das daran bemerkt habe, dass er einer anderen Kollegin zwischendurch einen vielsagenden Blick zuwarf, könnte der Therapeut fragen:

> „Was dachten Sie genau, was in seinem Kopf vorging, als er die Kollegin anschaute?" „Für wie wahrscheinlich halten Sie das?"

Der Patient kann aufgefordert werden, seine Wahrscheinlichkeitseinschätzung auf einer Skala von 0 bis 100 zu quantifizieren. Anschließend werden in Form eines sokratischen Dialoges alternative Gedanken gesammelt, die der Kollege in dieser Situation gehabt haben könnte (z. B. „Die Kollegin sieht süß aus", „Der Chef war heute mal wieder komisch" etc.). Der Patient wird ermutigt, selbst alternative Erklärungen zu produzieren. Andernfalls kann der Therapeut auch selbst Alternativen vorgeben. Jede Alternative wird ebenfalls im Hinblick auf ihre Wahrscheinlichkeit eingeschätzt. Schließlich wird der Patient gebeten, die Wahrscheinlichkeit seiner ursprünglichen Interpretation erneut einzuschätzen. Jede kleine Veränderung in der Stärke der Überzeugungen wird ermutigt und gelobt:

„Ich finde es gut, dass Sie bereit sind, die Sache von unterschiedlichen Seiten zu betrachten!"

Die positiven Implikationen der Veränderung werden dabei herausgearbeitet:

„Es ist sicher weniger belastend, wenn Sie davon ausgehen, dass der Blick des Kollegen nichts mit Ihnen zu tun hatte."

Nachdem dieses Vorgehen anhand eines Beispiels mit dem Patienten durchgeführt wurde, wird er gebeten, weitere Beispiele aus der letzten Woche zu benennen, bei denen er zu ähnlichen Schlussfolgerungen gekommen ist. Das Verfahren wird anhand weiterer Beispiele in den folgenden Sitzungen wiederholt, bis die Abwägung verschiedener Interpretationsmöglichkeiten zu einem festen Bestandteil im Verhaltensrepertoire des Patienten geworden ist.

Angesichts der bekannten Schwierigkeiten von Patienten mit Schizophrenie, sich in die Wahrnehmung und Gedanken anderer Personen hineinzudenken (vgl. Kapitel 2.4.1) ist zu empfehlen, mit Geduld an diesen manchmal etwas langwierigen Prozess heranzugehen und den Theory of Mind Defiziten dabei besondere Aufmerksamkeit zu widmen. Der Patient sollte explizit ermutigt werden, sich in andere Personen hineinzudenken und nachzuvollziehen, welche Motive eine andere Person für ihr Verhalten haben könnte. Manchmal bietet es sich auch an, ihn dazu zu ermutigen, die betreffende Person selbst zu fragen, warum sie sich in einer gegebenen Situation auf eine bestimmte Weise verhalten hat, um die alternativen Überlegungen zu untermauern. Falls der Patient von sich aus Schwierigkeiten hat, alternative Erklärungen oder Sichtweisen zu produzieren, kann er auch aufgefordert werden, in einem Rollenspiel die Rolle des Therapeuten einzunehmen, während der Therapeut in die Rolle des Patienten schlüpft.

Selbstbeobachtungsaufgaben

Des Weiteren kann dieser Prozess durch die Vergabe von Selbstbeobachtungs- und Protokollierungshausaufgaben unterstützt werden. Der Patient kann gebeten werden, Situationen zu notieren, in denen er den Eindruck hatte, dass ihm jemand habe schaden wollen und selbst alternative Erklärungen für diese Situationen und, im Sinne des ABC-Schemas, die daraus resultierenden Emotionen zu notieren (hierfür bietet Arbeitsblatt 13 eine hilfreiche Grundlage).

Arbeitsblatt 13: Spaltentechnik zum Hinterfragen von Überzeugungen (vgl. CD-ROM).

Einige der Beispiele können dann jeweils in der nächsten Stunde aufgegriffen werden. Berichtet ein Patient eine Fülle solcher Überzeugungen und unterschiedliche Anhaltspunkte dafür, ist es sinnvoll, diese zu bündeln. Ansonsten besteht die Gefahr, sich zu verzetteln und sich unnötig lange mit der Diskussion über einzelne Anhaltspunkte aufzuhalten.

Behutsames Aufdecken von Ungereimtheiten

Wahnsysteme zeigen, wie die Überzeugungen in Bezug auf Stimmen, erstaunlich viele Ungereimtheiten. Nachdem ein guter therapeutischer Kontakt hergestellt ist und der Patient sich auf die Infragestellung seiner „Beweise" einlassen konnte, kann der Therapeut durch sokratische Dialogführung auch auf Ungereimtheiten in dem Wahn selbst hinweisen. Beispielsweise:

„Auf der einen Seite klingt das logisch, was Sie sagen. Was ich aber noch nicht ganz verstehe: Wenn man Sie aus dem Weg schaffen will, dafür hätte es doch viel einfachere und billigere Möglichkeiten gegeben?"

Manchmal gelingt es, durch die Benennung von Ungereimtheiten beim Patienten weitere Zweifel an der Richtigkeit seiner Überzeugungen zu wecken. Allerdings ist die Strategie bei Patienten mit einem stark ausgeprägten Wahnsystem nicht immer zielführend. Patienten, die wenig bereit sind, ihren Wahn in Frage zu stellen, werden solche Interventionen möglicherweise nutzen, um ihr Wahnsystem auszuweiten und zu verfeinern, um dann solche Fragen in Zukunft beantworten zu können.

Fokussierung auf widersprechende Information

Es kann auch hilfreich sein, den Patienten zu ermutigen, auf Ereignisse zu achten, die nicht in seine Sicht der Dinge passen, im Sinne eines Gegenpols zu der bisherigen bestätigungsorientierten selektiven Aufmerksamkeit. Manchmal reichen auch ungerichtete Beobachtungsaufgaben. Allein die Aufgabe, eine Situation genauer zu beobachten, kann dazu führen, dass der Patient sie weniger selektiv wahrnimmt. Des Weiteren können kleine Rechercheaufgaben helfen, Informationen zu finden, die mit der Überzeugung im Widerspruch stehen. Aufgabe des Patienten könnte sein, Informationen in Zeitungsartikeln im Hinblick auf bestimmte Ereignisse nachzulesen oder bei Personen nachzufragen, die Bescheid wissen könnten etc. Allerdings sollte dabei vorab geklärt werden, welche Schlussfolgerung aus den Ergebnissen gezogen werden wird. Wenn es dem Therapeuten beispielsweise gelänge, mit Hilfe von Recherchen zu demonstrieren, dass Angela Merkel zum fraglichen Zeitpunkt auf Auslandsreisen war und deshalb nicht persönlich in die Bespitzelung involviert sein konnte, könnte der Patient sonst argumentieren, dass der ganze Auslandsaufenthalt gar nicht stattgefunden, sondern als Ablenkungsstrategie „gefaked" wurde.

Manchmal kann auch die Vermittlung (wissenschaftlicher) Information zu einem bestimmten Thema förderlich sein. Ein Patient hatte beispielsweise wahnhafte Überzeugungen in Bezug auf die Geschichte seines Heimatlandes, die zu einem wahnhaft verzerrten Hass auf alle moslemischen Mitmenschen geführt hatten. Hier war eine Klärung der historischen Tatsachen anhand eines Geschichtsbuches durchaus hilfreich, um seine Überzeugungen zu schwächen. In anderen Fällen kann es günstig sein, wenn der Therapeut gut über die aktuellen technischen Möglichkeiten bei Überwachung und Bespitzelung informiert ist.

Verhaltensexperimente

In Kapitel 8.4 zu der Umstrukturierung von Überzeugungen in Bezug auf Halluzinationen sind bereits ein paar grundsätzliche Regeln für Verhaltensexperimente aufgeführt, die es auch hier zu beachten gilt. An dieser Stelle erfolgen deshalb lediglich Beispiele für Verhaltensexperimente bei wahnhaften Überzeugungen.

Ein Patient mit Vergiftungsängsten kann ermutigt werden, sich im Zweifelsfall schrittweise an vermeintlich manipulierte Speisen heranzuwagen (erst mal einen kleinen Bissen oder Schluck zu nehmen) und zu überprüfen, ob er körperlich krank wird. Oder der Therapeut bietet an, etwas von der vermeintlich vergifteten Speise zu essen und zu überprüfen, ob er davon ebenso krank wird.

Ein Patient, der sich telepatische Fähigkeiten zuschreibt, kann aufgefordert werden, beim Telepathieren einem Freund eine Botschaft zu senden und nachfragen, ob diese angekommen ist.

Jemand, der sich für allwissend hält und denkt, dass er die Zukunft vorhersagen kann, könnte aufgefordert werden, vorherzusagen, was in einem Videofilm als nächstes gesagt werden wird.

Ein stationär untergebrachter Patient war überzeugt, dass sein Vater Millionär sei und ihm Frauen an den Hals hetzte, die mit ihm einen Erben für das vor ihm geheimgehaltene Geld zeugen sollten. Als Folge war er zu Frauen unfreundlich oder zumindest zurückhaltend, um sie nicht noch weiter zu ermutigen. Bei diesem Patienten war sowohl eine reine Beobachtungsaufgabe (er sollte beobachten, wie freundlich eine unter Verdacht stehende Ergotherapeutin zu ihm und zu anderen Patienten war) als auch die Aufforderung zu einem Verhaltensexperiment hilfreich („Lächeln Sie die Ergotherapeutin mal an und überprüfen Sie, ob sie Sie wirklich als Reaktion gleich zu einem Spaziergang oder zum Kaffee einlädt"), um zumindest diese Frau etwas aus dem Verdachtsfeld zu rücken.

Häufig wird der Therapeut die Erfahrung machen, dass alleine der Vorschlag zu einem Experiment schon Wirkung zeigt. Die Wirkung von Verhaltenexperimenten sollte allerdings nicht überschätzt werden. Ein Experiment kann nur so gut sein, wie es der Patient zulässt. Ein Patient, der nicht motiviert ist, seine Überzeugungen zu verwerfen, wird sie nicht plötzlich durch ein für den Therapeuten auch noch so eindeutiges Ergebnis eines Verhaltensexperimentes fallen lassen. Deshalb ist es auch ratsam, Verhaltensexperimente nicht gleich am Anfang einzusetzen, sondern erst, wenn die Überzeugungsstärke schon etwas vermindert ist.

Aufdecken dysfunktionaler Überzeugungen

Wie bei den dysfunktionalen Interpretationen von Stimmen wird der Therapeut auch bei wahnhaften Überzeugungen feststellen, dass hinter den Überzeugungen Ängste oder ungünstige Annahmen in Bezug auf das Selbst stecken können. Gerade beim Verfolgungswahn findet sich oft ein extrem vermindertes Selbstwertgefühl (vgl. Kapitel 2.4.1). Wie in Kapitel 2.4.1 erläutert, unterscheiden Chadwick et al. (2005) zwei Typen von Verfolgungswahn, die sie als „poor-me-paranoia" und „bad-me-paranoia" bezeichnen, in Abhängigkeit davon, ob sich die betroffene Person zu recht oder zu unrecht verfolgt fühlt. Sie stellen die Hypothese auf, dass „poor-me" paranoide Personen sich andere Menschen als Verfolger konstruieren, um sie für die eigene Unzulänglichkeit verantwortlich zu machen und das eigene Selbstwertgefühl zu erhalten. Der „bad-me" Paranoide hingegen geht davon aus, dass die anderen ihm überlegen sind und seine Schlechtigkeit zu enttarnen versuchen. So plausibel und hilfreich solche Überlegungen sind, der Therapeut sollte sich vor pauschalen Interpretationen schützen und stattdessen durch gezieltes Weiterfragen die spezifischen „heißen Kognitionen" des jeweiligen Patienten erarbeiten. Kingdon und Turkington (1994) haben dies in ihrem Buch „Cognitive Behavioral Therapy of Schizophrenia" an einigen Beispielen eindrucksvoll demonstriert. Wenn es gelingt, solche Überzeugungen herauszuarbeiten, können diese dann mit den aus der Behandlung anderer Störungen bekannten Techniken gezielt bearbeitet werden (vgl. Kapitel 12). Ein Beispiel zeigt die Erarbeitung „heißer" Kognitionen.

Beispiel für die Herausarbeitung zugrunde liegender Kognitionen: Herr F.

Th.: Wenn ich Sie richtig verstanden habe, dient also die Vergiftung dazu, Sie körperlich auszuschalten?
Pat.: Ja. Die wollen mich fertig machen.
Th.: Was wäre anders, wenn all das (die jahrelangen Vergiftungen) nicht geschehen wäre?
Pat.: Dann wäre ich noch so fit wie vor 15 Jahren.
Th.: Warum ist es Ihnen wichtig, so fit zu sein, wie ein Zwanzigjähriger?
Pat.: Dann wäre ich richtig gut im Fußball, außerdem müsste ich mir dann keine Sorgen um meine Gesundheit machen.
Th.: Welcher Aspekt ist Ihnen davon wichtiger? Besonders gut zu sein oder sich keine Sorgen machen zu müssen?
Pat.: Keine Sorgen machen. Ich hätte gern die Sicherheit, dass mit meinem Körper alles in Ordnung ist.
Th.: Befürchten Sie, dass Sie auch an einem frühen Herztod versterben könnten, wie Ihr Vater?
Pat.: Ja.
Th.: Und wenn Ihr Körper nicht top fit ist, werten Sie es als Anzeichen dafür, dass etwas ernsthaft mit Ihnen nicht stimmt? Dass der Tod vielleicht schon naht?
Pat.: Ja, ich habe schon Angst, dass ich nicht mehr lange zu leben habe.

Insgesamt ist es nicht die einzelne Strategie, die zur Schwächung der Überzeugung führt, sondern die Fülle von Infragestellungen aus unterschiedlichen Blickwinkeln bei einem veränderungsmotivierten Patienten. In Kasten 16 findet sich ein Überblick über die verschiedenen Techniken.

Kasten 16: Techniken zur Bearbeitung von Wahn im Überblick

- Interpretationen und Wahrscheinlichkeitseinschätzungen für Anhaltspunkte
- Selbstbeobachtungsaufgaben und Hausaufgaben mit ABC-Schema
- Rollenspiele/Modelle
- Ungereimtheiten aufdecken
- Verhaltensexperimente/Verhaltensänderung
- Fokussierung auf widersprechende Information
- Identifikation zugrunde liegender Schemata

Wenn es gelungen ist, den Patienten für Fehlinterpretationen uneindeutiger Ereignisse zu sensibilisieren oder sogar zugrunde liegende Befürchtungen oder Annahmen im Sinne dysfunktionaler Schemata zu identifizieren, kann diese Perspektive in das vorläufige Erklärungsmodell eingebaut werden:

„Möglicherweise haben Sie in der Vergangenheit Ihre Aufmerksamkeit eher auf Dinge gerichtet, die ihre Überzeugungen bestätigt haben. Das hat dann dazu geführt, dass Sie sich noch mehr zurückgezogen haben und noch misstrauischer geworden sind. Erscheint Ihnen das logisch?"

Bei langanhaltenden Wahnvorstellungen ist auf einen „Rückzug in Würde" zu achten. Der Therapeut sollte nicht die Aufgabe aller „Irrtümer" des Patienten forcieren, sondern sich auf die wesentlichen Aspekte mit aktueller Relevanz für den Patienten beschränken. Der bereits mehrfach erwähnte Patient, Herr F., konnte zum Beispiel im Verlauf der Therapie relativ bald einräumen, dass die Verfolgung aktuell nicht mehr stattfinde, hielt aber daran fest, sich ziemlich sicher zu sein, dass es ihm in der Vergangenheit so ergangen war. Für den Fall, dass es sich doch um ein psychisches Problem handeln könnte, wolle er in Zukunft darauf achten, Anhaltspunkte für Überzeugungen genauer zu überprüfen und zur Sicherheit noch eine Weile seine Medikamente einnehmen.

Alternativen zur kognitiven Umstrukturierung von Wahn

Manchmal wird der Therapeut mit seinen Bemühungen scheitern, die Überzeugungsstärke des Patienten in seine wahnhaften Überzeugungen zu verringern. Manche Patienten sind einer solchen Infragestellung nicht zugänglich oder antizipieren eher negative Konsequenzen bei einer Aufgabe des Wahns. In solchen Fällen kann der Therapeut versuchen „innerhalb des Wahnsystems" zu arbeiten und dort einen funktionaleren Umgang mit dem Wahn verankern. Bei Herrn F. wären hierfür evtl. folgende Fragen hilfreich:

„Nehmen wir mal an, der VS ist hinter Ihnen her. Wie könnten Sie trotzdem noch ein möglichst befriedigendes Leben führen? Was könnten Sie tun, um Ihre Beeinträchtigung durch die Verfolgung zu minimieren? Ist es sinnvoll, vielen Leuten davon zu erzählen? Machen Sie dann nicht erst recht auf sich aufmerksam? Wäre nicht die beste Tarnung, ein ganz gewöhnliches Leben zu führen?"

Ferner sprechen die Ergebnisse der im Kapitel 5 erwähnten Studien von spezifischen Interventionen zur Reduktion von Wahn dafür, dass Wahn auch ohne eine direkte Infragestellung vermindert werden kann: Beispielsweise durch die Verringerung von Angst und Sorgen.

Kapitel 10
Interventionen für Negativsymptomatik

Zusammenfassung

Die in diesem Kapitel geschilderten Interventionen zielen auf eine Reduktion der typischen Negativsymptome, wie Affektverflachung, Wortarmut, Antriebsarmut, Motivationsprobleme, und mangelnde Freude, bzw. Vorfreude sowie sozialer Rückzug. Dabei werden folgende Schritte eingesetzt: Entpathologisieren, Erarbeiten von lohnenswerten, realistischen Zielen, Erstellen von individuellen Problemanalysen, Entwicklung von Erklärungsmodellen für die Entstehung und Aufrechterhaltung von Negativsymptomatik, Selbstbeobachtungsprotokolle, Aktivitätenpläne, Arbeit an aufrechterhaltenden Bewertungen und Vermittlung von sozialer Kompetenz und Problemlösefertigkeiten.

10.1 Entpathologisierende Haltung des Therapeuten

Viele Symptome, die als Negativsymptomatik eingruppiert werden, sind nachvollziehbare Reaktionen auf äußere und innere Umstände. Zu diesen Umständen zählen übermäßige Belastung in Form von chronischem Stress oder aber auch übermäßige Reizarmut durch lange Institutionalisierung. Ferner kann die Medikation beim Patienten den Eindruck emotionaler Taubheit, Müdigkeit oder Antriebslosigkeit hervorrufen. Auch können positive Symptome, wie Wahn oder Halluzinationen, Negativsymptomatik nach sich ziehen. Das wird nachvollziehbar, wenn Sie sich beispielsweise in die Rolle einer Person hineinversetzen, die bewertende, kommentierende Stimmen hört, die ihr sagen, dass sie wertlos und ihr Leben sinnlos sei. Welche Folgen hätte das für Ihre Gefühle, Ihr Verhalten und ggf. auch auf Ihre soziale Umwelt?

Es braucht nicht viel Fantasie, um zu erkennen, dass Stimmenhören massive Auswirkungen auf Stimmung und Verhalten haben können, insbesondere wenn diese über Tage, Wochen oder Monate anhalten. Aber auch die Erfahrungen mit psychotischen Episoden und Hospitalisierung können Symptome wie Rückzug und Affektverflachung plausibel erklären, da sie Konsequenzen in fast allen Bereichen des Lebens nach sich ziehen. So erleben sich psychoseerfahrene Menschen verunsichert im Hinblick auf die eigene psychische Stabilität und haben möglicherweise den Eindruck, keine Kontrolle mehr über ihr Leben zu haben. Sie verlieren häufig ihren sozialen Status über den Verlust von Freunden und des Arbeitsplatzes mit dem entsprechenden Einkommen und können keine Tagesstruktur mehr aufrechterhalten. Diese Verunsicherung und Verluste betreffen vor allem Patienten, die wiederholte Rückfälle und langwierige Hospitalisierung erlebt haben, und sie können zu massiver Hoffnungslosigkeit und Resignation führen. Pat Deegan, die als Teenager selbst mit Schizophrenie diagnostiziert wurde und sich als Erwachsene in der Patientenbewegung engagiert, beschreibt die Entstehung dieser Hoffnungslosigkeit und die zunehmende Resignation auf ihrer Homepage sehr anschaulich (https://www.patdeegan.com/pat-deegan/lectures/conspiracy-of-hope, vgl. Kasten 17):

Kasten 17: Entstehung von Hoffnungslosigkeit – Beschreibung von Pat Deegan

"The weeks, the months or the years began to pass us by. Now our aging was no longer marked by the milestones of a year's accomplishments but rather by the numbing pain of successive failures. We tried and failed and tried and failed until it hurt too much to try anymore. Now when we left the hospital it was

> not a question of *would* we come back, but simply a question of *when* would we return. In a last, desperate attempt to protect ourselves we gave up. We gave up trying to get well. Giving up was a solution for us. It numbed the pain. We were willing to sacrifice enormous parts of ourselves in order to say "I don't care". Our personhood continued to atrophy through this adaptive strategy of not caring anymore. And so we sat in chairs and smoked and drank coffee and smoked some more. It was a high price to pay for survival. We just gave up. And winter settled in upon us like a long cold anguish."

Es ist deshalb wichtig, dass der Therapeut, ähnlich wie bei Wahn und Halluzination, auch der Negativsymptomatik mit Empathie begegnet. Hierzu lässt er sich Zeit, die Symptome genau zu explorieren und nachzuvollziehen, wie sie sich entwickeln und welche Folgen sie für den Betroffenen haben. Da viele Patienten von außen zu spüren bekommen haben, dass ihre motivationalen Schwierigkeiten als Indikatoren von Faulheit oder Schwäche gesehen werden oder aber als unausweichliche Folge der Diagnose Schizophrenie, bietet sich auch hier eine entpathologisierende Haltung an. Dazu schlagen Beck et al. (2009) vor, Negativsymptome ähnlich wie bei Wahn und Halluzinationen auf einem Kontinuum des normalen Erlebens darzustellen. Ebenfalls analog zur Positivsymptomatik kann dabei betont werden, dass äußere und innere Faktoren eine auslösende oder verstärkende Wirkung auf die Symptome haben können. Beispielsweise kann dem Patienten erläutert werden, dass jeder Mensch gelegentlich Schwierigkeiten erlebt, motiviert zu bleiben und dass unsere Motivationsprobleme unter hohem Stress zunehmen können. Ferner kann dargelegt werden, dass innerer Rückzug eine nachvollziehbare und in vielen Fällen angemessene und sinnvolle Verhaltensweise ist, um sich vor Überlastung zu schützen. Bei anhaltenden Gefühlen von Überforderung und Überlastung könne sich dies jedoch chronisch auf unsere Motivation und unser Aktivitätsniveau auswirken.

Die Analogie zum normalen Erleben und Verhalten soll den Patienten emotional entlasten und ihm vermitteln, dass seine Symptome veränderbar sind. Indem auch der gesunde Aspekt von Rückzugsreaktion und Motivationseinbußen als Reaktion auf Stress betont wird, soll dem Patienten ferner der Druck genommen werden, seine Antriebs- und Motivationsschwierigkeiten von heute auf morgen hinter sich zu lassen. Gerade weil das soziale Umfeld des Patienten oft mit Unverständnis und Druck auf die Negativsymptomatik des Patienten reagiert, sollte der Therapeut ihm Zeit zur Erholung zugestehen und ihn nicht ebenfalls durch zu hohe Erwartungen unter Druck setzen. Dabei bietet es sich an, den Patienten zu fragen, ob und inwieweit er sich von Freunden, Angehörigen, Behandlern oder durch den Therapeuten selbst starken Änderungsdruck ausgesetzt fühlt und was dieser Druck bei ihm auslöst. Ein Therapeut, der sich für das Verständnis der Symptomatik und entpathologisierende Interventionen Zeit nimmt und sich nicht sofort in die Arbeit mit Aktivitätsplänen und Fertigkeitsvermittlung stürzt, wird es in späteren Stadien der Arbeit mit Negativsymptomatik leichter haben.

Merke

Sozialer Rückzug und Apathie können eine gesunde Reaktion auf psychische Belastung sein. Es ist wichtig, dass der Therapeut auch der Negativsymptomatik mit Empathie begegnet, versteht, wie sie entstanden ist, sie entpathologisiert und den Patienten nicht unter Druck setzt, sofort wieder aktiv werden zu müssen.

10.2 Motivationsarbeit und Arbeit an Zielen

Um auf das Rückzugsverhalten einzuwirken, ist es wichtig, nach der ersten Phase der Validierung und des Verständnisses Interventionen zur Erhöhung der Motivation und der Aktivitätsrate einzusetzen. Diese sollten unabhängig davon erfolgen, ob motivationale Defizite als primäre Negativsymptomatik eingeordnet werden oder als Folgen von äußeren Faktoren, Medikation oder Krankheitsbewältigung (oft als sekundäre Negativsymptomatik bezeichnet). Hierfür ermutigt der Therapeut den Patienten Ziele zu nennen, für die es sich lohnen könnte, wieder aktiv zu werden. Dabei sollen einerseits langfristige Ziele generiert werden, für die sich Anstrengungen über einen längeren Zeitraum lohnen könnten, sowie auch kurzfristige Ziele, beispielsweise von Tag zu Tag oder von Woche zu Woche. Mit kurzfristigen Zielen kann zudem auch auf langfristige Ziele hin gearbeitet werden. Hindernisse und Probleme bei der Zielerreichung werden in dieser Phase zunächst zurückgestellt.

Patienten mit Negativsymptomatik haben oft Schwierigkeiten, positive Gefühle zu antizipieren. Daher sollte der Therapeut bei der Zielgenerierung den Patienten ermutigen und unterstützen, sich zukünftige Ziele detailliert, unter Einsatz aller Sinne und der damit in Verbindung stehenden Gefühle vorzustellen. Ein Patient, der beispielsweise als Wochenziel benennt, sich mit einem Freund zum Spazierengehen und Kaffeetrinken zu treffen und der Schwierigkeiten hat, entsprechende Vorfreude zu empfinden, kann folgendermaßen durch den Therapeuten angeregt werden:

> „Stellen Sie sich vor, Sie machen einen Spaziergang mit einem Freund und trinken dabei einen Kaffee. Stellen Sie sich vor, wie der Kaffee riecht, wie er schmeckt, wie der Freund vielleicht einen Witz macht, über den Sie lachen können, wie Sie draußen in der Sonne sitzen und ihre Wärme im Gesicht spüren, der Wind Ihnen durchs Haar streicht, wie Sie erleben, dass es schön ist, in Gesellschaft zu sein, sich akzeptiert zu fühlen, wie Sie Spaß daran haben, jemandem zuzuhören oder auch Dinge von sich zu erzählen."

Bei der Erstellung von kurz- und langfristigen Zielen ist ferner auf die Balance zwischen Realisierbarkeit und Attraktivität der Ziele zu achten. Manche Patienten mit Negativsymptomatik können sich nicht vorstellen, jemals wieder ein normales Leben zu führen. Ziele, die für viele Menschen selbstverständlich sind, beispielsweise einen Freund oder eine Freundin zu haben, einer Arbeit nachzugehen, oder in einer schön eingerichteten Wohnung zu leben, scheinen für diese Patienten unerreichbar. Welche Ziele realistisch und attraktiv für den einzelnen Patienten sind, hängt von dessen Fähigkeiten und Vorgeschichte ab sowie vom individuellen Funktionsniveau, den persönlichen Ressourcen und auch von dem sozialen Netzwerk des Patienten. Hat der Therapeut den Eindruck, dass der Patient sich zu geringe Ziele setzt, kann es hilfreich sein, Beispiele von Personen zu nennen, die sich einmal in einer vergleichbaren Lage befanden wie beispielsweise Pat Deegan (oder in Deutschland Dorothea Buck) und dennoch inzwischen soweit genesen sind, dass sie wieder aktiv und erfolgreich sind.

Es kann aber auch vorkommen, dass Patienten sich Ziele setzen, die aus der jetzigen Situation oder den neurokognitiven Einschränkungen heraus in der Tat eher unrealistisch erscheinen (z.B. innerhalb des nächsten Jahres ein Physikstudium aufzunehmen). In diesem Fall könnten ihre bereits vorhandenen Überzeugungen, dass sie sowieso nie Erfolg haben werden, bestätigt werden. Wenn der Eindruck besteht, dass ein Patient sich sehr schwer erreichbare Ziele gesetzt hat, kann der Therapeut behutsam die Schwierigkeiten vorwegnehmen, die bei einer Nichterreichung der Ziele eintreten könnten. Während sehr große Ziele für manche Patienten vielleicht sogar einen lähmenden Effekt haben, können sie für andere besonders motivierend sein. Außerdem können sie in kleinere Teilziele zerlegt werden. Für manche Patienten kann es aber auch entlastend sein, von Anfang an Ziele zu setzen, die auch aus dem jetzigen Kontext heraus erreichbar, aber dennoch auch bedeutsam sind.

Die Aufgabe des Therapeuten ist zudem, gemeinsam mit dem Patienten Langzeit- von Kurzzeitzielen zu trennen und einzelne Ziele in kleinere Schritte zu unterteilen. Eine Schwierigkeit, die auftreten kann, wenn bereits zu einem frühen Zeitpunkt über Ziele gesprochen wird, ist, dass Patienten aufgrund ihrer geringen Erwartung von Erfolg (vgl. Kapitel 2.4.5 zu dysfunktionalen Überzeugungen im Zusammenhang mit Negativsymptomatik) Schwierigkeiten haben, überhaupt Ziele zu generieren. Sollte ein Patient bei der Besprechung von Zielen immer wieder der Zielerreichung im Wege stehende Hindernisse aufführen, kann der Therapeut anbieten, diese zunächst zu notieren und zu einem späteren Zeitpunkt darauf zurückzukommen. In einigen Fällen kann es aber auch sinnvoller sein, zunächst mit dem kognitiven Modell und der Arbeit an diesem dysfunktionalen Gedanken einzusteigen. Die frühe Besprechung von Zielen hat andererseits den Vorteil, dass sie den Patienten für die nachfolgenden Interventionen motivieren kann.

10.3 Erstellung individueller Problemanalysen

In einem nächsten Schritt, erstellt der Therapeut mit dem Patienten individuelle Problemanalysen (Beispielsweise anhand des SORK-Modells) für die Entstehung und Aufrechterhaltung der Negativsymptomatik. Ausgehend von verschiedenen Situationen (S), in denen der Patient sich nicht zielgerichtet verhalten hat, werden die Reaktionen auf der kognitiven, emotionalen und Verhaltensebene (R) und ihre kurz- und langfristigen Konsequenzen (K) eruiert. Dabei werden auch Faktoren berücksichtigt, die sich auf die Reaktionen des Patienten auswirken (O). Als solche sind aus den in Kapitel 2.4.5 dargestellten Untersuchungen zur Negativsymptomatik bereits einige bekannt: neuropsychologische Defizite, Reizarmut, Mangel an bedeutsamem Beschäftigungsmöglichkeiten, Medikationseffekte oder chronischer Stress durch das soziale Umfeld. Ferner könnten gesundheitliche Probleme, mangelnde Bewegung, Schlafmangel, soziale Isolation und Drogenkonsum eine Rolle spielen.

Auf der kognitiven Reaktionsebene stehen spezifische dysfunktionale Gedanken wie die geringe Erwartung von Freude, und Erfolg, die Wahrnehmung selbst nur über begrenzte Ressourcen zu verfügen und das Selbstkonzept von anderen nicht akzeptiert zu werden (vgl. Beck et al., 2009). Auf der Ebene der für die Aufrechterhaltung relevanten Konsequenzen könnten übermäßige Kritik am Patienten oder übermäßige Entbindung des Patienten von seinen sozialen Rollen relevant sein, sowie die weitere Bestätigung negativer Selbstkonzepte. Die Kenntnis relevanter Faktoren erleichtert es dem Therapeuten gezielte Fragen zu stellen. Da die genauen Auslöser, Reaktionen, Konsequenzen und vermittelnden Faktoren aber dennoch von Patient zu Patient variieren, entbindet dieses Wissen den Therapeuten aber nicht davon, mit jedem Patienten anhand von konkreten Situationen individuelle Problemanalysen zu erstellen. Für diese Situationen, eruiert er die dazu gehörigen Gedanken, Emotionen und Konsequenzen und versucht, gemeinsam mit dem Patienten auch Faktoren zu identifizieren, die sich auf die Situation ausgewirkt haben. Am Beispiel eines Patienten, der im Bett liegen blieb anstatt an einem gemeinsamen Essen der Wohngruppe teilzunehmen, kann er die folgenden Fragen stellen:

- In dem Moment, als Sie gestern die Entscheidung fällten, im Bett liegen zu bleiben anstatt an einem gemeinsamen Essen in Ihrer WG teilzunehmen, was ging Ihnen da durch den Kopf?"
- „Haben Sie befürchtet, dass irgendetwas Unangenehmes passieren könnte, wenn Sie aufstehen?"
- „Was war vorher passiert? Wie ist der Tag gewesen? Haben Sie vielleicht schlecht geschlafen? Fühlten Sie sich gesundheitlich nicht auf der Höhe?"
- „Wie haben Ihre Mitbewohner reagiert?"
- „Wie ging es Ihnen im Anschluss?"
- „Wie haben Sie sich gefühlt?"

Um herauszufinden, welche Faktoren entscheidend sind und auch um einen rein defizit- oder problemorientierten Fokus zu vermeiden, kann es ferner hilfreich sein, solche Situationen mit Situationen zu kontrastieren, in denen der Patient sich zielgerichtet verhalten hat. Zum Beispiel kann der Therapeut fragen:

- „Können Sie mir von einer Situation berichten, in denen Sie an einem gemeinsamen WG-Essen teilgenommen haben? Was war an dieser Situation anders?"

Oder:

- „Neulich haben Sie mir erzählt, dass Sie eine Freundin zum Eis eingeladen haben. Können-Sie mir schildern, was es Ihnen in dieser Situation leicht gemacht hat, sie zu fragen? Was war an dem Tag vorher passiert? Welche Gedanken gingen Ihnen in dem Moment durch den Kopf? Welche Gefühle hatten Sie? Welche Konsequenzen hatte Ihr Verhalten?"

Über die Analyse konkreter Situationen hinaus, sollte der Therapeut gezielt negative Bewertungen und Gefühle erfragen, die als Reaktion auf die Erfahrung der psychischen Störung relevant sein könnten und die Negativsymptomatik ggf. begünstigen. Als solche gelten u.a. ausgeprägte Sorgen im Hinblick auf einen Rückfall in die Psychose, Hoffnungslosigkeit und Resignation oder wahrgenommene bzw. befürchtete Stigmatisierung aufgrund der psychischen Störung. Ferner sollte er einschätzen, ob bestimmte Negativsymptome Folge von Symptomen wie Wahn oder Halluzinationen sind oder durch Nebenwirkungen der Medikamente erklärt werden können. Ferner sollte der Therapeut das Ausmaß komorbider Angstsymptomatik (z.B. sozialphobische Symptomatik) einschätzen können, um für diese Symptome gegebenenfalls gezieltere Interventionen anzubieten. Schließlich sollte eine Einschätzung der sozialen und Problemlösekompetenzen erfolgen, da Probleme in diesen Bereichen Negativsymptomatik begünstigen können.

10.4 Erarbeitung von Erklärungsmodellen für die Aufrechterhaltung der Negativsymptomatik

In diesem Abschnitt der Therapie geht es darum, dem Patienten zu verdeutlichen, wie bestimmte Bewertungen von Situationen bestimmte emotionale Konsequenzen und Verhaltensweisen nach sich ziehen, die hinderlich bei Zielerreichung sein können. In Tabelle 14 ist dies an einigen Beispielen verdeutlicht.

Für die Verdeutlichung der Zusammenhänge zwischen der Bewertung von Situationen und den Konsequenzen, ist es hilfreich, wenn der Therapeut zunächst noch einmal eines der Beispiele aufgreift, die bereits mit dem Patienten zusammen bei der Erstellung der Problemanalysen thematisiert wurden. Am Beispiel der Einladung zum WG-Essen könnte ein Dialog zwischen Patient und Therapeut vielleicht wie folgt dargestellt verlaufen.

Beispieldialog: Einladung zum WG-Essen

Th.: „Sie hatten mir letzte Woche von der Situation berichtet, dass Sie von Ihrer Wohngemeinschaft zum Essen eingeladen wurden,

Tabelle 14: ABC-Modelle im Zusammenhang mit Negativsymptomatik an den Beispielen der (1) Bewertung der psychischen Störung, (2) der Bewertung von Halluzinationen und (3) der Bewertung einer sozialen Situation im Zusammenhang mit der Wiedereingliederung

Auslösendes Ereignis	Bewertung	Konsequenzen	
(1) Bereits der dritte Klinikaufenthalt aufgrund der Psychose	• „Ich werde immer krank bleiben." • „Das Leben wird nie mehr richtig schön." • „Ich werde nie mehr richtig arbeiten können." • „Meine Freunde werden das Interesse an mir verlieren." • „Andere Leute werden mich nicht mehr ernst nehmen."	Gedanken	• „Es lohnt sich nicht sich weiter anzustrengen."
		Gefühle	• Niedergeschlagen • Resigniert
		Verhalten	• Im Bett bleiben, sich nicht bei Freunden melden, sich nicht aktiv um Arbeit bemühen.
(2) Halluzinationen: Hört Nachbarn miteinander sprechen.	• „Die tuscheln über mich." • „Die hecken was aus."	Emotionen	• Angst • Scham
		Verhalten	• Geht ihnen aus dem Weg. • Bleibt zu Hause.
(3) Patient schaut nach längerer Krankheitspause am Arbeitsplatz vorbei, um anzukündigen, dass er demnächst zurückkehrt. Kollegen nehmen sich nur wenig Zeit für ihn.	• „Die wollen nicht, dass ich wieder komme." • „Die haben mich abgestempelt." • „Ich werde nicht mehr ernst genommen."	Emotionen	• Angst zurückzukehren • Scham
		Verhalten	• Spielt mit dem Gedanken den Arbeitsbeginn zu verschieben.

dann aber doch im letzten Moment abgesagt haben. Wenn Sie sich jetzt noch einmal an den Moment zurück erinnern, bevor Sie abgesagt haben, welche Gedanken gingen Ihnen da durch den Kopf?"

Pat.: „Hm, ich weiß nicht mehr so genau. Irgendwie hatte ich einfach keine Lust mehr."

Th.: „Sie hatten keine Lust? Können Sie mir näher beschreiben, was Ihnen die Lust genommen hat? Haben Sie sich eine bestimmte Vorstellung von dem Abend gemacht, die Ihnen die Lust verdorben hat?"

Pat.: (zögerlich) „Ja, ich konnte mir nicht vorstellen, dass es mir Spaß machen würde. Ich habe befürchtet, dass mir wieder nichts einfallen wird, was ich sagen kann."

Th.: „Sie dachten also, Sie werden sowieso keinen Spaß haben oder Sie werden nichts zu sagen haben. Gab es noch andere Gedanken?"

Pat.: „Ja, ich habe mich gefragt, ob die anderen die Einladung ernst meinen, vielleicht sind sie froh, wenn ich nicht komme."

Th.: „Also, wenn wir unter „Ereignis" das bevorstehende Abendessen eintragen (trägt „Bevorstehendes Abendessen" in die Spalte Ereignis ein) und Ihre Bewertungen oder Befürchtungen lauteten wie folgt: „Ich werde sowieso keinen Spaß haben, ich werde nichts zu sagen haben, die anderen werden mich nicht *vermissen*, wenn ich nicht komme." (trägt diese in die Spalte Bewertung ein), dann ist es nicht verwunderlich, dass Sie sich entschieden haben, lieber im Bett zu bleiben (trägt „im Bett bleiben" in die Spalte Konsequenzen ein.). „Gibt es noch andere Konsequenzen, die Ihre Gedanken hatten? Wie haben Sie sich gefühlt? Wie ist der Abend weiter verlaufen?"

Pat.: (zögerlich, nochmaliges Nachfragen durch den Therapeuten nötig machend) „Erst mal war ich erleichtert, aber dann war ich auch schon ein bisschen frustriert, dass ich die Gelegenheit des Essens verpasst habe. An dem Abend bin ich im Bett geblieben und habe Chips in mich hineingestopft und Serien geguckt."

In einem weiteren Schritt kann der Therapeut dann deutlich machen, wie durch solche dysfunktionalen Bewertungen ein Teufelskreis von Rückzug und Verstärkung der Symptomatik in Gang gesetzt wird. Dabei

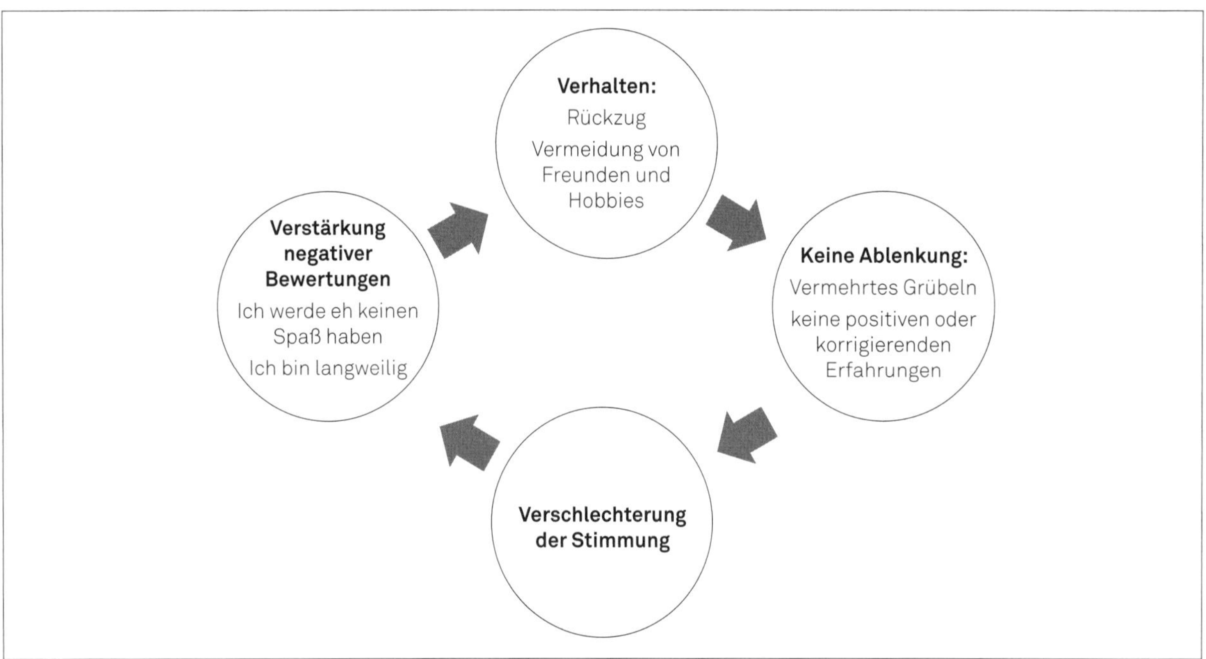

Abbildung 4: Einfacher Teufelskreis von Rückzug und Verstärkung der Symptomatik

Verhalten:
Rückzug
Vermeidung von Freunden und Hobbies
Keine Ablenkung:
Vermehrtes Grübeln
Verschlechterung der Stimmung
Verstärkung von Symptomen
Vernachlässigung von Körperhygiene, Gesundheit
Negative Reaktionen von anderen
Kritik
Nicht mehr gefragt werden
Verstärkung negativer Bewertungen
Andere lehnen mich ab, tuscheln über mich

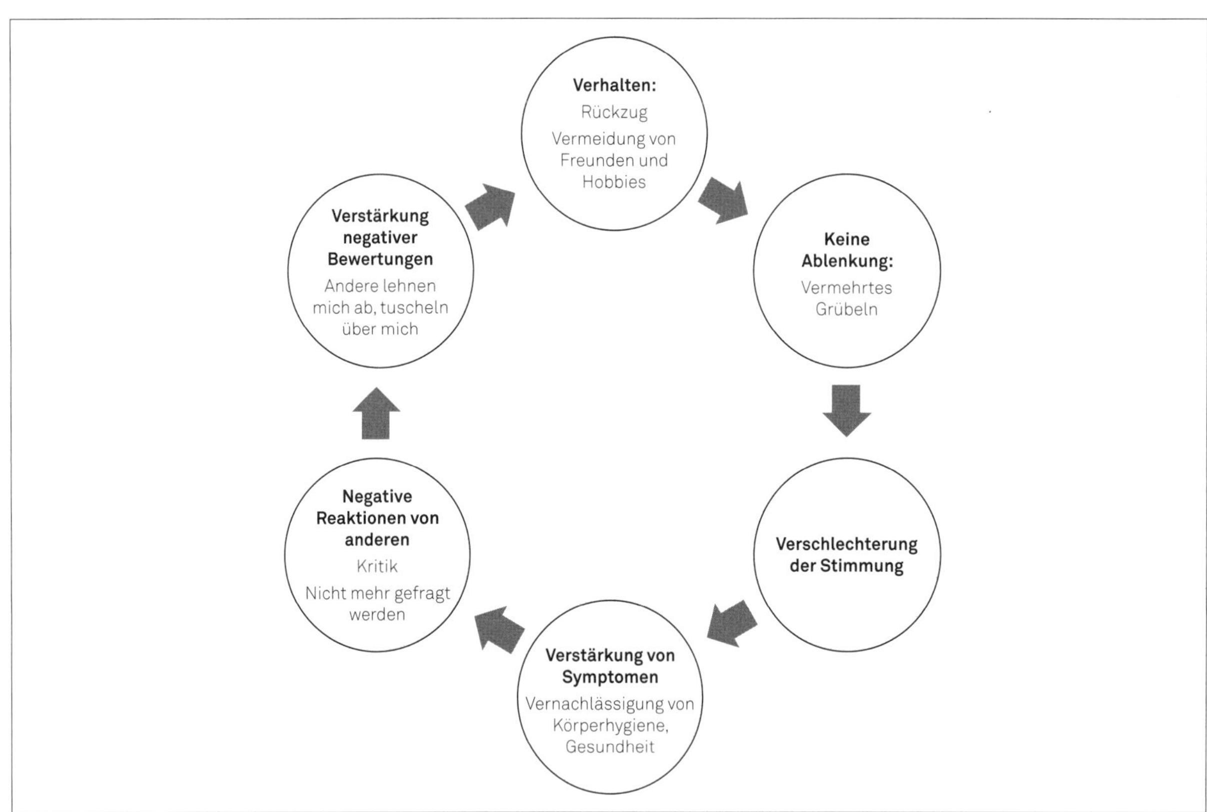

Abbildung 5: Komplexerer Teufelskreis von Rückzug und Verstärkung der Negativsymptomatik

wird aufgezeigt, wie Rückzug zu einer Verschlechterung der Stimmung führt, die dysfunktionale Bewertungen begünstigt (vgl. Abb. 4). In einem komplexeren Teufelskreismodell kann ferner dargestellt werden, welche weiteren negativen Folgen Rückzug auf das eigene Verhalten und auf die Reaktionen anderer Personen haben, die ebenfalls zu einer Aufrechterhaltung der Problematik beitragen (vgl. Abb. 5). In jedem Fall sollte das Teufelskreismodell an die individuelle Situation des Patienten angepasst werden.

Schließlich kann der Therapeut in weiteren Schritten diese Modelle in umfassendere Modelle integrieren, die auch den Einfluss individueller Vulnerabilitätsfaktoren und auslösender Bedingungen berücksichtigen (vgl. Abb. 6).

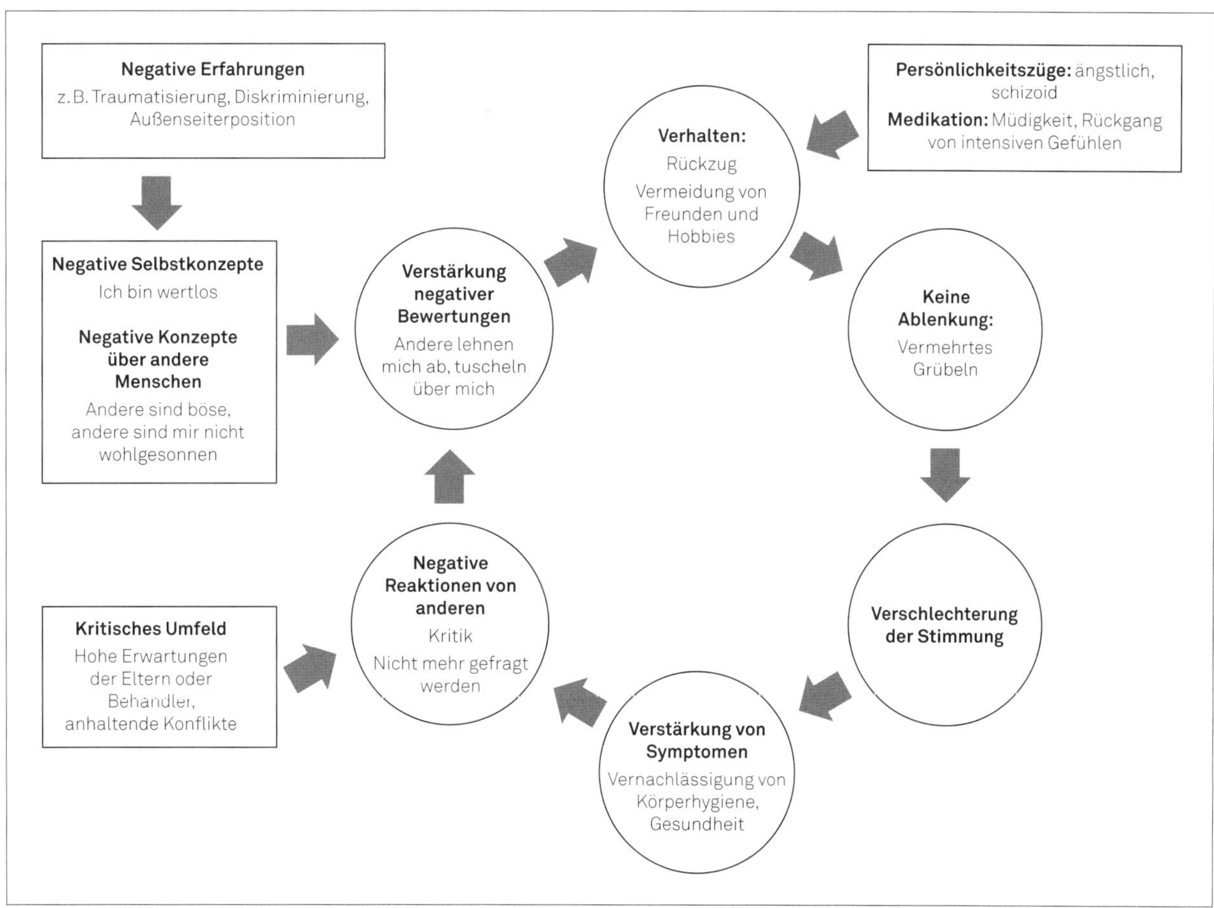

Abbildung 6: Teufelskreis – Einfluss individueller Vulnerabilitätsfaktoren und auslösender Bedingungen

10.5 Veränderung der dysfunktionalen Überzeugungen

Eine dysfunktionale Überzeugung, die im Fokus der Therapie der kognitiven Umstrukturierung bei Negativsymptomatik stehen kann, ist die Erwartung, keinen Spaß bei der Aktivität zu haben. Eine weitere Erwartung ist, nicht erfolgreich zu sein. Die Veränderung solcher Erwartungen erfolgt in enger Anlehnung an die kognitiven Techniken, die für die Behandlung von Depression bereits ausführlich beschrieben wurden. Hierzu zählen das Sammeln von Beweisen für oder gegen die Überzeugung, die Bewertung der Funktionalität der Überzeugung und die Identifikation und Korrektur von kognitiven Fehlern wie „Alles-oder-nichts-Denken". Gerade vor dem Hintergrund, dass Aktivitäten früher vielleicht richtig Spaß gemacht haben und heute wenig positive Gefühle auszulösen vermögen, schlussfolgern Patienten häufig, überhaupt keinen Spaß mehr erleben zu können. Diesem „Alles-oder-nichts-Denken" kann entgegengehalten werden, dass es verschiedene Intensitäten von Spaß und Freude gibt, zwischen absoluter Freude und Erfüllung auf der einen Seite und überhaupt keinem Spaß auf der anderen Seite. Im Zusammenhang mit dem Aufbau positiver Aktivitäten (vgl. Kapitel 10.6) kann hierfür im Vorfeld von geplanten Aktivitäten erfragt werden, wieviel Freude der Patient durch die Aktivität erwartet, und diese Erwartung kann im Anschluss mit der tatsächlich erlebten Freude verglichen werden. Um bei dem Beispiel des WG-Essens zu bleiben, könnte die Erwartung des Patienten sein, dass er bei dem Essen überhaupt keinen Spaß haben wird (Spaß-Rating = 0). Tatsächlich erlebt er, dass es über den Abend hinweg zwar Situationen gab, in denen er keinen Spaß hatte, aber auch, dass es Momente gab, in denen er zumindest ein wenig Anteil nehmen und ein wenig Freude verspüren konnte. So kann die Gesamtbewertung für Spaß an diesem Abend doch bei 3 eingestuft werden. Anhand dieser Diskrepanz kann deutlich gemacht werden, dass (a) die negativen Erwartungen nicht unbedingt zutreffend sein müssen und (b) es einen Graubereich gibt zwischen überhaupt keinem Spaß und sehr ausgeprägtem Spaß.

Im Hinblick auf mangelnde Erfolgserwartungen, ist es wichtig abzuklären, wie der Patient Erfolg beschreibt und was Erfolg für ihn bedeutet. Hier kann eruiert werden, welche Erfolgsmaßstäbe er für sich selbst setzt, aber auch welche Erwartungen an ihn durch andere Personen vermittelt werden. Dabei ist es wichtig, dem Patienten den Druck zu nehmen, die Erfolgserwartungen anderer Personen erfüllen zu müssen. Stattdessen werden mit dem Patienten realistische Definitionen von Erfolg für verschiedene Situationen erarbeitet. Beispielsweise könnte ein Erfolg in Bezug auf das WG-Essen sein, dass der Patient sich zweimal an dem Abend kurz einbringt und mindestens eine Dreiviertelstunde (und nicht unbedingt für den ganzen Abend) bei dem Essen bleibt. Unrealistische Erfolgserwartungen (z.B. dass der Patient zum Clown des Abends wird und sich alle Mitbewohner bei jedem Witz von ihm vor Lachen krümmen), werden die dysfunktionalen Erwartungen des Patienten nur weiter verstärken. Im Weiteren können dann dysfunktionale Erfolgserwartungen durch Sammeln von Beweisen, Identifikation von kognitiven Denkfehlern und Verhaltensexperimenten bearbeitet werden. Ein in diesem Zusammenhang besonders relevanter Denkfehler ist die Annahme, dass ein Teilmisserfolg gleich zu setzen ist mit einem kompletten Misserfolg. Dies könnte bei dem WG-Essen beispielsweise bedeuten, dass der Patient den Verlauf des Abends, an dem er sich nur einmal eingebracht hat (und nicht, wie vorgenommen zweimal) und nur eine halbe Stunde (anstelle einer ¾ Stunde) geblieben ist, als kompletten Misserfolg interpretiert. Hier könnte der Therapeut, den Patienten auf ein Schwarz-Weiß-Denken aufmerksam machen und die Frage aufwerfen, inwiefern ein solches für ihn nützlich ist. Diese und andere Techniken (vgl. Wilken, 1998, für eine ausführliche Erläuterung der Methoden der kognitiven Umstrukturierung) können im weiteren Verlauf auch zur Veränderung der Erwartungen „begrenzte Ressourcen", und „nicht akzeptiert zu werden" eingesetzt werden.

Merke

Eine typische dysfunktionale Annahme bei Negativsymptomatik ist die Erwartung, keinen Spaß und keinen Erfolg zu haben. Solche Annahmen werden mit den klassischen Techniken der kognitiven Therapie in Frage gestellt und korrigiert.

10.6 Aktivitätenaufbau

Gängige Techniken zur Behandlung von übermäßigem Rückzug der Patienten mit Negativsymptomatik lehnen sich an die für die Depressionstherapie entwickelten Techniken zum Aufbau positiver Aktivitäten sowie der Förderung spezifischer Fähigkeiten an. Obwohl die Negativsymptomatik von Patienten mit Schizophrenie nicht mit Depression gleichgesetzt werden kann und nicht alle Patienten unter Stimmungseinbrüchen leiden, haben sich dennoch Aktivitäts- und Stimmungsprotokolle, allmählicher Aktivitätenaufbau und die Vermittlung von sozialen oder Problemlösefertigkeiten in leicht modifizierter Form als nützlich erwiesen.

Der Therapeut instruiert den Patienten in der Verwendung von Selbstbeobachtungsprotokollen zur Erhebung der Aktivitätenbaseline (vgl. Arbeitsblatt 14 – Version 1).

Arbeitsblatt 14: Wochenplan (vgl. CD-ROM).

Aktivere Patienten werden angehalten, stündlich Protokoll zu führen. Sehr antriebsarme und zurückgezogene Patienten können instruiert werden, die Aktivität immer dann zu notieren, wenn sie gerade ausgeführt wurde oder am Ende des Tages alle Aktivitäten zu notieren, die sie ausgeführt haben. Alternativ können auch Angehörige oder das Pflegepersonal den Patienten beim Ausfüllen der Protokolle unterstützen. Es ist wichtig, dass der Therapeut die Relevanz dieser Aufgabe hinreichend verdeutlicht und für die Besprechung der Beobachtungsaufgaben viel Raum einräumt, da sonst die Gefahr besteht, dass der ohnehin antriebslose Patient der Selbstbeobachtungsaufgabe nicht nachkommt. Auch muss sichergestellt sein, dass der Patient wirklich verstanden hat, was und wie oft er protokollieren soll. Mitunter ist es hilfreich, dies anhand von Beispielen zu erläutern oder ein Beispiel in das Arbeitsblatt einzutragen. In einem zweiten Schritt werden Patienten dann instruiert, in einer weiteren Spalte zu notieren, wie viel Spaß ihnen die Aktivität gemacht hat und wie sie sich kurz nach der Aktivität gefühlt haben (vgl. Arbeitsblatt 14 – Version 2). Dies dient dazu, den Zusammenhang zwischen Stimmung und Aktivität zu verdeutlichen sowie Hinweise auf wertvolle und förderliche Aktivitäten zu bekommen.

Im Anschluss kann mit einem behutsamen Aufbau von angenehmen Aktivitäten begonnen werden. Hierzu wird eine Liste mit angenehmen Aktivitäten erstellt, die der Patient nach und nach in seinen Alltag integrieren kann (vgl. Arbeitsblatt 15).

Arbeitsblatt 15: Positive Aktivitäten (vgl. CD-ROM).

Diese Aktivitäten können gegebenenfalls nach Schwierigkeit sortiert werden. Dabei ist darauf zu achten, dass der Patient sich nicht mit Aktivitäten überhäuft und sich damit möglicherweise überfordert. Hierfür kann es hilfreich sein, sich gemeinsam die ganze Woche im Überblick anzuschauen und längere Ruhephasen bewusst einzuplanen. Viele Patienten leben schon über eine lange Zeit zurückgezogen und es wird eine Weile dauern, ein für sich akzeptables Aktivitätsniveau zu erreichen. Auch die Schwierigkeit der Aktivitäten sollte nur allmählich gesteigert werden. Zu Beginn eignen sich mitunter einfache angenehme Tätigkeiten, die nicht sozialer Natur sind und keine Leistungsaspekte beinhalten, um möglichst kontrolliert vorzugehen und Rückschläge oder negative Erfahrungen zu vermeiden. Wenn beispielsweise das Ziel für den Patienten darin besteht, mehr soziale Kontakte zu knüpfen, kann ein erster Schritt darin bestehen, sich zwei Mal in der Woche abends beim Fernsehen in der WG zu den anderen WG-Bewohnern zu setzen.

Jede geplante Aktion sollte im vollen Einverständnis mit dem Patienten erfolgen, sodass sie vom Patienten als sinnvoll und lohnend bewertet wird. Es ist sinnlos, Patienten zu überreden, eine Tagesklinik zu besuchen oder ergotherapeutischer Beschäftigung nachzugehen, wenn sie dies nicht als befriedigend oder hilfreich bewerten. Dennoch können sie selbstverständlich ermutigt werden, Aktivitäten, die ihnen nicht spontan zusagen, einmal zu probieren. Der Therapeut kann dabei auf die vielen Studien zum Zusammenhang zwischen Sport und psychischer Gesundheit und sozialen Interaktionen und psychischer Gesundheit verweisen, um Patienten anzuspornen, auch in diesen Bereichen aktiv zu werden.

Um die tatsächliche Durchführung einer gemeinsam geplanten Aktivität möglichst wahrscheinlich zu machen, sollte der Therapeut die zur Durchführung der Aktivität notwendigen Schritte vorab genau mit dem Patienten besprechen. Dabei wird deutlich, dass viele Aktivitäten komplex sind und eine gewisse Planung benötigen (z. B. Schwimmen gehen: Öffnungszeiten in Erfahrung bringen, Badehose besorgen, Busfahrzeiten kennen). Manchmal ist es deshalb besser, Aktivitäten zunächst in kleinere Teilaktivitäten zu unterteilen, und mit Patienten zu planen, zunächst den ersten Schritt in die Tat umzusetzen. Ferner ist es wichtig, die finanzielle Situation der Patienten zu berücksichtigen, damit keine Aktivitäten geplant werden, die der Patient sich nicht leisten kann (z. B. Konzertbesuche, Kino). Jede durchgeführte Aktivität sollte vom Therapeuten explizit gewürdigt und die positiven Implikationen herausgearbeitet werden. Ferner ist es aber sinnvoll, den Patienten anzuleiten und darin zu unterstützen, sich selbst für angenehme Aktivitäten zu belohnen.

10.7 Vermittlung von Fertigkeiten

Bei vielen Patienten mit Negativsymptomen fehlen spezifische-, soziale- oder Problemlösefertigkeiten. Diese sind vielleicht nie erlernt worden oder müssen nach einer längeren Phase der Symptomatik wieder aufgefrischt werden.

Soziale Fertigkeiten

Es gibt eine Reihe von Manualen zur Durchführung von sozialen Kompetenztrainings, manche davon sind auch speziell für Personen mit einer Schizophrenie entwickelt und erprobt worden (vgl. Kapitel 4.3.4). Zu empfehlen ist hier vor allem das Programm von Bellack et al. (1997) oder die Übungen zur sozialen Kompetenz aus dem IPT-Manual von Roder et al. (2006). Beide Programme haben gemeinsam, dass die Übungen einfach und klar strukturiert sind und sich nicht mit komplizierten theoretischen Modellen zur sozialen Kompetenz aufhalten. Probleme bestehen häufig darin, dass Patienten die gelernten Fertigkeiten nicht auf andere Bereiche generalisieren können. Dies liegt mitunter daran, dass die im Training geübten Situationen nicht denen entsprechen, die Patienten in ihrem Alltag vorfinden. Für einen bestimmten Patienten kann es beispielsweise wichtiger sein, zu lernen, wie er einen Chat im Internet startet, als zu lernen, wie er eine kaputte Ware im Kaufhaus reklamiert. Der Vorteil von Gruppentrainings besteht zwar darin, dass Patienten sich gegenseitig Rückmeldung geben können und mehr Rollenspielpartner zur Verfügung stehen. In einer Einzeltherapie kann der Therapeut jedoch genau die individuellen Situationen mit dem Patienten üben, denen er speziell in seinem Alltag häufig begegnet. Die Auswahl der für den Patienten relevanten Situationen ist wichtig, damit er das Gelernte in der Praxis ausprobieren und die neu erworbenen Fertigkeiten konsolidieren kann.

Bei einem solchen Training lässt sich der Therapeut vorab vom Patienten einige soziale Situationen schildern, die der Patient als schwierig erlebt hat (Beispiele: Eine Besprechung der Probleme mit der aktuellen Medikation mit dem behandelnden Facharzt). Zunächst sollte geklärt werden, welches Ziel der Patient in der entsprechenden Situation verfolgt (z. B. eine Reduktion der Medikamentendosis, um sich weniger müde zu fühlen). Nach der Zielfestlegung werden die Fertigkeiten aufgelistet, die in der jeweiligen Situation verwendet werden sollen. Wenn nötig, werden Skills zunächst einzeln geübt, bevor mit einem Rollenspiel begonnen wird, in dem entweder der Therapeut oder, wenn möglich, ein Praktikant als Rollenspielpartner mitwirken. Das Rollenspiel wird auf Video aufgenommen und der Patient anschließend angehalten, den eigenen Einsatz der Fertigkeiten zu bewerten. Je nach Kompetenz des Patienten können die Anforderungen an das Rollenspiel variiert werden. Ein Beispiel veranschaulicht die mit einem Patienten erarbeiteten Ziele und einzuübenden Fertigkeiten in einer belastenden sozialen Situation.

Beispiel für die Vorbereitung eines Rollenspiels: Herr X.

Herr X. hat Schwierigkeiten, damit umzugehen, dass seine Mutter dauernd an seiner Kleidung herumnörgelt. Bisher hat er es zwar hingenommen, merkt aber, dass er ihr aus dem Weg geht.

Erarbeitete Ziele: Sie soll ihn in Bezug auf seine Kleidung in Ruhe lassen, ohne dass dies sein Verhältnis zu ihr belastet.

Fertigkeiten:

- Blickkontakt halten,
- Verständnis signalisieren („Ich verstehe ja, dass du möchtest, dass ich gut gekleidet bin, aber ..."),
- mit freundlicher und ruhiger Stimme sprechen,
- erklären, welches Verhalten sich ändern soll und welches Verhalten er sich wünscht („Ich möchte dich bitten, meine Kleidung in Zukunft nicht mehr zu kommentieren ...") und
- diesen Wunsch mit dem eigenen Befinden begründen („... weil ich mich dann bevormundet fühle wie ein kleines Kind").

Problemlösefertigkeiten

Des Weiteren kann es Patienten an einfachen Problemlösefertigkeiten fehlen. Vor allem chronifiziertere Patienten, die in Wohnheimen oder betreuten Wohngemeinschaften eine Nische gefunden haben, sind in der Gefahr, die „Patientenrolle" zu verinnerlichen. Das führt oft dazu, dass selbst einfache Probleme (die Glühbirne im Zimmer ist kaputt und muss ausgetauscht werden) nicht mehr selbstständig angegangen werden oder Patienten bleiben im Problemlöseprozess stecken oder geben beim ersten kleinen Misserfolgserlebnis auf.

Zur Vermittlung von Problemlösefertigkeiten sind ebenfalls eine Reihe von Trainingsmanualen entwickelt worden (z. B. D'Zurilla & Nezu, 2000), manche sogar spezifisch für Patienten mit Schizophrenie (z. B. das Gruppentraining von Schmitz-Niehues & Erim, 2000). Als Ausgangsbasis für die Vermittlung von Problemlösefertigkeiten hat sich die Verwendung eines einfachen Problemlöseschemas als hilfreich erwiesen (vgl. Arbeitsblatt 16).

Arbeitsblatt 16: Problemlöseschema (vgl. CD-ROM).

In diesem Schema wird der Problemlöseprozess in klar verständliche Teilprozesse zerlegt. Es empfiehlt sich, zunächst gemeinsam mit dem Patienten das Vorgehen anhand einiger seiner Probleme durchzugehen, bei denen er zu einer Änderung motiviert ist. Dabei sollten zunächst einfache Probleme ausgewählt werden. Das Vorgehen kann dann zunehmend selbstständig für eine Reihe weiterer Probleme verwendet werden.

10.8 Änderung weiterer verursachender und aufrechterhaltender Bedingungen

Je nach Ergebnis der individuellen Problemanalysen, kann es wichtig sein, auch an weiteren Faktoren zu arbeiten, dic zur Entstchung oder Aufrechterhaltung der Symptomatik beitragen. Hierzu zählen beispielsweise Nebenwirkungen der Medikation, neuropsychologische Defizite, Positivsymptomatik, komorbide Störungen, Selbstkonzepte, gesundheitliche Aspekte oder Umgebungsfaktoren wie die Arbeits- oder familiäre Situation.

Besteht der Eindruck, dass Negativsymptomatik zumindest in Teilen auch Folge der Medikation ist, sollte der Therapeut den Patienten ermutigen, Kontakt mit dem behandelnden Facharzt aufzunehmen und diesem seinen Eindruck zu schildern, sodass Anpassungen der Medikation vorgenommen werden können. Sollte dies keinen Erfolg haben, empfiehlt es sich, dass der Therapeut selbst den Facharzt konsultiert. In anderen Fällen mag eine enge Kooperation mit sozialpsychiatrischen Einrichtungen und Diensten wichtig sein, um den Patienten darin zu unterstützen, eine anregendere Arbeitstätigkeit zu finden oder Aspekte seiner Wohnsituation zu verändern. Ferner kann die Familie mit einbezogen werden, um dem Problem von übermäßiger Kritik und/oder mangelndem Verständnis für die psychische Störung zu begegnen (vgl. auch Kapitel 4 sowie Hahlweg et al., 2006 für eine ausführliche Anleitung zu einem familientherapeutischen Vorgehen). Lassen sich bei einem Patienten Zusammenhänge zwischen Negativsymptomatik und mangelnder Selbstfürsorge in den Bereichen Ernährung und Bewegung oder im Zusammenhang mit Schlafstörungen ausmachen, so ist es wichtig, auch diese zum Gegenstand der Therapie zu machen.

Ist Negativsymptomatik in erster Linie als Folge von Positivsymptomatik einzuordnen, empfiehlt sich, zunächst einen Fokus auf die Behandlung dieser Symptome zu legen (vgl. Kapitel 8 und 9). Hat sich in den Problemanalysen herausgestellt, dass eine komorbide soziale Angststörung einen Teil der Problematik erklärt sei auch auf spezifische Therapiemanuale zur Behandlung sozialer Angst verwiesen (vgl. Stangier, Heidenreich & Peitz, 2003 sowie Ausführungen in Kapitel 11). Vorschläge zur Behandlung von negativen Selbstkonzepten finden sich in Kapitel 12, Vorschläge für den Umgang mit neuropsychologischer Beeinträchtigung in Kapitel 11.

Kapitel 11
Arbeit mit weiteren belastenden Symptomen

Zusammenfassung

Neben Wahn, Halluzinationen und Negativsymptomatik gibt es weitere Symptome und Begleiterscheinungen schizophrener Psychosen, die Leidensdruck verursachen und ebenfalls zum Ziel therapeutischer Interventionen gemacht werden können: Zu diesen zählen impulsives und suizidales Verhalten, desorganisierte Sprache, neuropsychologische Funktionsbeeinträchtigung und komorbide Achse I-Störungen. Im Umgang mit impulsivem Verhalten und desorganisierter Symptomatik folgt die Vorgehensweise dem bereits erläuterten Prinzip: Verständnis entwickeln, Änderungsmotivation erzeugen, Einordnung der Probleme in den Kontext der auslösenden und aufrechterhaltenden Bedingungen und Ableitung konkreter Interventionen. Für neuropsychologische Defizite und komorbide Achse I-Störungen kann auf andere bewährte Behandlungskonzepte zurückgegriffen werden.

11.1 Impulsives und suizidales Verhalten

Eine strukturierte Vermittlung selbst-regulatorischer Strategien ist hilfreich, wenn es darum geht, Impulse zur Selbstverletzung oder aggressiv-impulsives Verhalten in den Griff zu bekommen. Vor der Einführung von Selbstkontrollstrategien besteht der erste Schritt darin, das zu verändernde Verhalten genau zu spezifizieren. Falls ein Patient im Hinblick auf eine Verhaltensänderung ambivalent ist, muss zunächst eine motivationale Grundlage für die Verhaltensänderung geschaffen werden. Hierfür bieten sich kognitive Methoden an, wie etwa eine einfache Auflistung der Vor- und Nachteile des Verhaltens. Eine andere Methode wäre eine gezielte systemimmanente Gesprächsführung, bei der der Therapeut die Argumentation für eine Beibehaltung des Verhaltens übernimmt und der Patient damit in die Position gerät, die Argumente für eine Veränderung zu verbalisieren. Ein kurzer Ausschnitt aus einem Therapiegespräch mit einem Patienten mit impulsiv-aggressiven Verhaltensweisen soll diese Gesprächsführungstechnik veranschaulichen.

Beispiel für systemimmanente Gesprächsführung: Herr A.

Th.: Sie haben berichtet, dass Sie sich manchmal auch ganz schön über andere aufregen und auch öfter mal in Schlägereien verwickelt waren. Habe ich das richtig verstanden?

Pat.: Ja, das stimmt. Das waren aber Situationen, in denen ich heftig provoziert wurde. Da war das irgendwie auch gerechtfertigt. Das letzte Mal war es so, da stand einer auf der anderen Straßenseite und hat mich angeglotzt. Ich war mir sicher, der greift mich gleich an. Bevor er mich angreift, bin ich doch lieber auf der sicheren Seite. Da bin ich rüber und hab ihm klar gemacht, dass er mich in Ruhe zu lassen hat. Ich kann da schon ziemlich aufbrausend sein.

Th.: Das ist verständlich, die meisten gehen hoch, wenn sie glauben, gleich angegriffen zu werden und sich verteidigen zu müssen.

Pat.: Ja, ich hab für einen kurzen Moment sogar gedacht, es geht um mein Leben. Der oder ich.

Th.: Da ist es erst mal nachvollziehbar, dass Sie auf Nummer sicher gehen wollten.

Pat.: Ja, und deswegen weiß ich auch nicht, ob ich mich wirklich ändern möchte. Nachher kommt mir jemand zuvor und dann bin ich der Dumme.

Th.: Ich habe die Erfahrung gemacht, dass es auch für die Selbstverteidigung gut ist, wenn man einen klaren Kopf bewahrt. Manchmal kann man dann auch besser einschätzen, ob jemand einem wirklich was Böses will. Andererseits, wenn Sie sagen, dass ihre Reaktionen in den allermeisten Fällen gerechtfertigt waren, dann sollten wir uns an diesem Punkt vielleicht nicht länger aufhalten. Denn eigentlich sagen Sie, dass es so in Ordnung ist. Das bedeutet doch, sie machen alles genau richtig.

Pat.: Na ja, genau richtig würde ich vielleicht nicht sagen. Auf der einen Seite waren meine Reaktionen schon irgendwie gerechtfertigt, aber meine Freundin hat sich damals von mir getrennt. Sie sagte, ich sei zu aufbrausend und das würde sie verunsichern.

Th.: Ja, die Frauen sind da manchmal empfindlich. Von der Freundin verlassen zu werden ist bitter. Und das wäre vielleicht auch zu vermeiden gewesen, da es sehr gute Strategien gibt, um eine aufbrausende Art in den Griff zu bekommen. Aber angesichts der Tatsache, dass Sie möglicherweise schon mehrmals gerade wegen Ihrer aufbrausenden Art mit dem Leben davongekommen sind, ist es vielleicht besser, auf eine Freundin zu verzichten und allein zu bleiben ...

Pat.: Wenn man es so betrachtet, stimmt das. Andererseits, das war schon ziemlich bitter als meine Freundin weg war. Manchmal frage ich mich schon, ob ich mich da vielleicht ändern sollte.

Th.: Aber wenn Sie sich doch immer absolut sicher waren, dass es jemand auf ihr Leben abgesehen hat, ist es dann nicht das Beste, sich mit allen Mitteln zu verteidigen, koste es was es wolle?

Pat.: 100%ig sicher kann man da ja nicht sein. Vielleicht hab ich auch mal was falsch eingeschätzt. Außerdem gibt es ja noch ein paar mehr Probleme, die da dran hängen. Ich wurde z. B. wegen einer Schlägerei sogar schon mal unfreiwillig in die Psychiatrie gebracht.

Der Therapeut versucht den Patienten also nicht zu einer Verhaltensänderung zu überreden, schon gar nicht fällt er eine moralische Wertung in Bezug auf das Verhalten. Stattdessen leitet er den Patienten dahin, selbst die Nachteile seines Verhaltens zu entdecken.

Wünscht ein Patient (schließlich) eine Änderung seines Verhaltens, besteht auch hier der erste Schritt in einer sorgfältigen Analyse der dem Verhalten vorausgehenden Bedingungen sowie der Verhaltenskonsequenzen. Durch diese Analyse wird deutlich, an welchem Punkt eine erfolgreiche Intervention ansetzen muss. In den meisten Fällen geht impulsivem Verhalten ein Spannungsanstieg voraus. Die Spannung entsteht nicht selten durch wahnhafte Interpretationen von Ereignissen (z. B. Angestarrt werden bedeutet, dass der Gegenüber mich gleich angreift) oder negative selbstbezogene Bewertungen und Gefühle. Zum Zeitpunkt des impulsiven Verhaltens können kommandierende Stimmen die Befehle zu diesem Verhalten erteilen oder suggerieren, dass das selbstverletzende oder fremd-aggressive Verhalten das einzige Mittel ist, um die unerträgliche Spannung abzubauen. Schließlich können auch die Folgen des Verhaltens zur Aufrechterhaltung beitragen (beispielsweise das positive Gefühl von Spannungsabbau durch aggressives oder selbstverletzendes Verhalten).

Die Analyse von Verhaltensketten und dazugehörigen Emotionen und Gedanken ermöglicht dem Patienten und dem Therapeuten nachzuvollziehen, welche inneren und äußeren Ereignisse das Verhalten auslösen. Dabei wird in der Regel deutlich, ab welchem Punkt es dem Patienten fast unmöglich ist, sein Verhalten noch zu kontrollieren („point of no return"). Ferner hilft diese Art der Analyse, kritische Ereignisse auf dem Weg dorthin zu identifizieren. In Abbildung 7 ist der mit einer Patientin erarbeitete Problemablauf und der begleitende Spannungsaufbau anhand des Beispiels „Einzug in die neue Wohngemeinschaft" dargestellt.

Ist eine solche Verhaltenskette mit den dazugehörigen Gedanken und Emotionen und ggf. physiologischen Reaktionen erstellt, kann auf dieser Basis gemeinsam nach alternativen Reaktionen gesucht werden, die der Patient einsetzen kann, um die Verhaltenskette zu durchbrechen. Hierfür ist es hilfreich, sich Ereignisse schildern zu lassen, bei denen er anders reagiert hat und herauszuarbeiten, was er in diesen Situationen anders gemacht oder gedacht hat. Aus der Erarbeitung des Problemablaufs bei Frau R. wurde deutlich, dass alternative Gedanken oder Verhaltensweisen bereits früh in der Verhaltenskette eingesetzt werden müssen, da es mit zunehmender Aufschaukelung immer unrealistischer erscheint, noch etwas anderes zu tun, als sich zu verletzen. Als solche Alternativen schlug sie vor, sich am Anfang

Problemablauf	
Situation: Einzug in eine neue Wohngemeinschaft	
E: **ungutes Gefühl, Angst vor Ablehnung, Unsicherheit**	
G: „Ich werde von denen bestimmt nicht angenommen."	
V: *Erster Smalltalk in der WG, nach und nach ziehen sich die Leute ins Zimmer zurück*	
G: „Bevor ich allein da sitze, gehe ich auch in mein Zimmer."	
E: **Enttäuschung über den Start**	
V: *Rückzug ins Zimmer*	
V: *Aufs Bett gesetzt*	
G: „Ich habe mich beim ersten Smalltalk blöd angestellt."	Hier hätte ich die Situation evtl. noch retten können.
G: „Ich habe mich nicht geändert und kann mich auch nicht ändern."	
G: „Du bist wie du bist und wirst es auch bleiben."	
G: „Die anderen werden mich eh nicht mögen."	
E: **Niedergeschlagenheit**	
G: „Auf Anhieb sagt mir keiner der Leute richtig zu."	
G: „Es kann sowieso keiner verstehen wie es mir geht."	
G: „Die ganze Situtation ist beschissen."	Ab hier wird es schwierig, sich anders zu verhalten.
G: „Was suche ich hier?"	
G: „Ich will auch gar nicht hier ankommen."	
E: **Einsamkeit**	
G: „Ich bin ein Versager."	
G: „Du kriegst es nie auf die Reihe."	
P: Körperliche Anspannung	
G: „Ich könnte mich wieder verletzen."	
E: **Angst**	
G: „Ich halte es nicht mehr aus."	
G: „Ich komme von dem Gefühl eh nicht mehr anders runter."	
G: „Darf es mir überhaupt gut gehen?"	Point of no return
G: „Ich hab es doch nicht anders verdient."	
G: „Wo ist das Messer?"	
G: „Du wirst es eh tun, also mach es jetzt."	
V: *Messer geholt, in den Arm geschnitten*	
Anmerkung: E = Emotionale Reaktion, G = Gedanken, V = Verhalten, P = Physiologische Reaktion	

Abbildung 7: Analyse von Spannungsaufbau vor einer Selbstverletzung bei Frau R.

schon darauf einzustellen, dass die Situation schwierig werden könnte. Wenn sie sich vorher gesagt hätte: „Am Anfang ist es immer etwas schwierig und angespannt, wenn man sich noch nicht kennt, das heißt aber nichts", wäre sie besser gewappnet gewesen. Den Rückzug ins Zimmer hielt sie für in Ordnung, da es vermutlich noch schlimmer geworden wäre, allein in der Küche zu sitzen. Allerdings hätte sie dann anfangen können, ihr Zimmer einzurichten und dabei Musik zu hören, anstatt sich auf das Bett zu setzen. Evtl. hätte sie nach einiger Zeit bei einem Mitbewohner klopfen und sich etwas ausleihen können, um nicht den Eindruck zu haben, dass der Kontakt schon gescheitert ist. Auch hätte sie versuchen können, sich selbst etwas Mut zuzusprechen *„Jetzt mach ich mir erst mal das Zimmer schön"* oder *„Wenn ich mit den Leuten erst mal warm geworden bin, wird es besser"*.

Diese alternativen Strategien können zunächst in Form einer Gedankenreise mit dem Patienten durchgespielt werden, bevor er ermutigt wird, sie in der Praxis auszuprobieren. Gedankenreisen sollten erst für das alternative Verhalten in der analysierten Situation und dann zunehmend für neue, als problematisch eingeschätzte Situationen durchgeführt werden. In Fällen, in denen das impulsive Verhalten in ganz spezifischen Situationen auftritt (z. B. aggressive Impulse bei einem Gedränge in der Innenstadt oder suizidale Impulse beim Anblick von Gleisen am Bahnhof), kann der Therapeut den Patienten in die Situation begleiten und ihn beim Einsatz der Selbstkontrollstrategien unterstützen.

Selbstkontrollstrategien können auch als Start in die Therapie geeignet sein, weil sie plausibel zu vermitteln sind und dem Patienten ein gewisses Gefühl von Kontrolle über die Situation geben. Manchmal erreicht der Patient bereits durch eigene Strategien die bestmögliche Selbstkontrolle, sodass zusätzliche Strategien zu keiner weiteren Verbesserung beitragen. In solchen Fällen kann der Therapeut den Patienten im Grunde nur darin bestärken, seine eigenen Strategien weiter einzusetzen. In vielen Fällen wird die reine Verwendung von Selbstkontrollstrategien nicht ausreichen. Wenn impulsive oder aggressive Durchbrüche auf Dauer reduziert werden sollen, werden zusätzliche Veränderungen der aufrechterhaltenden Überzeugungen nötig sein.

11.2 Desorganisierte Sprache

Wortneuschöpfungen, unlogische Sätze, Ideenflüchtigkeit und andere Anzeichen von desorganisiertem Denken werden dem Therapeuten in einem ambulanten Setting selten begegnen. Falls aber doch, sollten diese in der Regel nicht ignoriert sondern explizit zur Kenntnis genommen werden (nachdem die therapeutische Beziehung aufgebaut ist!). Der Therapeut kann nachfragen, was ein bestimmtes Wort oder Bild meint (vgl. Beispiel Herr T.) und er kann und sollte den Patienten wieder zum Thema zurückholen wenn dieser abschweift.

Beispiel für therapeutisches Nachfragen bei desorganisierter Sprache: Herr T.

Der Therapeut spricht einen stationär untergebrachten Patienten (Herrn T.) auf eine Auseinandersetzung am Mittagstisch an, bei dem ein anderer Patient ihn aufgefordert habe, nicht mit seinem angeblich angeleckten Messer die Butter abzuschneiden. Herr T. berichtet, er sei der Bitte nachgekommen und habe ein zweites Messer benutzt. Er habe nicht verstanden, warum der Mitpatient dann weiter „gewettert“ habe. Unvermittelt sagt Herr T., man solle nun mit der Tomatenernte beginnen. Erst auf Nachfrage des Therapeuten, was dies denn mit dem Thema zu tun habe, gibt er an, gehört zu haben, dass an der Stelle, wo sich einer geschämt habe, besonders viele Tomaten wachsen. Als der Therapeut direkt nachfragt, ob dies bedeute, dass es ihm sehr unangenehm sei, für seine Manieren zurecht gewiesen zu werden, bestätigt Herr T. dies.

Wenn der Patient Schwierigkeiten hat, sein Denken zu strukturieren, dann benötigt er umso mehr Hilfe durch den Therapeuten, der in diesen Fällen eine stärkere Struktur vorgeben muss. Beispielsweise kann der Fokus auf eingegrenzte Themen gelegt werden. Der Therapeut kann sich auch die explizite Genehmigung des Patienten einholen, ihn zu unterbrechen oder es wird ein Zeichen vereinbart, dass den Patienten auf abschweifende Sprache aufmerksam macht. Vor solchen Maßnahmen sollte aber geklärt werden, ob dem Patienten die Schwierigkeiten in der Kommunikation auffallen und ihn belasten. Durch ein problemanalytisches Vorgehen kann zudem überprüft werden, in welchem situationalen und emotionalen Kontext eine desorganiserte Sprache sich verstärkt oder verringert, um ggf. diese Bedingungen zu manipulieren oder gezielt für diese Situationen gesonderte Copingstrategien mit dem Patienten zu entwickeln. Als solche können hilfreich sein:

- die schriftliche Fixierung und damit Visualisierung von Themen,
- kurze Pausen nach jeweils 2 bis 3 Sätzen, in dem noch mal kurz der inhaltliche Zusammenhang rekapituliert wird,
- die explizite Erlaubnis an Dritte, desorganisierte Sprache sofort zurückzumelden,
- das Mitbringen von Stichwortzetteln,
- andere fragen, ob sie die Ausführungen verstanden haben.

11.3 Kognitive Defizite

Die Durchführung eines vollständigen kognitiven Remediationstrainings würde den Rahmen der kognitiv-behavioralen Therapie sprengen oder zumindest einen sehr einseitigen Fokus setzen. Manche Therapeuten werden möglicherweise Zugang zu einem computer-basierten Training haben und können den Patienten ermutigen, diese Übungen in Form von „Hausaufgaben“ zu machen. In anderen Fällen besteht vielleicht die Möglichkeit, den Patienten einen Platz in einem ambulant oder tagesklinisch angebotenem kognitivem Training zu vermitteln. In den meisten Fällen werden Therapeuten weder das eine noch das andere anbieten können. In diesen Fällen kann der Therapeut gemeinsam mit dem Patienten überlegen, durch welche Aufgaben und Tätigkeiten im Alltag Aufmerksamkeit, planerische Fähigkeiten oder das Gedächtnis gefordert und trainiert werden können. Beispielsweise eignen sich eine Reihe von Spielen wie Memory, Kofferpacken, Stadt-Land-Fluss, Kreuzworträtsel, Outburst oder Montagsmaler. Auch bestimmte Computerspiele können geeignet sein, um Aufmerksamkeit oder planerisches Denken zu trainieren. Im Übrigen stellt auch die Frage nach der Wiedergabe der wichtigsten Therapieinhalte der letzten Stunde, so betrachtet, kognitive Remediation dar.

Als Alternative zu einem gezielten Training hat sich im Bereich der störungsübergreifenden kognitiven Funktionsstörungen auch der Einsatz von Hilfsmitteln bewährt. So können Patienten ermutigt werden, sich Termine im Kalender zu notieren oder im Handy zu speichern, sich Erinnerungsschilder aufzuhängen oder sich kurz vor einem Termin anpiepsen zu lassen. Des Weiteren können Patienten angehalten werden, in Situationen, in denen die Aufnahme von viel oder komplexer Informationen nötig ist (z. B. in Vorlesungen, längeren Gesprächen bei der Arbeit, Therapiegesprächen, WG-Besprechungen) Mitschriften zu verfassen oder Tonbandaufzeichnungen anzufertigen. Schließlich können komplexe Arbeitsgänge in mehrere Teilschritte untergliedert werden, um den Arbeitsablauf übersichtlicher zu gestalten. Es können häufigere kurze Pausen gemacht oder Unterstützung durch Dritte eingeholt werden. Für ausführlichere Informationen zur Diagnose und Therapie kognitiver Defizite vgl. Exner und Lincoln (2012).

11.4 Angst

Bei Patienten mit Schizophrenie kann es in verschiedenen Kontexten zu Ängsten kommen. Einerseits entstehen Ängste im Zusammenhang mit Verfolgungs- oder Beziehungswahn. Diese können am besten im Rahmen des kognitiven Erklärungsmodells zur Entstehung und Aufrechterhaltung von Wahn aufgegriffen und im Zusammenhang mit Wahn behandelt werden. Andererseits kann Angst im Rahmen komorbider Angststörungen vorliegen. Sozialphobische Ängste können insbesondere im Zusammenhang mit Negativsymptomatik eine Rolle spielen, etwa wenn Patienten sich sozial zurückziehen, weil sie befürchten, von anderen abgelehnt oder als anders oder merkwürdig bewertet zu werden. Des Weiteren können im Rahmen komorbider Zwangsstörungen oder Panik und Agoraphobie Ängste auftreten. Häufig berichten Patienten mit paranoider Symptomatik von ausgeprägten Sorgen, wie sie typischerweise im Rahmen der generalisierten Angststörung zu finden sind. Schließlich können Ängste im Zusammenhang mit traumatischen Erfahrungen während der akuten psychotischen Episode vorherrschen.

Es erscheint sinnvoll im Zusammenhang mit Ängsten, wie sie auch bei anderen Störungen auftreten, Strategien zu verwenden, die sich für die Behandlung dieser Störungen als wirksam erwiesen haben. Zu empfehlen sind dabei einerseits Strategien, die auf eine behutsame Konfrontation mit den Angst auslösenden Situationen abzielen und Habituationseffekte erzielen, sowie auf den Abbau der Angst durch korrigierende Erfahrungen. Darüber hinaus sind auch hier Interventionen günstig, die dysfunktionale Überzeugungen durch die klassischen Methoden der kognitiven Umstrukturierung, oder durch Verhaltensexperimente verändern. Dem Patienten sollte auch hier vorab eine Erklärung für die Entstehung und Aufrechterhaltung der Ängste gegeben werden, aus der er selbst die Notwendigkeit der Intervention ableiten kann. Für eine ausführlichere Schilderung spezifischer Interventionen für die Behandlung von Angststörungen und Posttraumatische Belastungsstörung sei der interessierte Leser auf die einschlägige Literatur in diesem Bereich verwiesen (z. B. Ehlers, 1999; Stangier, Heidenreich & Peitz, 2003; Lang et al., 2011).

Die in Kapitel 5 beschriebenen neuen Studien zur Behandlung von Angst und Sorgen bei Patienten mit akutem Wahn (Freeman et al., 2015) und zur Behandlung von komorbider PTBS mithilfe von Expositionstherapie oder EMDR (van den Berg et al., 2015) sprechen dafür, dass komorbide Angststörungen und PTBS auch bei Patienten mit psychotischen Störungen gut behandelbar sind. In einer kürzlich erschienen Übersichtsarbeit zeigte sich zudem, dass komorbide Angststörungen bei Patienten mit Psychosen durch eine Bandbreite unterschiedlicher kognitiv-behavioraler Interventionen (z. B. Entspannungsverfahren, kognitive Therapie) erfolgreich behandelt werden konnten (Opoka & Lincoln, 2017). Die Studien wiesen kleine bis große Effekte für die Reduktion komorbider Angstsymptome auf. Die Zurückhaltung, die viele Therapeuten an den Tag legen, wenn es um die Übertragbarkeit von bewährten Therapieformen auf Patienten mit psychotischen Störungen geht, scheint also nicht gerechtfertigt zu sein.

Kapitel 12
Umstrukturierung dysfunktionaler Grundannahmen

Zusammenfassung

Die Erkennung und Bearbeitung selbst- oder fremdbezogener dysfunktionaler Überzeugungen bilden einen Schwerpunkt der Therapie. Ausgangsüberlegung hierfür ist die auch in den kognitiven Erklärungsmodellen enthaltene Annahme, dass wahnhaften Interpretationen von Ereignissen und Halluzinationen oftmals negative Bewertungen des Selbst oder Anderer zugrunde liegen. Die Techniken, die in diesem Kapitel zur Bearbeitung solcher Überzeugungen vorgestellt werden, basieren auf den bekannten Strategien der kognitiven Verhaltenstherapie für Depression und Persönlichkeitsstörungen: Herausarbeiten der Annahmen, Disputation, sokratische Dialogführung, Realitätstestung und Herausarbeiten der Implikationen der Überzeugung. Dabei wird auf einige Besonderheiten in der kognitiven Arbeit mit Patienten mit Schizophrenie verwiesen.

12.1 Herausarbeiten dysfunktionaler Grundannahmen

Viele der bereits vorgestellten Techniken tragen dazu bei, negative Emotionen zu verringern. Der Patient entwickelt Zuversicht, wenn er die Erfahrung macht, dass er eine gewisse Kontrolle über psychotische Symptome hat und er ist möglicherweise weniger ängstlich, weil er die Absichten anderer Menschen weniger paranoid verarbeitet. Diese Veränderungen sind wertvoll. Dennoch ist in den vorangehenden Kapiteln deutlich geworden, dass wahnhaften Überzeugungen und anderen psychotischen Symptomen oft extrem dysfunktionale Überzeugungen über die Person selbst, ihrem Charakter oder ihre Fähigkeiten und über andere Personen zugrunde liegen. In solchen Fällen erscheint es sinnvoll, den Fokus speziell auf diese Überzeugungen zu richten.

Es gibt nicht *die* typischen dysfunktionalen Kognitionen von Personen mit der Diagnose Schizophrenie. Häufig aber bestehen Überzeugungen darin, dass Patienten glauben, extrem verletzlich im Hinblick auf Schädigung von außen zu sein oder anfällig dafür zu sein, verrückt zu werden. Weiterhin können sie den Eindruck haben, dass etwas Grundlegendes mit ihnen nicht stimmt, dass sie als Person defekt oder schuldig sind, dass sie wertlos sind, wenn sie nicht überdurchschnittlich hohe Leistungsstandards erfüllen, dass sie zu einem Leben in sozialer Isolation verdammt sind oder dass die Welt es nicht gut mit ihnen meint und sie nicht wirklich „dazugehören“ (vgl. auch Fowler et al., 1995).

Solche Überzeugungen können bereits in den Sitzungen über wahnhafte Interpretationen durch gezieltes Weiterfragen identifiziert werden („Pfeil-abwärts-Technik“). Manchmal ist es sogar hilfreich, die Wahnvorstellung als Metapher für eine grundlegende Einstellung zu betrachten, z. B. die Vorstellung, vergiftet zu werden als Hinweis auf ein generelles Gefühl von Verletzlichkeit gegenüber äußeren Einflüssen. Weitere Hinweise auf negative selbstbewertende Annahmen können durch das Aufgreifen von Stimmungsveränderungen während der Sitzungen erreicht werden oder durch gezieltes Fragen nach inneren Bildern, die beim Patienten im Zusammenhang mit Gedanken an eine spezifische belastende Situation auftreten. Letztere erleichtern dem Patienten den Zugang zu den durch die Situation ausgelösten Empfindungen.

Ergänzend können Selbstbeurteilungsfragebögen eingesetzt werden, die dysfunktionale Einstellungen erfassen. Beispielsweise die Skala Dysfunktionaler Einstellungen (DAS; Hautzinger et al., 1985, 2005).

Schließlich bieten die in Kapitel 7.3.6 vorgestellten Lifecharts oft wertvolle Hinweise auf selbstbezogene Annahmen. Manchmal ist es sogar einfacher, den Patienten zunächst nach Überzeugungen zu befragen, denen er in der Vergangenheit vor Beginn der Psychose, anhing. Dafür kann der Therapeut verschiedene Zeiten aus dem Leben des Patienten herausgreifen und gezielt nach Selbstkonzepten fragen, beispielsweise:

- „Wie würden Sie sich als Schüler beschreiben? Ehrgeizig? Schüchtern?",
- „Wie wurden Sie von anderen gesehen? Was haben Sie über Ihre Mitschüler gedacht?",
- „Waren Sie mit sich zufrieden? Wofür wurden Sie von Ihren Eltern gelobt? Waren Sie auch noch mit sich zufrieden, wenn Sie mal eine schlechtere Note bekommen haben?"

Wichtig ist in jedem Fall, Ereignisse, Überzeugungen und Emotionen aus der Zeitperiode kurz vor Beginn der Psychose genau zu eruieren. Manchmal erfährt die Selbstbewertung des Patienten erst zu diesem Zeitpunkt einen negativen Einbruch, wenn beispielsweise das Auftreten erster Prodromalsymptome wie Konzentrations- und Wahrnehmungsdefizite zu einem Abfall in der Schulleistung oder größeren Schwierigkeiten in der sozialen Kommunikation geführt haben und dies vom Patienten zunächst internal und schuldhaft attribuiert wurde.

12.2 Veränderung dysfunktionaler Annahmen

12.2.1 Besonderheiten bei Patienten mit Schizophrenie

Die Veränderung der dysfunktionalen Annahmen basiert auf den Methoden der kognitiven Therapie der Depression und Persönlichkeitsstörungen (z. B. Beck et al., 1979; Hautzinger, 2000; Beck & Freeman, 1990). Bei der Anwendung solcher Interventionen bei Patienten mit Schizophrenie muss jedoch beachtet werden, dass ihnen die Schilderung von Emotionen sehr viel schwerer fallen kann und sie Emotionen von sich aus seltener berichten und zum Ausdruck bringen. Der bei einigen Patienten reduzierte nonverbale Ausdruck sollte nicht darüber hinwegtäuschen, dass Emotionen dennoch intensiv erlebt werden können. Manchmal leugnen Patienten aber auch dysphorische Gefühle, obwohl diese bei ihnen aufgrund des Verhaltens oder des Ausdrucks offensichtlich zu sein scheinen. Andere Patienten erleben die direkte Frage nach ihren Gefühlen als bedrohlich oder verwirrend. Hier ist es hilfreich, wenn der Therapeut hypothesengeleitet Emotionen und Selbstkonzepte behutsam verbalisiert, z. B. in der Form:

„Zu der Zeit, als Sie merkten, dass Ihre Noten in der Schule nachließen und es ein paar Schwierigkeiten mit Ihren Eltern gab, haben Sie angefangen, sich selbst die Schuld dafür zu geben. Ist das richtig?", „Haben Sie sich einsam gefühlt?", „Verlassen?", „Traurig?". „Haben Sie in dieser Zeit den Eindruck gehabt, dass etwas Grundsätzliches mit Ihnen nicht in Ordnung ist? Dass Sie versagt haben?"

Im Verlauf der weiteren Besprechung des Lifecharts können auf empathische Weise nach und nach die negativen Selbstbewertungen des Patienten herausgearbeitet werden.

Die Veränderung dysfunktionaler Annahmen ist also ein Prozess, der einige Zeit und ein sehr gezieltes Vorgehen durch den Therapeuten benötigt. Als sinnvolles und realistisches Ziel erscheint dabei die Rückbildung dysfunktionaler Schemata und die Zunahme adaptiverer Schemata. Eine völlige schematische Umstrukturierung der Schemata wäre unrealistisch und extrem zeitaufwändig.

12.2.2 Verbales Infragestellen der Annahmen

Die Überzeugung kann durch sokratische Dialogführung (für eine detaillierte Einführung hierzu vgl. Wilken, 1998 oder Stavemann, 2002) verbal in Frage gestellt werden. Eine Möglichkeit besteht dabei darin, den Unterschied zwischen einer globalen Selbstabwertung und der negativen Bewertung einzelner Merkmale zu verdeutlichen. Dies kann der Therapeut z. B. durch folgende Fragen erreichen:

„Die Tatsache, dass Ihre Schulleistungen abnahmen, als Sie in einer psychischen Belastungssituation steckten, ist also ein Beweis dafür, dass Sie ein dummer Mensch sind?", „Sind alle Leute dumm, die mal ein paar schlechte Noten in der Schule bekommen haben?"

Hilfreich sind manchmal auch Analogien, z. B.:

„Wenn in einem großen Blumenstrauß eine Blume etwas welk ist, würden Sie dann den ganzen Strauß wegschmeißen?“

Oder aber der Patient kann gebeten werden, zunächst alle Eigenschaften (positive und negative) aufzulisten, die ihn ausmachen und dann noch mal überdenken, ob die eine Episode in seinem Leben, in der die Leistungen nachließen, tatsächlich ein hinreichender Beleg dafür ist, dass er dumm oder wertlos ist. Bei Personen, die ihre Selbstbewertung von der vermeintlich negativen Bewertung durch andere abhängig machen, hilft auch die Infragestellung der Gleichsetzung von Fakten und Meinungen, beispielsweise durch folgende Fragen:

„Wenn Herr Buber sagt, Sie sind faul, *sind* Sie dann faul?“, „Wenn Sie von jemand anderem sagen, er ist ein schlechter Mensch, ist er es dann?“, „Wenn ich Ihnen sage, Sie sind ein Esel, sind Sie es dann?“

Manchmal hilft auch der Hinweis auf historische Personen, die in einer bestimmten Zeit von sehr vielen Menschen verehrt wurden (z. B. Hitler), um zu verdeutlichen, dass die Anerkennung durch andere nicht aussagt, dass jemand ein besserer Mensch ist.

Katastrophengedanken können durch beharrliches Nachfragen über die Konsequenzen des betreffenden Ereignisses entkatastrophisiert werden. Wenn ein Patient, der Schwierigkeiten hat, anderen zu vertrauen und annimmt, dass er sich dadurch übermäßig angreifbar macht, beispielsweise äußert: *„Es wäre schrecklich, wenn ich jemandem etwas anvertraue und er plappert es dann weiter“*, kann der Therapeut ihn auffordern, einmal vom schlimmsten Fall auszugehen:

„Was genau wäre daran so schlimm?“, „Was würde es für Sie bedeuten?“, „Was würde dann geschehen?“, „Wie schlimm ist das wirklich im Vergleich zu anderen Dingen, die passieren könnten?“, „Könnten Sie das wirklich nicht aushalten?“, „Würden Sie daran sterben?“, „Wie haben Sie denn andere schwierige Situationen bisher gemeistert?“

12.2.3 Realitätstestung

Ein wertvoller Ansatz besteht in der Überprüfung dysfunktionaler Annahmen in realen Bedingungen. Hierfür können beispielsweise Tagebücher geführt werden, die dazu dienen, negative Schemata abzuschwächen und alternative Konzepte aufzubauen. Ein Patient, der beispielsweise den subjektiven Eindruck, dass andere ihn nie anlächeln oder ihn nicht grüßen, als Beleg dafür nimmt, dass er nicht liebenswürdig ist oder eine negative Ausstrahlung auf andere hat, kann aufgefordert werden, an einigen Tagen zu protokollieren, wie viele Menschen ihn gegrüßt oder angelächelt haben. Ein anderer, der davon ausgeht, dass andere Menschen ihm feindlich gesonnen sind, kann gebeten werden, eine Woche lang alles zu notieren, was für und was gegen diese Annahme spricht.

Eindrucksvoller sind solche Realitätstests, wenn Patienten im Sinne von Verhaltensexperimenten gebeten werden, in kritischen Situationen im Voraus aufzuschreiben, was sie erwarten, was passieren wird, um anschließend zu protokollieren, wie die Situation tatsächlich verlaufen ist und dann die Erwartungen mit der Realität zu vergleichen. Falls erwartete Katastrophen tatsächlich eintreten, sollte der Patient notieren, wie er diese bewältigt hat. In vielen Fällen stellen Patienten dann fest, dass ihre Bewältigungsmöglichkeiten besser waren als vorher vermutet.

12.2.4 Herausarbeiten der Implikationen der Sichtweisen

Eine weitere Intervention besteht darin, durch Herausarbeiten der Implikationen der Überzeugung beim Patienten eine funktionalere Sichtweise von Überzeugungen zu verankern. Dies kann möglicherweise schon durch ein einfaches Auflisten der Vor- und Nachteile, die eine Überzeugung in einer gegebenen Situation oder aber für das weitere Leben des Patienten als Ganzes hat erreicht werden. Die Überzeugung, extrem verletzlich zu sein, zieht beispielsweise nach sich, dass die Person sich ständig schützen muss, auf der Hut sein muss, dass sie Dinge nicht unbeschwert genießen kann, anderen Menschen keinen Vertrauensvorschuss entgegenbringen kann und dadurch sozial isoliert wird. Ergänzend können die Überzeugungen des Patienten durch eine systemimmanente Gesprächsführung (Tuschen & Fiegenbaum, 2000; vgl. auch motivational interviewing: Miller & Rollnick, 2002) ad absurdum geführt und er auf diese Weise motiviert werden, sein Selbstkonzept in Frage zu stellen. Im Beispiel ist ein Dialog mit einem Patienten wiedergegeben, der die Überzeugung geäußert hatte, nicht liebenswert und als Person defekt zu sein:

Beispiel für systemimmanente Gesprächsführung: Herr D.

Th.: Also, wenn ich mir vorstelle, ich wäre nicht liebenswert, das ist ja ganz schön bedrückend.

Pat.: Ja, schon.

Th.: Vor allem, wenn ich mir vorstelle, es gäbe keinen einzigen Menschen auf der Welt, der mich für liebenswert hält.

Pat.: Na ja, meine Mutter hält mich vielleicht für liebenswert.

Th.: Ihre Mutter? Hm, das tun Mütter ja meistens. Ich meine, es ist vielleicht besser als nichts und manche Leute wären vielleicht auch froh, wenigstens von der Mutter geliebt zu werden, aber so wirklich bestätigend ist das ja nicht.

Pat.: Hm.

Th.: Also, als nicht liebenswerter Mensch durch das Leben zu gehen, ist wahrscheinlich auch ganz schön einsam. Ich kann mir auch nicht vorstellen, dass jemand wirklich nett zu Ihnen sein kann, wenn Sie so schrecklich sind.

Pat.: Ab und zu ist schon mal jemand nett. So ist es nicht. Neulich hat mich sogar eine Frau, die ich noch gar nicht so gut kannte, zu ihrem Geburtstag eingeladen.

Th.: Das könnte dafür sprechen, dass Sie vielleicht doch nicht so schlimm sind, wie Sie denken. Andererseits, so wie ich Sie einschätze, haben Sie wahrscheinlich gedacht, dass Sie nur aus Mitleid eingeladen wurden.

Pat.: Ja, der Gedanke ist mir durch den Kopf gegangen.

Th.: Das stelle ich mir schon ganz schön bedrückend vor, da bekommt man schon mal ein bisschen Zuspruch, aber dann ist klar, dass das nur aus Mitleid geschehen konnte.
Also, ich könnte Ihnen jetzt schon sagen, dass ich finde, Sie haben eine sympathische Ausstrahlung und ich bin überzeugt, dass Sie liebenswert sind und es andere Menschen gibt, die das auch finden. Aber das wird wohl auch nicht viel bringen, denn wenn Sie sich für nicht liebenswert halten, werden Sie denken, dass ich das nur sage, weil ich der Therapeut bin.

Pat.: Es stimmt schon, ich gebe mir auch nicht unbedingt die Chance, mich vom Gegenteil zu überzeugen.

Th.: Nein, denn Sie sind sich ja bereits sicher, dass Sie so schrecklich sind, dass Sie eh keiner mögen kann. Vielleicht sollten Sie andere Leute deshalb auch mit Ihrer Gegenwart verschonen. Ich meine, wenn Sie so unangenehm sind, wäre es dann nicht besser, Sie ziehen sich noch mehr zurück und belasten die Umwelt nicht mit Ihrer Gegenwart?

Pat.: Ich hab mich ja schon ganz schön rausgezogen aus allem.

Th.: Ja, aber hin und wieder lassen Sie sich ja doch mal zu einer Geselligkeit hinreißen. Auf den Geburtstag der Bekannten sind Sie ja auch gegangen. Meinen Sie nicht, dass es vielleicht besser wäre, sich als so absolut unliebenswerter Mensch aus sozialen Angelegenheiten herauszuhalten? Vielleicht sollten Sie sich eine Hütte in den Bergen mieten, in der Sie abgeschottet von der Menschheit leben könnten?

Pat.: Aber dann habe ich ja nie mehr eine Chance, noch ein zufriedenes Leben zu führen. Ich will ja Freunde haben!

Th.: Die bekommen Sie doch so auch nicht, da Sie ja eh schon sicher sind, dass Sie nie jemand mögen wird.

Pat.: Aber ein bisschen hoffe ich ja schon, dass mich irgendwann mal einer mag.

Th.: Wie soll das denn passieren? Wenn Sie so wenig liebenswert sind, wie Sie sagen, kann Sie doch auch nicht eines Tages plötzlich jemand mögen?

Pat.: Vielleicht hab ich ja ein bisschen was Liebenswertes, das jemand entdecken könnte...

Th.: Und selbst wenn es jemand entdeckt, werden Sie es ihm ja nicht glauben, oder?

Pat.: Doch, das müsste ich dann schon tun, sonst hab ich ja gar keine Chance, mich jemals anders zu fühlen.

12.2.5 Verankerung veränderter Sichtweisen

Sind die Überzeugungen erfolgreich in Frage gestellt, geht es darum, neue, funktionalere Überzeugungen zu verankern. Ein Patient mit der alten Überzeugung, unausstehlich oder defekt zu sein, kann akzeptieren, dass er auch liebenswerte Seiten hat. Ein anderer kann einsehen, dass er zwar nicht in allen Bereichen eine Topleistung erbringt, aber trotzdem ein intelligenter Mensch ist, ein dritter kann in sein Konzept, dass er extrem verletzlich auf Gefahr von außen reagiert, integrieren, dass er durchaus in der Lage ist, sich im Hinblick auf bestimmte Ereignisse selbst zu schützen.

Diese neuen Sichtweisen sind am Anfang extrem anfällig und die Patienten sind gefährdet, bei vermeintlichen Bestätigungen für das alte Konzept wieder ganz in das alte Denken zurückzufallen. Um die neuen Überzeugungen zu verfestigen, können Patienten instruiert werden, Tagebücher zu führen und kritische Ereignisse sowohl aus der neuen als auch aus der alten Sicht zu bewerten und diese Aufzeichnungen in der nächsten Therapiestunde zu besprechen. Gerade in diesem Prozess sollte aber auch der reziproke Zusammenhang zwischen Kognition und Emotion beachtet werden. Das bedeutet, dass nicht nur eine Veränderung der Emotion über die Kognition, sondern parallel dazu auch eine direkte Veränderung der Emotion über verändertes Verhalten oder veränderte äußere Bedingungen in Betracht gezogen werden sollte. Oft sagen Patienten, dass sie zwar rational inzwischen überzeugt sind, dass sie doch wertvoll (liebenswert, klug, robust etc.) sind, sich aber immer noch nicht so fühlen, als ob sie es wären. Hier ist es hilfreich, wenn der Therapeut darauf hinweist, dass das Gefühl länger braucht, um verändert zu werden als die Überzeugungen, und dass sich die neuen Überzeugungen (z.B. ich habe auch liebenswerte Seiten) nur dann verfestigen und auch auf der Gefühlsebene erlebbar werden, wenn sie durch das entsprechende Verhalten des Patienten eine Chance dazu bekommen. Hier geht es also darum, den Patienten zu ermutigen, sich – trotz des oft gegenteiligen Gefühls – so zu verhalten, wie es die veränderten Überzeugungen vorgeben würden. Das bedeutet, je nach Patient, sozialen Situationen nicht mehr aus dem Weg zu gehen, sondern sich aktiv einzubringen, sich wieder mehr um seine äußere Erscheinung zu kümmern, sich wieder herausforderndere Tätigkeiten zuzutrauen usw. Bei diesen Schritten kann der Therapeut unterstützend mitwirken und immer wieder kognitiv intervenieren, wenn der Patient in die alte Überzeugung zurückfällt.

Kapitel 13
Rückfallprävention

Zusammenfassung

Das letzte Stadium der Therapie legt den Schwerpunkt auf die Rückfallprävention und die Konsolidierung der durch die Therapie veränderten Perspektive auf die Probleme. An dieser Stelle kann es als Ausgangspunkt sinnvoll sein, eine Diskussion über die Diagnose und ihre Implikationen zu führen. Der Patient wird auf die Möglichkeit von (weiteren) Rückfällen vorbereitet und darin angeleitet, sowohl Frühwarnzeichen als auch erste Symptome rechtzeitig zu erkennen und darauf zu reagieren.

13.1 Diskussion über die psychische Diagnose

In der letzten Phase der Therapie wird das Arbeitsmodell erneut aufgegriffen und die durch die Therapie veränderte Perspektive auf die Probleme in das Modell integriert. Falls nicht schon geschehen, ist es sinnvoll, an dieser Stelle über die Diagnose einer psychischen Erkrankung oder Störung zu sprechen. Dabei sollte zunächst erfragt werden, welche Informationen der Patient bisher über die Diagnose vermittelt bekommen hat (z.B. Funktionsstörung im Gehirn, vererbte Erkrankung). Der Therapeut greift diese auf und versucht sie ggf. in das bisherige Erklärungsmodell zu integrieren. Die Erweiterung des Modells um eine biologische Komponente stellt für manche Patienten auch eine Entlastung dar, da diese Perspektive kein eigenes Verschulden der Probleme impliziert. Andererseits besitzt eine rein biologische/medizinische Perspektive für die meisten Patienten nicht hinreichenden Erklärungswert. Ferner kann sie implizieren, dass die Störung unveränderbar oder unkontrollierbar ist. Einem solchen Verständnis sollte der Therapeut dabei also unbedingt entgegenwirken. Wenn ein Patient mit biologischen Erklärungsansätzen und einem Krankheitsmodell nichts anfangen kann, sollte dieses nicht vom Therapeuten forciert werden.

Viele Patienten haben falsche Vorstellungen in Bezug darauf, was die Diagnose einer Schizophrenie bedeutet. Sie bringen Schizophrenie mit einem unausweichlichen kognitiven und körperlichen Verfall in Verbindung oder glauben, dass alle „Schizophrenen" auf der Straße herumschreien und gewalttätig werden. Aufgabe des Therapeuten ist es, mit solchen Fehlvorstellungen aufzuräumen und dem Patienten zu erläutern, welche Symptome unter dieser Diagnose zusammengefasst werden. Dabei können Bezüge zur Symptomatik des Patienten hergestellt werden, damit es dem Patienten leichter fällt, nachzuvollziehen, warum er die Diagnose erhalten hat. Um die emotionale Belastung, die oft mit dieser Diagnose einhergeht zu reduzieren, kann der Therapeut zudem erläutern, dass die Diagnose eine sehr große Bandbreite verschiedener Probleme und verschiedener Ausgänge beinhaltet und dass sie aufgrund dieser großen Heterogenität auch in Fachkreisen umstritten ist. Ferner hilft es zu betonen, dass Diagnosen grundsätzlich lediglich Bezeichnungen für bestimmte Symptome sind und mit ihnen keine Aussage über den ganzen Menschen gemacht wird. Daher ist es auch so wichtig zu vermitteln, dass die Symptome auf einem Kontinuum zum normalem Erleben liegen (vgl. Kapitel 1.7.2), und dass eine „künstliche" Grenze (Cuttoff) von Ärzten und Psychologen nur deshalb gezogen wird, um den Austausch über die Behandlung und die Erforschung der mit der Diagnose assoziierten Probleme zu erleichtern. Dabei kann auch erläutert werden, dass diese Einteilung dabei geholfen hat und hilft, viel über die Probleme von Menschen mit diesen Symptomen herauszufinden. Wenn dem Patienten deutlich gemacht wird, dass dieses Wissen vor allem den Patienten selbst zu Gute kommt, indem z. B. neue Therapieansätze entwickelt werden können, hilft dies ihm vielleicht sich mit der Tatsache, dass er ein vielleicht unerwünschtes Label erhalten hat, etwas zu versöhnen.

Der therapeutische Umgang mit dem Label Schizophrenie ist also in gewisser Weise ein Balanceakt. Obwohl es sicher wünschenswert wäre, die Diagnose in der bestehenden Form zu verändern und differenzierende und weniger stigmatisierende Begriffe zu wählen, ist die die Diagnose Schizophrenie (und auch andere psychotische Störungen) nun einmal Bestandteil der aktuellen Klassifikationssysteme und wird es voraussichtlich auch noch über längere Zeit bleiben. Das bedeutet, dass Patienten weiterhin diese Diagnose erhalten werden und auch der Therapeut wird für den Kassenantrag auf die gängigen Klassifikationssysteme und ihre Labels zurückgreifen müssen. Sie von daher allzu kritisch oder relativierend zu verwenden oder gänzlich zu vermeiden, könnte von Patienten als widersprüchlich oder unaufrichtig erlebt werden oder ihnen signalisieren, dass die Diagnose in der Tat als etwas besonders Schlimmes gesehen werden muss.

13.2 Vorbereitung auf Rückfälle

Anhand des inzwischen überarbeiteten und verfeinerten Erklärungsmodells wird besprochen, dass und auf welche Weise es auch in Zukunft wieder zu Situationen kommen kann, die die Bewältigungsmechanismen des Patienten überfordern. Generell haben die Patienten die Hoffnung, dass es zu keinem weiteren Rückfall kommen wird. Allerdings haben sie unterschiedliche Vorstellungen davon, wie dies erreicht werden kann. Vor allem Patienten, die erst eine psychotische Episode erlebt haben, meinen oft, dass es besser sei, einfach davon auszugehen, dass es in Zukunft nicht zu einer ähnlichen Krise kommen wird. Sie sind deshalb mitunter weniger motiviert, sich damit auseinanderzusetzen, wie sie sich in Zukunft vor einem Rückfall schützen können. Für viele Patienten, denen es wieder besser geht, ist es schwer, sich vorzustellen, dass die Symptome zurückkehren können. Es ist daher wichtig, dass der Patient über die Wahrscheinlichkeit von Rückfällen sowie über die Möglichkeiten, diese zu minimieren, informiert wird (vgl. hierzu Ausführungen in Kapitel 4.2). Es sollte verdeutlicht werden, dass Rückfälle dazu gehören, dass es Wege gibt, ihre Wahrscheinlichkeit zu reduzieren aber dass sie manchmal trotz aller Bemühungen nicht verhindert werden können. Es ist die Gratwanderung zu meistern, einerseits beim Patienten nicht übermäßige Angst vor einem Rückfall zu verursachen, aber andererseits zu erreichen, dass ein Patient die Rückfallgefahr ernst nimmt und sich davor schützt.

Der vermeintlichen Unkontrollierbarkeit von Rückfällen können Strategien entgegengesetzt werden, die der Patient selbst in der Hand hat. Hierzu gehört in erster Linie das Erkennen von Warnsignalen und ersten Symptomen sowie eine adäquate Reaktion darauf. Um die Wichtigkeit eines eigenverantwortlichen Umgangs mit der Störung zu verdeutlichen, helfen manchmal auch Analogien, beispielsweise der Vergleich zu einer körperlichen Erkrankung wie einer Erkältung:

> „Lassen Sie mich die psychische Störung mal mit einer Erkältung vergleichen. Am besten ist es natürlich, wenn man durch eine sehr gesunde Lebensweise erst gar keine Erkältung bekommt. Dies ist aber leider oft nicht möglich, da wir alle immer mal wieder Stress oder Viren von außen ausgesetzt sind. Wenn man die ersten Symptome, wie Mattigkeit oder leichte Halsschmerzen, rechtzeitig erkennt und auf sie reagiert, also z. B. früher ins Bett geht oder Vitamine einnimmt, lässt sich aber oft eine weitere Verschlimmerung, z. B. eine Mandelentzündung oder Fieber, noch abwenden. Auch bei einer Mandelentzündung können aber Medikamente genommen werden, z. B. Antibiotika, die verhindern, dass man aufgrund der Mandelentzündung wochenlang krank ist oder sie sich sogar zu einer Lungenentzündung ausweitet."

Ein anderer hilfreicher Vergleich ist der eines Autos.

> „Um ein funktionstüchtiges Auto zu haben, hat man Verantwortung dafür zu tragen, dass es die richtige Benzinsorte zugeführt bekommt, der Ölwechsel gemacht wird und es regelmäßig in die Werkstatt kommt, wenn Probleme auftreten. Bei regelmäßiger Wartung kann das Auto gut in Schuss gehalten werden. Kümmert sich eine Person aber nicht ausreichend um ihr Auto und ignoriert zudem alle Anzeichen, die auf Probleme hindeuten könnten, wie beispielsweise Pfeifen oder Rattern, braucht sie sich nicht zu wundern, wenn das Auto irgendwann komplett streikt und sich nicht mehr von der Stelle rührt."

13.3 Erkennen von Rückfällen

13.3.1 Erkennen von Warnsignalen

Rückfälle können also umso effektiver verhindert oder abgeschwächt werden, je früher sie erkannt werden. Lange bevor die ersten psychotischen Symptome auftreten, gibt es, und dies wird oft erst rückblickend klar, eine Reihe von Veränderungen im Verhalten und Erleben der Patienten, mit Hilfe derer eine psychotische Episode vorhergesagt werden könnte (vgl. Kapitel 1.6).

Dem Patienten kann anhand der Abbildung 8 (in Anlehnung an Behrend, 2001) erläutert werden, dass in der Regel frühe Warnsignale und dann erste Symptome auftreten, bevor es zu einer extremeren oder eindeutigen Veränderung des Erlebens und Verhaltens kommt.

Bei gezieltem Nachfragen können nahezu alle Patienten rückblickend solche Veränderungen benennen. Dabei scheinen Angehörige häufig einen noch schärferen Blick für das Erkennen früher Anzeichen zu haben: In einer Untersuchung der Arbeitsgruppe von Behrend (vgl. Behrend, 2001) gaben 77.5% der Betroffenen an, dass ihnen durchschnittlich neun Wochen vor der akuten Psychose gesagt worden sei, sie seien „anders als sonst“. Als erste Veränderungen werden von vielen Patienten Schlafstörungen, Grübeln, quälende Gedanken, Spannung und Nervosität, Konzentrationsschwierigkeiten, Zukunftsängste, Reizbarkeit und sozialer Rückzug genannt. Ganze Trainingsmanuale für psychoedukative Gruppen zielen auf das Erkennen von Warnsignalen und das Reagieren auf Warnsignale ab. Solche Signale haben den Vorteil, dass sie, da sie eben deutlich vor Beginn der psychotischen Symptome auftreten, vom Patienten noch leichter erkannt und als Warnsignale klassifiziert werden können. Die eigentlichen und von außen eindeutigeren Symptome einer akuten psychotischen Episode wie Wahn und Halluzinationen werden von Patienten selbst oft nicht mehr als Symptome erkannt, da ihnen zu diesem Zeitpunkt bereits die Distanz zu den Symptomen fehlt. Allerdings können Patienten, die sich im Rahmen der kognitiven Therapie genau mit ihren Symptomen auseinandergesetzt haben, auch auf das Wiedererkennen solcher Symptome vorbereitet werden.

Trotz einer Reihe von Überschneidungen in den Angaben der Patienten können Warnsignale bei jedem anders aussehen. Um die individuellen Warnsignale herauszuarbeiten, können die letzen 10 Wochen vor Beginn der akuten Psychose bzw. der Aufnahme in die Klinik unter die Lupe genommen werden. Um das Erinnerungsvermögen des Patienten zu unterstützen, werden zunächst alle Wochentage eingetragen und dann die Ereignisse, die in dieser Zeit statt gefunden haben (z. B. Mutters Geburtstag, letzter Besuch beim Psychiater, Prüfung, Ende des Urlaubs etc.). Anschließend werden die vom Betroffenen genannten Veränderungen notiert. Dabei wird der Patient gefragt, welche Veränderungen er selbst festgestellt hat, wann diese aufgetreten sind, ob er ähnliche Signale bereits früher in abgeschwächter Form erinnert, wie der Tagesablauf zu dieser Zeit aussah, was andere von außen bemerkt oder beobachtet haben könnten, was sich in seinen Gedanken und Gefühlen in dieser Zeit verändert hat und wie er darauf reagiert hat. Wenn ein Patient Schwierigkeiten hat, solche Veränderungen zu benennen, kann er gebeten werden, Angehörige oder Freunde, zu denen er im nahen Kontakt steht, zu fragen, welche Veränderungen sie in dieser

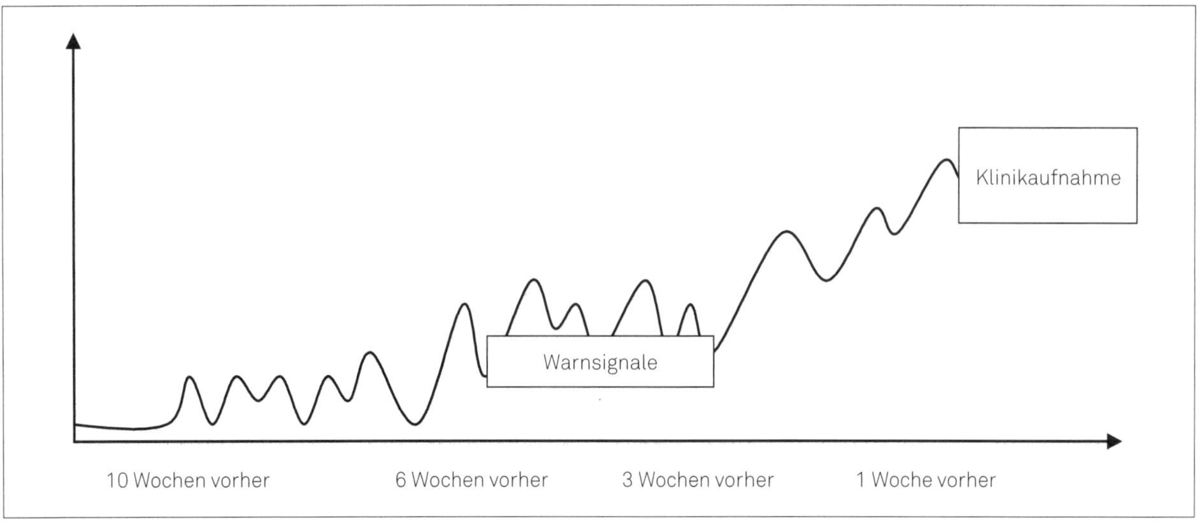

Abbildung 8: Auftreten von Warnsignalen

Zeit beobachtet haben. Alternativ kann der Therapeut auch Vorgaben machen, in dem er Beispiele von anderen Patienten berichtet und den Patienten anschließend fragt, ob er Ähnliches bei sich auch beobachten konnte. Anhaltspunkte für solche Vorgaben sind Tabelle 15 zu entnehmen.

Tabelle 15: Häufige Veränderungen in den Wochen vor einer akuten psychotischen Episode

Verhalten	Schwer stillsitzen können; sich schlechter aufraffen können; sich schlechter an Gesprächen beteiligen können; verlangsamte Bewegungen; häufigeres ins Bett legen; mehr Alkohol trinken; mehr reden; andere Musik hören; andere Kleidung tragen; vernachlässigte Körperhygiene; mehr Geld ausgeben; gereiztes oder aggressives Verhalten; Rückzug aus sozialen Kontakten; Vernachlässigung von Hobbys; Selbstgespräche; öfter beten; häufiger bei der Arbeit fehlen; den Haushalt vernachlässigen; mehr Fehler machen u. a.
Körper	Gewichtsverlust; sich wach oder aufgedreht fühlen; mehr schlafen; sich erschöpft fühlen; schlecht träumen; weniger belastbar sein; schmerzempfindlicher sein u. a.
Gedanken	Grübeln; unkonzentriert sein; unsinnige Gedanken tauchen auf; sich schlechter erinnern können; Gedanke, dass andere Leute über einen lachen oder einen beobachten; Gedanken schweifen oft ab; mehr über Philosophie oder Religion nachdenken; denken, dass man die Medikamente nicht mehr braucht u. a.
Gefühle	Dünnhäutiger; ängstlicher; reizbarer; unzufrieden; leer; bedrückt; freudlos; misstrauisch; nervös; gehemmt u. a.

Die wichtigsten Warnsignale können dann in „sehr frühe Warnsignale“, „frühe Warnsignale“ und „späte Warnsignale“ eingeteilt werden. Die Warnsignale sollten dabei möglichst spezifisch formuliert sein. Beispielsweise in der Form:

- „Ich stelle fest, dass ich noch nicht mal mehr gern zu McDonalds gehe“ (anstelle von „weniger Genuss beim Essen“) oder:
- „Marion beschwert sich, dass ich mich seit Wochen nicht gemeldet habe“ (anstelle von „Rückzug von Freunden“).

Solche konkreten und für den Patienten spezifischen Angaben erleichtern den Wiedererkennungseffekt. Die typischen Warnsignale werden für den Patienten grafisch festgehalten und er wird ermutigt, diese Grafik regelmäßig wieder hervorzuholen, um das Erkennen der Warnsignale zu erleichtern. Ein Arbeitsblatt zum Festhalten von Warnsignalen findet sich auf der CD-ROM (vgl. Arbeitsblatt 17).

Arbeitsblatt 17: Warnsignale (vgl. CD-ROM).

Natürlich muss nicht jede Abweichung von normalem Verhalten bedeuten, dass sich eine erneute Episode ankündigt. Es kann sich dabei auch um eine vorübergehende Reaktion auf eine Stresssituation oder um eine Stimmungsschwankung handeln, um ein anhaltendes Krankheitssymptom oder um eine Medikamentennebenwirkung. Deshalb ist es hilfreicher, nicht einzelne Warnsignale als Zeichen der Ankündigung eines Rückfalls zu werten, sondern das wiederholte Auftreten solcher Symptome (z. B. mehrere Nächte hintereinander mit schlechtem Schlaf) oder aber die Kombination verschiedener Warnsignale (z. B. ich gehe nicht mehr zu McDonalds, ich bin meiner Tochter gegenüber gereizt und ich bin geräuschempfindlicher) als kritische Anzeichen zu werten.

13.3.2 Erkennen von wiederkehrenden Symptomen

Obwohl Warnsignale eine nützliche Hilfe sein können, um eine allmähliche Zustandsverschlechterung rechtzeitig zu erkennen und darauf zu reagieren, ist es sinnvoll, den Blick des Patienten auch für das Auftreten psychotischer Symptome zu schärfen. Die Interventionen der kognitiv-behavioralen Therapie werden in den meisten Fällen dazu beigetragen haben, dass der Patient mehr Abstand zu seinen Symptomen bekommen hat. In günstigen Fällen beginnen Patienten die Symptome als solche zu bezeichnen, z. B. *„Ach, da ist wieder meine Stimme“* oder *„Ich glaube, dass ist wieder eine von meinen komischen Ideen.“* Wenn dies geschieht, sollte der Therapeut die Bezeichnungen des Patienten aufgreifen und am Ende der Therapie mit dem Patienten besprechen, wie er in Zukunft erkennen kann, ob er wieder „komische Ideen“ entwickelt oder, ob es sich bei dem Hören von Stimmen wieder um eine Stimme in seinem Kopf handelt. Verschiedene Anhaltspunkte können hierfür behilflich sein.

Erkennen von Wahn

Wahninhalte sind am einfachsten zu erkennen, wenn dieselbe spezifische Annahme wiederkehrt. Wenn der

Patient beispielsweise erneut den Eindruck hat, dass seine Tante ihn vergiften will, kann er sich sagen, dass er da wohl wieder eine seiner „komischen Ideen" hat, die er keinesfalls einfach glauben sollte.

Bei manchen Patienten werden neue Wahnthemen zwar vorherigen ähneln, aber dabei einen anderen Fokus aufweisen. Paranoide Gedanken können sich gegen andere Personen richten als dies vorher der Fall war oder Größenwahnideen können inhaltlich anders ausgestaltet werden. Auch hierauf kann ein Patient besser und rechtzeitiger reagieren, wenn er innerlich darauf vorbereitet ist.

Beispiel für das Erkennen von Wahn

„Ich weiß, dass ich dazu neigen kann, größenwahnsinnig zu werden. Wenn ich also anfange, mich wieder übermäßig befähigt zu fühlen, könnte das ein Hinweis sein, dass ich wieder auf dem falschen Dampfer bin." *oder* „Wenn ich anfange, anderen Leuten zu misstrauen, könnte das ein Zeichen sein, dass ich wieder in so was Paranoides reinrutsche."

In manchen Fällen hilft aber auch die durch die Therapie erworbene genaue Einschätzung des Kontextes, in dem sich wahnhaftes Denken entwickelt hat. Der Patient kann sich innerlich darauf vorbereiten, dass er in bestimmten Lebenssituationen anfälliger sein könnte, wieder wahnhafte Ideen zu entwickeln. Bei einem Patienten begann die Psychose in der Zeit nach seinem Vordiplom. Er war dann in einer vergleichbaren Situation, nach dem Diplom, innerlich darauf eingestellt, dass wieder paranoide Ideen auftreten könnten und in der Lage, sich von diesen Ideen innerlich schneller zu distanzieren, z. B. mit dem Gedanken: *„So ähnlich hast du es auch damals empfunden und im Nachhinein stellte sich heraus, dass die Realität doch anders war. Wahrscheinlich ist es jetzt wieder so."*

Erkennen von Halluzinationen

Wenn der Patient im Laufe der Therapie in der Lage war, etwas an den Stimmen (oder anderen Halluzinationen) zu entdecken, dass sich vom Hören normaler Stimmen unterscheidet, kann er diese Kriterien auch in Zukunft anlegen, um zu überprüfen, ob es sich wieder um eine selbstproduzierte Stimme handelt. Halluzinatorische Stimmen können beispielsweise an ihren physikalischen Eigenschaften (Lautstärke, Klang, Akzent, Entfernung) erkannt werden oder aber an der Entfernung zur Person. Manchmal geben Patienten auch an, dass sie bei ihren Stimmen nicht 100%ig sicher sind, dass diese von einer äußeren Quelle stammen, sondern nur 99 % sicher. Die leichten Zweifel eignen sich dann als Unterscheidungskriterium zwischen „inneren Stimmen" und tatsächlichen Kommentaren anderer Personen.

Beispiel für das Erkennen von Halluzinationen

Eine Patientin kann sich z. B. sagen „Die Stimme, die ich höre, ist wieder weiblich, hört sich bayerisch an und kommt von sehr nah. Ich glaube, dass es meine Mutter ist, aber ich bin mir nicht 100%ig sicher. Alles zusammengenommen könnte es sich auch wieder um eine meiner Stimmen handeln."

Schließlich können Stimmen auch durch ihre Wortwahl oder durch ihre Inhalte als solche identifiziert werden. Ein Patient kann sich also darauf einstellen, dass das Hören von abwertenden Kommentaren möglicherweise eher seiner Stimme zuzuschreiben ist als anderen Quellen. Wenn er hört, wie jemand sagt „Du widerliches Schwein", kann er sich innerlich sagen *„Das ist eher etwas, dass meine Stimme sagen würde. Es ist sehr unwahrscheinlich, dass einer meiner Freunde das gesagt hat."*

13.4 Umgang mit Warnsignalen und Symptomen

13.4.1 Kognitive Strategien

Hat der Patient Warnsignale oder sogar das Auftreten erneuter Symptome wie Stimmen oder wahnhaftes Denken anhand der geschilderten Strategien identifiziert, ist die nächste Herausforderung, auf diese adäquat zu reagieren. Eine Möglichkeit besteht darin, die in der Therapie erlernten Strategien zu intensivieren. Der Patient kann ermutigt werden, die Unterlagen aus der Therapie noch mal zur Hand zu nehmen und die Strategien wieder aufzufrischen. Im Umgang mit wahnhaften Ideen liegt der Schwerpunkt auf einer genauen Prüfung der Anhaltspunkte für die wahnhafte Idee und einer verstärkten Suche nach falsifizierender Information. Der Patient kann auch eine Person seines Vertrauens bitten, ihn bei der Prüfung der Anhaltspunkte zu unterstützen. Im Umgang mit Halluzinationen kann der Patient angehalten werden, seine Gedanken in Bezug auf die Halluzinationen zu notieren und zu hinterfragen. Es ist hilfreich, die effektivsten Interventionen in der individuellen Therapie noch einmal auf einem gesonderten Blatt zu notieren, das der Patient in solchen Fällen hervorholen kann. Manchmal bietet es sich aufgrund der Ähnlichkeit der Symptome mit früheren Symptomen an, die selben Verhaltenstests noch einmal zu wiederholen, bevor sich wahnhafte Interpretationen verfestigen können.

In manchen Fällen können jedoch dysfunktionale Kognitionen beim Bemerken früher Symptome oder Warnsignale rückfallbeschleunigende Wirkung haben. Dies wäre z.B. der Fall, wenn ein Patient beim Auftreten von Warnsignalen oder ersten Symptomen Katastrophengedanken entwickelt, die Angst auslösen und somit das Stressniveau erhöhen. Eine solche gedankliche Abwärtsspirale mit den Konsequenzen auf der Verhaltensebene ist in Abbildung 9 dargestellt. Deshalb ist es wichtig zu eruieren, ob solche Gedanken im Vorfeld bisheriger Rückfälle eine Rolle gespielt haben und diese ggf. umzustrukturieren. Manche Autoren schlagen vor, spezifische Interventionen zur Umstrukturierung dysfunktionaler Bewertungen von Symptomen zum Zeitpunkt des Auftretens von Warnsignalen anzusetzen, um einen möglichen Aufschaukelungsprozess frühzeitig zu unterbrechen (Gumley et al., 2003).

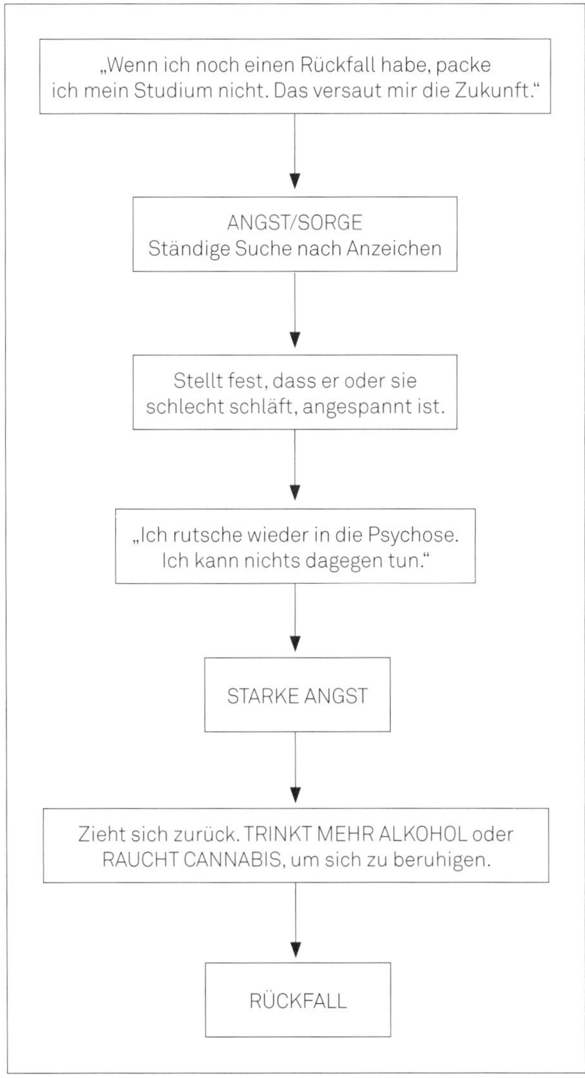

Abbildung 9: Gedankliche Abwärtsspirale bei Angst vor Rückfällen

13.4.2 Umgang mit Stressoren

Eine weitere Möglichkeit besteht in der gezielten Reduktion von Stress, denn in vielen Fällen spielen Stressoren eine wichtige Rolle in der Auslösung erneuter psychotischer Episoden. Der Zusammenhang zwischen Belastung und Bewältigung und psychischer Gesundheit lässt sich für den Patienten gut am Waagemodell (vgl. Abbildung 10) veranschaulichen.

Mit dem Patienten sollte unter Zuhilfenahme der bisherigen Information erarbeitet werden, welche Stressoren bei ihm zu einer Überlastungsreaktion führen könnten, die das erneute Auftreten von Symptomen begünstigt. Solche Stressoren können unter anderem sein:

- interpersonelle Konflikte,
- Veränderungen in der Lebenssituation durch einen Wechsel des Wohnortes oder der Arbeitsstelle,
- Beginn oder Beendigung einer intimen Beziehung,
- hohe Anforderungen in der Ausbildung oder im Beruf,
- unerwünschte Nebenwirkungen der Medikamente,
- gehäufte Belastungen im Alltag,
- gesundheitliche Probleme,
- Lärm,
- übermäßiger Alkoholkonsum,
- Probleme mit der Ausländerbehörde oder Geldsorgen.

Des Weiteren wird geklärt, welche Bewältigungsmöglichkeiten oder Ressourcen der Patient den Belastungen entgegensetzen kann. Solche Bewältigungsmöglichkeiten können die in der Therapie erworbenen Problemlösekompetenzen oder Copingstrategien sein, oder aber der Einsatz positiver Aktivitäten, das Zurückgreifen auf soziale Unterstützung durch Familie und Freunde, die Medikamente, Genuss von gutem Essen, eine gesunde Lebensführung, Sport, bewusst eingesetzte Ruhezeiten oder religiöse Praktiken. Der Patient wird angehalten, sein individuelles Stress-Waage-Modell zu erstellen. Ihm wird vermittelt, dass das Auftreten von Warnsignalen oder Symptomen darauf hindeuten kann, dass die Stresswaage zu kippen droht. Der Patient kann ermutigt werden, in solchen Fällen zu versuchen, die Waage durch den gezielten Einsatz von Bewältigungsstrategien wieder ins Gleichgewicht zu bekommen. Wichtig ist, dass der Patient lernt, dass er den Stressoren von Außen nicht hilflos ausgeliefert ist, sondern selbst aktiv den Ausgleich zwischen Belastung und Bewältigung steuern kann.

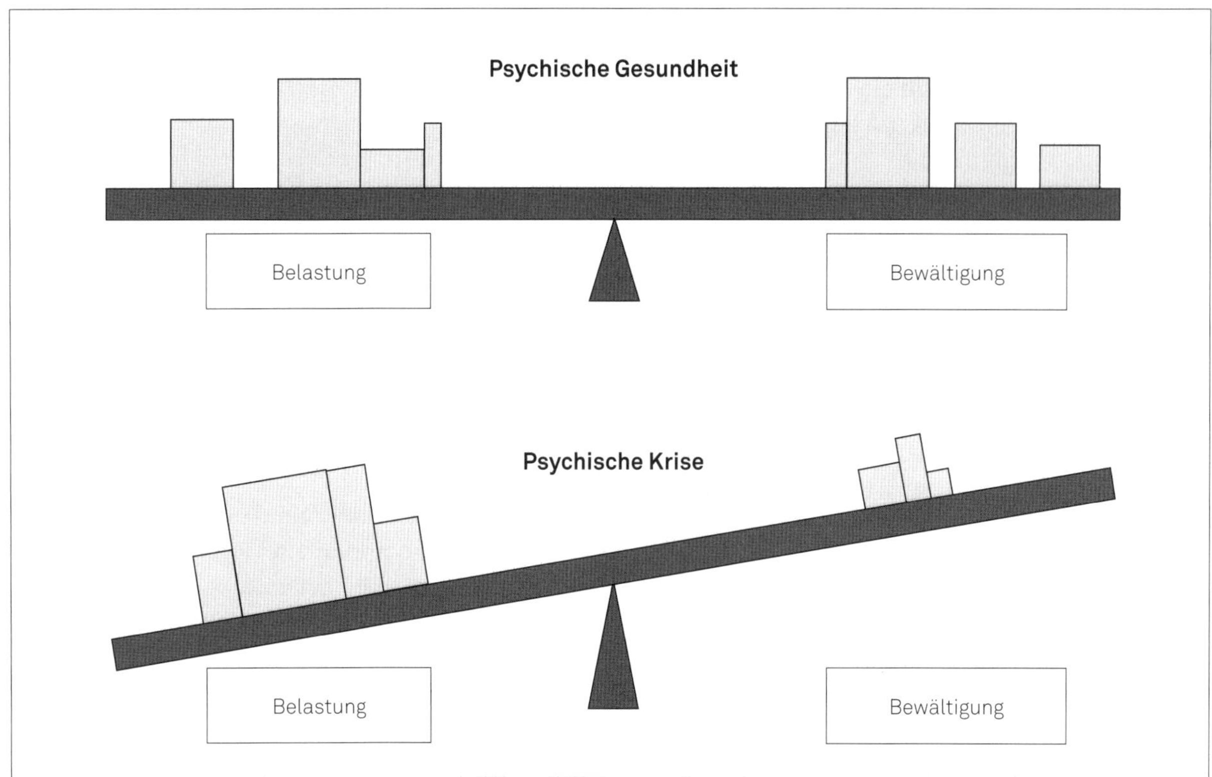

Abbildung 10: Waagemodell zum Einfluss von Stress auf die psychische Gesundheit

Weiterführende Ansätze sehen in der Arbeit an einer verbesserten Affektregulation einen zentralen Ansatzpunkt für Rückfallprävention. Der interessierte Leser sei diesbezüglich auf das sehr empfehlenswerte Buch „Staying well after psychosis" von Gumley und Schwannauer (2006) verwiesen.

13.4.3 Umgang mit Medikamenten

In der Therapie von Schizophrenie und psychotischen Störungen spielen Medikamente in der Regel eine wichtige Rolle. Deshalb sollten auch Psychotherapeuten mit „State-of-the-Art"-Behandlungen und Behandlungsempfehlungen vertraut sein. Dies erleichtert nicht nur die Zusammenarbeit mit Psychiatern (die gelegentlich auch auf die Leitlinienempfehlungen hingewiesen werden müssen), sondern hilft auch dabei, den Patienten optimal darin zu unterstützen, den für ihn optimalen Umgang mit der Medikation zu entwickeln. Daher gibt Kapitel 4 einen kleinen Überblick über den Stand der Forschung zu dieser Frage und enthält auch eine Übersetzung der wichtigsten Behandlungsempfehlungen der britischen NICE Guidelines (NCCMH, 2014; vgl. Kasten 8). Die Neuauflage der deutschen S3-Leitlinie für Schizophrenie geht zudem auch auf die pharmakologische Therapie sehr ausführlich ein.[5]

5 vgl. https://www.awmf.org/leitlinien/detail/ll/038-009.html

In Bezug auf die Medikation können der Patient und der Therapeut (sowie weitere Akteure wie Angehörige) unterschiedliche Interessen haben. Viele Patienten leiden unter starken Nebenwirkungen oder vermissen ihre alte Lebendigkeit oder ihr Gefühlsleben. Nicht selten äußern sie den Wunsch, die Medikation zu reduzieren oder ganz abzusetzen. Hingegen haben manche Therapeuten Sorge, dass sie dem Umgang mit psychotischen Symptomen nicht gewachsen sein könnten oder auftretende Rückfälle ambulant nicht bewältigt werden können. Manche Therapeuten (und Gutachter) machen die Einnahme von Antipsychotika sogar zur Voraussetzung für eine weitere psychotherapeutische Behandlung. Ein solches Vorgehen passt nicht zur aktuellen Evidenzlage (zum einen remittiert ein nennenswerter Anteil von Patienten auch ohne Medikation, zum anderen gibt es Wirksamkeitsnachweise für KVT auch bei Patienten, die Medikation verweigern, vgl. Kapitel 4) und es birgt den Nachteil, dass ein Patient nicht da „abgeholt" wird, wo er gerade steht, und von vorneherein nicht die Chance bekommt, seine Haltung zu überdenken oder aber auch ohne Medikamente Fortschritte zu machen.

In Anbetracht der Tatsache, dass Belege für die langfristige Wirksamkeit fehlen und dass sich mit der Langzeitmedikation erhebliche gesundheitliche Risiken verbinden (Murray et al., 2016), sollte das Ziel einer jeglichen Therapie eigentlich sein, dass der Patient auf Dauer mit so wenig Medikation wie möglich auskommt, im optimalen Falle ist das keine Medikation. Anstatt den Patienten von Anfang an mit „guten“ Argumenten zur Einnahme von Medikamenten überzeugen zu wollen, gilt es also, den Patienten – sofern er dies wünscht und im optimalen Fall gemeinsam mit seinem Facharzt – dabei zu unterstützen herauszufinden, wie viel Medikation für ihn in der jetzigen Störungsphase hilfreich und notwendig ist. Hierfür empfiehlt es sich, die Erfahrungen, die der Patient bisher mit der neuroleptischen Behandlung gemacht hat, zunächst zu erfragen und ernst zu nehmen. Für eine informierte Entscheidungsfindung müssen sowohl die Nachteile (was spricht gerade vielleicht eher gegen Medikation?) als auch die Vorteile (was spricht zum jetzigen Zeitpunkt für eine Medikation?) auf den Tisch gelegt werden, um sie anschließend gegebenenfalls gegeneinander abzuwägen.

Gründe, Medikation nicht einnehmen zu wollen, können dabei ganz unterschiedlich sein. Aus Sicht von Patienten, die nicht der Meinung sind, unter einer psychischen Erkrankung zu leiden, sondern subjektiv mit ganz anderen Problemen kämpfen (Verfolgung, Druck durch Arbeitgeber und Eltern, Unverständnis seitens der Umwelt etc.) macht es wenig bzw. gar keinen Sinn, gegen ihre Probleme Medikamente einzunehmen. Und selbst wenn Patienten den Eindruck haben, dass bei ihnen psychische Probleme vorliegen, heißt dies nicht automatisch, dass sie bereit sind, dafür Psychopharmaka einzunehmen. Ähnlich wie Patienten mit anderen psychischen und körperlichen Störungen hegen auch diese Patienten eine weitverbreitete Skepsis gegenüber der Einnahme von Medikamenten zur Behandlung ihrer Probleme. Diese Skepsis hängt nicht zuletzt mit dem Eindruck zusammen, dass ihre Probleme nicht wirklich ernst genommen und die Ursachen nicht aufgegriffen werden. Ferner erhält die Skepsis durch die oft beeinträchtigenden und nicht selten sozial stigmatisierenden, weil sichtbaren, Nebenwirkungen der Medikamente (Sitzunruhe, Schmatzgeräusche, Gewichtszunahme, trippelnder Gang u. a.) weiteren Aufwind. Viele Patienten haben traumatische Erinnerungen an Depotspritzen, denen massive extrapyramidale Nebenwirkungen folgten. Manche sind inzwischen so misstrauisch geworden, dass sie dazu neigen, alle ungewünschten körperlichen Symptome als Nebenwirkungen der Medikamente zu bezeichnen.

Wie oben bereits erwähnt, möchten manche Patienten sich gerne wieder weniger gedämpft erleben und haben den Eindruck, dass die Medikamente ihnen die Energie rauben. Des Weiteren wird es von vielen Patienten als lästig empfunden, durch die Medikamenteneinnahme permanent an die psychische Störung erinnert zu werden, oder als demütigend, sich Depotspritzen „abholen“ zu müssen. Schließlich fällt es einigen Patienten schlicht und einfach schwer, täglich an die Einnahme zu denken.

Der Therapeut sollte Zeit darauf verwenden, Verständnis für diese negativen Aspekte der Medikamenteneinnahme zu zeigen. Des Weiteren fragt der Therapeut nach bisherigen Bewältigungsversuchen des Patienten im Umgang mit dem „Medikamentenproblem“.

„Gab es schon Gespräche mit dem Facharzt darüber? Wie sind diese verlaufen? Ist schon eine Dosisreduktion erfolgt? Welche Erfahrungen wurden damit gemacht? Hat der Patient Strategien entwickelt, um mit Nebenwirkungen besser umzugehen?“

In einem weiteren Schritt werden dann auch die Vorteile der Medikation besprochen. Viele Patienten wissen die antipsychotische Wirkung von Medikation in akuten Phasen durchaus zu schätzen oder räumen ein, dass Neuroleptika sie zu einem gewissen Grad auch vor zu viel Gefühlsschwankungen schützen und dass sie helfen, Konflikte mit anderen Menschen zu reduzieren, oder für einen gesicherten Schlaf sorgen. Im Zusammenhang mit Vorteilen der Medikation kann der Therapeut (falls vom Facharzt nicht erfolgt) auch über die rezidivprophylaktische Wirkung der Neuroleptika aufklären. Dabei sollten beschönigende Formulierungen, die implizieren, dass Medikamente mit 100%iger Sicherheit vor einem Rückfall schützen, vermieden werden. Stattdessen ist zu empfehlen, Statistiken zu präsentieren und diese mit dem Patienten zu besprechen (vgl. Kapitel 4.2). Dabei kann auch auf mögliche negative Implikationen eines Rückfalls (z. B. erneute Traumatisierung, zeitweiser Abbruch von Beziehungen oder beruflicher Leistungen) hingewiesen werden. Allerdings ist hier ein gewisses Fingerspitzengefühl gefragt, da auch keine dysfunktionale Angst vor Rückfällen geschürt werden sollte. Hier kann auch berücksichtigt werden, wie Rückfälle bei dem Patienten in der Vergangenheit verlaufen sind und was seine eigenen Befürchtungen sind.

An diesem Punkt können die Vor- und Nachteile einer weiteren Einnahme von Antipsychotika mit dem Patienten diskutiert werden. Dabei muss klar sein, dass die Entscheidung beim Patienten liegt.

Der Patient sollte ermutigt werden, selbst zum Experten für seine Medikation zu werden. In Rücksprache mit seinem behandelnden Psychiater kann vereinbart werden, dass der Patient über einen längeren Zeitraum Tagesprotokolle zur Medikamenteneinnahme führt (vgl. Kieserg & Hornung, 1996). Anhand dieser Protokolle kann der Zusammenhang zwischen Medikamenteneinnahme, Dosis und psychischem Befinden einerseits sowie Medikamenteneinnahme und Nebenwirkungen andererseits selbst erarbeitet werden. Darauf basierend kann in Zusammenarbeit mit dem Arzt die Art und Dosis der neuroleptischen Medikation optimiert werden. Formulare zur Führung von Protokollen hinsichtlich der Medikamenteneinnahme finden sich auf der CD-ROM (vgl. Arbeitsblatt 18).

Arbeitsblatt 18: Medikamentenprotokolle (vgl. CD-ROM).

Um das Risiko von Rückfällen bei einer Medikamentenreduktion bzw. einem Absetzversuch gering zu halten, wird empfohlen Medikamente sehr langsam zu reduzieren (z. B. jeweils um 10 % der vorherigen Dosis und den nächsten Reduktionsschritt immer erst nach einer mehrwöchigen stabilen Phase anzugehen (Schlimme et al., 2018). So kann man sich und dem Patienten die Chance geben, Veränderungen im Erleben wahrzunehmen, zu besprechen und einen Umgang damit zu finden bevor der jeweils nächste Reduktionsschritt erfolgt. Während einer Reduktion ist eine gewisse Toleranz für auftretendes psychotisches Erleben auf Seiten des Patienten (und auch des Therapeuten) notwendig, zumal dieses Erleben das Ergebnis von vorübergehenden Absetzphänomenen sein kann und nicht unbedingt ein Hinweis auf eine neue psychotische Episode ist. Der Patient braucht dann eher Zeit und Unterstützung, um diese Erfahrungen zu besprechen, und einen guten Umgang mit ihnen zu finden und sollte nicht durch panisches Agieren des Therapeuten zusätzlich verunsichert werden. Sollte es aber zu einer sehr deutlichen Verschlechterung des Zustands kommen, die über mehrere Tage anhält, oder wenn die Veränderungen für den Patienten quälend werden, kann es ratsam sein, auf die vorherige Dosis zurückzugehen. Auch bei massiven Schlafstörungen, die nicht anderweitig in den Griff zu bekommen sind, ist ein rasches Zurückkehren auf die vorherige Dosis das kleinere Übel. Es geht schließlich nicht darum, um jeden Preis die Dosis zu reduzieren oder abzusetzen, sondern die für den Patienten optimale (= geringstmögliche) Dosis zu finden. Sehr detailliert und mit vielen anschaulichen Beispielen und konkreten Tipps gehen Schlimme und Kollegen (2018) auf das Thema der Medikamentenreduktion ein.

13.4.4 Krisenplan

Der Krisenplan beinhaltet Maßnahmen, die der Patient beim Auftreten von Warnsignalen, ersten Symptomen oder dem Wiederauftreten einer psychotischen Episode einsetzen möchte. Dieser Krisenplan ist für jeden Patienten individuell und der Patient sollte ermutigt werden, ihn selbst zu erstellen, während der Therapeut eher eine unterstützende bzw. nachfragende Position einnimmt. Bei dieser Gelegenheit wird auch noch mal deutlich, welche Inhalte der Patient aus der Therapie mitgenommen oder verinnerlicht hat. Ein Beispiel für einen individuellen Krisenplan findet sich in Abbildung 11.

Ein Formular für einen Krisenplan findet sich auf der CD-ROM (vgl. Arbeitsblatt 19).

Arbeitsblatt 19: Krisenplan (vgl. CD-ROM).

Ferner können Patienten dazu ermutigt werden, Behandlungsvereinbarungen mit den Mitarbeitern psychiatrischer Einrichtungen oder ihren Fachärzten zu erstellen. Solche Vereinbarungen halten fest, wie der Patient im Fall einer psychotischen Krise mit mangelnder Einsichtsfähigkeit behandelt bzw. nicht behandelt werden möchte. Eine Behandlungsvereinbarung beinhaltet zum Beispiel welche Wünsche der Patient im Hinblick auf die ihn aufnehmende Station, der behandelnden Ärzte, der antipsychotischen Medikation hat und welche Maßnahmen im Falle einer krisenhaften Zuspitzung gewünscht werden (z. B. Unterbringung in ruhigem Einzelzimmer, beruhigende Medikation). Eine solche Behandlungsvereinbarung bietet sich insbesondere für Patienten an, die in der Vergangenheit bereits negative Erfahrungen in der Psychiatrie gemacht haben oder Zwangsbehandlungen ausgesetzt waren. In dem die Vereinbarung den behandelnden Ärzten und Pflegern, Hinweise auf den Willen des Patienten liefert, kann sie mit dazu beitragen, dass der Patient eine für ihn optimalere Behandlung erhält und reduziert die Wahrscheinlichkeit von Vertrauensverlust oder Traumatisierung, die Folge von unfreiwillige Behandlungen sein können.

Krisenplan

Signale	Maßnahmen
Sehr frühe Warnsignale: Ich schlafe unruhiger und fühle mich etwas gereizt. Ich rauche mehr.	Ich gehe früher ins Bett. Ich treibe etwas mehr Sport und gehe mehr an die frische Luft. Ich versuche, mein Arbeitspensum für einige Tage ein bisschen zu verringern.
Frühe Warnsignale: Ich ziehe mich zu Hause viel in mein Zimmer zurück, liege mehr als gewöhnlich im Bett, merke, dass ich mich zur Arbeit extrem antreiben muss, bin schon zwei Mal nicht hingegangen, fange an, mich vermehrt mit meiner Freundin zu streiten.	Ich frage einen guten Freund, ob er Veränderungen an mir bemerkt hat. Ich versuche, Stress noch weiter zu reduzieren und mir etwas Gutes zu gönnen. Ich versuche bestehende Belastungen und Probleme zu lösen und hole mir, wenn nötig, hierfür Hilfe.
Späte Warnsignale: Ich habe das Gefühl, dass andere über mich reden und über mich lachen. Selbst Fußballspielen macht mir keinen Spaß mehr. Meine Freundin sagt, ich sei etwas verändert.	Ich rufe meinen Arzt an und mache vorsorglich schon mal einen Termin aus und bitte ihn, sich bei mir zu melden, falls ich nicht erscheine.
Erste Symptome: Ich höre wieder Stimmen, die gegen mich gerichtet sind. Ich habe das Gefühl, dass andere mir schaden wollen.	Ich schaue mir noch mal die Unterlagen aus der Therapie an und versuche, meine Überzeugungen zu hinterfragen. Ich rufe meinen Therapeuten an und bitte um einen Auffrischungstermin. Ich bitte meinen Arzt, die Medikamentendosis vorübergehend zu erhöhen.
Ernste Symptome: Ich fühle mich verfolgt, und bin nicht mehr bereit, selbst zum Arzt zu gehen und um eine Einschätzung meines Zustandes zu bitten.	Für diesen Fall habe ich meine Freundin gebeten, bei der Ambulanz des PKH anzurufen und Herrn Meier zu bitten, dass er mir einen Besuch abstattet und mich mit sanftem Druck entweder zu einer vorübergehenden Erhöhung der Medikamente oder zu einem kurzen Aufenthalt in der Klinik überredet. Auf keinen Fall möchte ich eine Depotspritze Haldol bekommen oder auf die Station 7.8 eingewiesen werden!

Abbildung 11: Krisenplan für beginnende Rückfälle

Kapitel 14
Zielklärung und Abschied

Zusammenfassung

Das Ende der Therapie besteht in der Erarbeitung realistischer Kurz- und Langzeitziele, der therapeutischen Unterstützung beim Erreichen der ersten Ziele sowie einem behutsamen Ausschleichen des therapeutischen Kontaktes.

Zum Abschluss der Therapie sollte gemeinsam ausgewertet werden, welche der vorher festgelegten Ziele erreicht wurden und welche mittel- und längerfristigen Ziele der Patient noch erreichen möchte. Diese Ziele sollten daraufhin diskutiert werden, ob sie auch unter Beachtung der aktiven Krankheitsbewältigung realistisch sind. Ehrgeizige Ziele sind zwar lobenswert, werden aber in Enttäuschungen enden, wenn sie zu Lasten des Einsatzes von Bewältigungsstrategien gehen. Manche Ziele werden auch aufgrund der bereits vorhandenen Einschränkungen des Patienten unrealistisch erscheinen. Wenn jemand bereits unter anhaltenden Gedächtnisschwierigkeiten leidet, sind z. B. bei einem Studium der Medizin, bei dem ein Schwerpunkt auf dem Auswendiglernen der Prüfungsinhalte liegt, Misserfolgserlebnisse und Überlastung vorprogrammiert. Zu niedrige Ziele hingegen können zu Lasten der Selbstwirksamkeit gehen und ein ungünstiges Fallenlassen in eine Krankenrolle begünstigen. Insgesamt sollte dem Patienten vermittelt werden, dass er durch seine Erkrankung (alternativ: Probleme, Krisenanfälligkeit, psychische Störung) eine doppelte Herausforderung meistern muss: Die gleichzeitige Bewältigung der Erkrankung und eine befriedigende Lebensführung. Die Verfolgung eines Zieles ohne Berücksichtigung des anderen wird früher oder später wahrscheinlich zu einem unbefriedigenden Ergebnis führen.

Auf der Basis dieses Verständnisses können dann die Ziele nach kurz- (z. B. in den nächsten 6 Monaten) und mittelfristigen (z. B. in den nächsten 5 Jahren) eingeteilt, diskutiert, festgehalten und konkretisiert werden. Schritte zur Erreichung der Ziele werden ebenfalls besprochen, wobei sich an folgenden Fragen orientiert werden kann: Welche Teilziele müssen erreicht werden? Welche Probleme stehen der Erreichung dieser Teilziele im Wege? Was kann der Patient machen, um diese Probleme zu überwinden?

Für die Protokollierung von Zielen kann auf das bereits erwähnte Protokoll auf der CD-ROM zurückgegriffen werden (vgl. Arbeitsblatt 10).

Arbeitsblatt 10: Zielkonkretisierung (vgl. CD-ROM).

Beenden der Therapie

In den letzten Therapiestunden unterstützt der Therapeut den Patienten in der Erreichung erster Teilziele sowie bei der Überwindung aufkommender Schwierigkeiten. Dabei sollte eine aktive Rolle des Patienten durch sukzessives Zurücknehmen des Therapeuten gefördert werden. Zudem können die Abstände zwischen den Sitzungen verlängert und der Kontakt langsam ausgeschlichen werden. Eine Reduktion der Sitzungsfrequenz ist eine gute Voraussetzung dafür, dass der Patient das Gelernte zunehmend selbstständig in die Tat umsetzt.

Die letzten Therapiesitzungen beinhalten zudem das Thema des Abschiedes von der Beziehung. Für den Patienten ist die Beendigung der Beziehung zu einer Person, die sich ihm intensiv zugewandt hat, möglicherweise ein großer Verlust. Der Therapeut kann einem plötzlichen Gefühl des Verlassenwerdens entgegenwirken, indem er bereits während der Therapie ab und zu auf die Begrenztheit der Therapie hinweist, das Ende rechtzeitig ankündigt und den Kontakt ausschleicht, anstatt ihn abrupt zu beenden. Darüber hinaus kann er das Thema „Ende der therapeutischen Beziehung“ direkt aufgreifen. Er kann verbalisieren, dass es oft schwierig ist, wenn ein so intensiver Kontakt zu Ende geht und dass dies auch ihm, als Therapeuten, immer wieder schwer fällt. Er kann den Patienten fragen, ob er enttäuscht oder traurig ist, dass die Beziehung jetzt zu Ende geht und besprechen, wie er mit solchen Gefühlen umgehen kann. Schließlich kann dem Patienten angeboten werden, den Therapeuten erneut zu kontaktieren, falls Anzeichen für Rückfälle auftreten. Ein gelungenes Ausschleichen der Therapie erhöht die Bereitschaft des Patienten, in Zukunft wieder einen positiven therapeutischen Kontakt aufzubauen.

Literatur

Aleman, A., Lincoln, T. M., Bruggeman, R., Melle, I., Arends, J., Arango, C. et al. (2017). Treatment of negative symptoms: Where do we stand, and where do we go? *Schizophrenia Research, 186*, 55–62. http://doi.org/10.1016/j.schres.2016.05.015

Allen, N. C., Bagade, S., McQueen, M. B., Ioannidis, J. P. A., Kavvoura, F. K., Khoury, M. J. et al. (2008). Systematic meta-analyses and field synopsis of genetic association studies in schizophrenia: The SzGene database. *Nature Genetics, 40* (7), 827–834. http://doi.org/10.1038/ng.171

Allen, P. P., Johns, L. C., Fu, C. H., Broome, M. R., Vythelingum, G. N. & McGuire, P. K. (2004). Misattribution of external speech in patients with hallucinations and delusions. *Schizophrenia Research, 69*, 277–287. http://doi.org/10.1016/j.schres.2003.09.008

Almerie, M. Q., AlMarhi, M. O., Jawoosh, M., Alsabbagh, M., Matar, H. E., Maayan, N. et al. (2015). Social skills programmes for schizophrenia. *Cochrane Database of Systematic Reviews, 6*. http://doi.org/10.1002/14651858.CD009006.pub2

Amador, X. F., Strauss, D. H., Yale, S. A., Flaum, M. M., Endicott, J. & Gormann, J. M. (1993). The assessment of insight in psychoses. *American Journal of Psychiatry, 150*, 873–879. http://doi.org/10.1176/ajp.150.6.873

American Psychiatric Association (APA). (2015). *Diagnostisches und Statistisches Manual Psychischer Störungen – DSM-5* (deutsche Ausgabe herausgegeben von Peter Falkai und Hans-Ulrich Wittchen, mitherausgegeben von Manfred Döpfner, Wolfgang Gaebel, Wolfgang Maier, Winfried Rief, Henning Saß und Michael Zaudig). Göttingen: Hogrefe.

American Psychiatric Association (APA). (2018). *Diagnostisches und Statistisches Manual Psychischer Störungen – DSM-5* (deutsche Ausgabe herausgegeben von Peter Falkai und Hans-Ulrich Wittchen, mitherausgegeben von Manfred Döpfner, Wolfgang Gaebel, Wolfgang Maier, Winfried Rief, Henning Saß und Michael Zaudig, 2., korr. Aufl.). Göttingen: Hogrefe.

Andreasen, N. C. & Flaum, M. (1991). Schizophrenia: The characteristic symptoms. *Schizophrenia Bulletin, 17*, 27–49. http://doi.org/10.1093/schbul/17.1.27

Angermeyer, M. C. & Matschiger, H. (2004). The stereotype of schizophrenia and its impact on discrimination against people with schizophrenia: Results from a representative survey in Germany. *Schizophrenia Bulletin, 30*, 1049–1061. http://doi.org/10.1093/oxfordjournals.schbul.a007120

Appelbaum, P. S., Robbins, P. C. & Roth, L. H. (1999). Dimensional approach to delusions: Comparison across types and diagnoses. *American Journal of Psychiatry, 156*, 1938–1943.

Arbeitsgemeinschaft für Methodik und Dokumentation in der Psychiatrie (2000). *Das AMDP-System. Manual zur Dokumentation psychiatrischer Befunde* (7., unveränderte Auflage). Göttingen: Hogrefe.

Austin, S. F., Mors, O., Budtz-Jørgensen, E., Secher, R. G., Hjorthøj, C. R., Bertelsen, M. et al. (2015). Long-term trajectories of positive and negative symptoms in first episode psychosis: A 10 year follow-up study in the OPUS cohort. *Schizophrenia Research, 168*, 84–91. http://doi.org/10.1016/j.schres.2015.07.021

Badcock, J. C., Waters, F. A. V., Maybery, M. T. & Michie, P. T. (2005). Auditory hallucinations: Failure to inhibit irrelevant memories. *Cognitive Neuropsychiatry, 10*, 125–136. http://doi.org/10.1080/13546800344000363

Barrett, T. R. & Etheridge, J. B. (1992). Verbal hallucinations in normals, I: People who hear voices. *Aplied Cognitive Psychology, 6*, 379–387. http://doi.org/10.1002/acp.2350060503

Barrowclough, C., Tarrier, N., Humphreys, L., Ward, J., Gregg, L. & Andrews, B. (2003). Self-Esteem in Schizophrenia: Relationships Between Self-Evaluation, Family Attitudes, and Symptomatology. *Journal of Abnormal Psychology, 112* (1), 92–99. http://doi.org/10.1037/0021-843X.112.1.92

Beards, S., Gayer-Andderson, C., Borges, S., Dewy, M. E. & Fisher, H. L. (2013). Life events and psychosis: A review and meta-analysis. *Schizophrenia Bulletin, 39* (4), 740–747. http://doi.org/10.1093/schbul/sbt065

Bechdolf, A., Knost, B., Kuntermann, C., Schiller, S., Klosterkötter, J., Hambrecht, M. & Pukrop (2004). A randomized comparison of group cognitive-behavioural therapy and group psychoeducation in patients with schizophrenia. *Acta Psychiatrica Scandinavia, 110*, 21–28. http://doi.org/10.1111/j.1600-0447.2004.00300.x

Bechdolf, A., Pützfeld, V., Güttgemanns, J. & Groß, S. (2010). *Kognitive Verhaltenstherapie bei Personen mit erhöhtem Psychoserisiko. Ein Behandlungsmanual.* Bern: Huber.

Beck, A. T. (1952). Successful outpatient psychotherapy of a chronic schizophrenic with a delusion based on borrowed guilt. *Psychiatry, 15*, 305–312. http://doi.org/10.1080/00332747.1952.11022883

Beck, A. T. & Freeman, A. (1990). *Cognitive therapy of personality disorders*. New York: Guilford Press.

Beck, A. T. & Rector, N. A. (2003). A cognitive model of hallucinations. *Cognitive Therapy and Research, 27*, 19–52. http://doi.org/10.1023/A:1022534613005

Beck, A. T., Rector, N. A., Stolar, N. & Grant, P. M. (2009). A cognitive conceptualization of negative symptoms. In A. T. Beck, N. A. Rector, N. Stolar & P. M. Grant (Eds.), *Schizophrenia. Cognitive theory research and therapy* (pp. 142–159). New York: Guilford Press.

Beck, A. T., Rush, A. J., Shaw, B. F. & Emery, G (1979). *Cognitive Therapy of Depression*. Chistester: John Wiley & Sons.

Beesdo-Baum, K., Zaudig, M. & Wittchen, H.-U. (Hrsg.). (2019). *Strukturiertes Klinisches Interview für DSM-5®-Störungen – Klinische Version (SCID-5-CV)*. Göttingen: Hogrefe.

Behrend, B. (2001). *Meine persönlichen Warnsignale. Ein Therapieprogramm zur Vorbeugung von Rückfällen bei schizophrenen oder schizoaffektiven Erkrankungen. Bd. 1 Arbeitsbuch für Gruppenteilnehmer, Bd. 2 Manual für Gruppenleiter*. Tübingen: DGVT.

Bellack, A. S., Mueser, K. T., Gingerich, S. & Agresta, J. (1997). *Social Skills Training for Schizophrenia. A Step-by-Step Guide*. London: Guilford Press.

Bentall, R. P. (1990). The illusion of reality: A review and integration of psychological research on hallucinations. *Psychological Bulletin, 107*, 82–95. http://doi.org/10.1037/0033-2909.107.1.82

Bentall, R. P., Corcoran, R., Howard, R., Blackwood, N. & Kinderman, P. (2001). Persecutory delusions: A review and theoretical integration. *Clinical Psychology Review, 21*, 1143–1192. http://doi.org/10.1016/S0272-7358(01)00106-4

Bentall, R. P., Simpson, P. W., Lee, D. A., Williams, S., Elves, S., Brabbins, C. & Morrison, A. P. (2010). Motivation and avolition in schizophrenia patients: The role of self-efficacy. *Psychosis, 2*, 12–22. http://doi.org/10.1080/17522430903505966

Birchwood, M., Michail, M., Meaden, A., Tarrier, N., Lewis, S., Wykes, T. et al. (2014). Cognitive behaviour therapy to prevent harmful compliance with command hallucinations (COMMAND): A randomised controlled trial. *The Lancet Psychiatry, 1* (1), 23–33. http://doi.org/10.1016/S2215-0366(14)70247-0

Blackwood, N. J., Howard, R. J., Bentall, R. P. & Murray, R. M. (2001). Cognitive neuropsychiatric models of persecutory delusions. *American Journal of Psychiatry, 158*, 527–539. http://doi.org/10.1176/appi.ajp.158.4.527

Blanchard, J. J., Mueser, K. T. & Bellack, A. S. (1998). Anhedonia, positive and negative affect and social functioning in schizophrenia. *Schizophrenia Bulletin, 24*, 413–424. http://doi.org/10.1093/oxfordjournals.schbul.a033336

Brown, G. W. & Birley, J. L. T. (1968). Crises and life changes and the onset of schizophrenia. *Journal of Health and Social Behavior, 9*(3), 203–214. http://doi.org/10.2307/2948405

Brüne, M. (2005). „Theory of Mind" in schizophrenia: A review of the literature. *Schizophrenia Bulletin, 31*, 21–42. http://doi.org/10.1093/schbul/sbi002

Buchkremer, G., Klingberg, S., Holle, R., Schulze Mönking, H. & Hornung, W. P. (1997). Psychoeducational psychotherapy for schizophrenic patients and their key relatives or care-givers: Results of a 2-year follow-up. *Acta Psychiatrica Scandinavia, 96*, 483–491. http://doi.org/10.1111/j.1600-0447.1997.tb09951.x

Buckley, P. F., Miller, B. J., Lehrer, D. S. & Castle, D. J. (2009). Psychiatric comorbidities and Schizophrenia. *Schizophrenia Bulletin, 35* (2), 383–402. http://doi.org/10.1093/schbul/sbn135

Burns, A. M. N., Erickson, D. H. & Brenner, C. A. (2014). Cognitive-Behavioral Therapy for medication-resistant psychosis: A meta-analytic review. *Psychiatric Services, 65* (7), 874–880. http://doi.org/10.1176/appi.ps.201300213

Buttner, P. & Kissling, W. (1996). Psychoedukative Gruppen in psychiatrischen Kliniken: Ergebnisse einer Befragung zur Häufigkeit und Art der Anwendung. In A. Stark (Hrsg.). *Verhaltenstherapeutische und psychoedukative Ansätze im Umgang mit schizophren Erkrankten*. Tübingen: DGVT.

Butzlaff, R. L. & Hooley, J. M. (1998). Expressed emotion and psychiatric relapse. A meta-analysis. *Archives of General Psychiatry, 55*, 547–552. http://doi.org/10.1001/archpsyc.55.6.547

Campellone, T. R., Sanchez, A. H. & Kring, A. M. (2016). Defeatist Performance Beliefs, Negative Symptoms, and Functional Outcome in Schizophrenia: A Meta-analytic Review. *Schizophrenia Bulletin, 42* (6), 1343–1352. http://doi.org/10.1093/schbul/sbw026

Cannon, M., Jones, P. B. & Murray, R. M. (2002). Obstetric complications and schizophrenia: Historical and meta-analytic review. *American Journal of Psychiatry, 159*, 1080–1092. http://doi.org/10.1176/appi.ajp.159.7.1080

Cantor-Graae, E. & Selten, J.-P. (2005). Schizophrenia and Migration: A meta-analysis and review. *American Journal of Psychiatry, 162*, 12–24. http://doi.org/10.1176/appi.ajp.162.1.12

Chadwick, P. (2006). *Person-based cognitive therapy for distressing psychosis*. New York: Wiley and Sons. http://doi.org/10.1002/9780470713075

Chadwick, P. (2014). Mindfulness for Psychosis. *The British Journal of Psychiatry, 204*, 333–334. http://doi.org/10.1192/bjp.bp.113.136044

Chadwick, P. D. J. & Birchwood, M. J. (1994). The omnipotence of voices: A cognitive approach to auditory hallucinations. *British Journal of Psychiatry, 165*, 190–201. http://doi.org/10.1192/bjp.164.2.190

Chadwick, P. & Birchwood, M. (1995). The omnipotence of voices. II: The Beliefs About Voices Questionnaire (BAVQ). *British Journal of Psychiatry, 166* (6), 773–776. http://doi.org/10.1192/bjp.166.6.773

Chadwick, P., Birchwood, M. & Trower, P. (1996). *Cognitive Therapy for Delusions, Voices and Paranoia*. Chichester: Wiley.

Chadwick, P., Lees, S. & Birchwood, M. (2000). The revised Beliefs About Voices Questionnaire (BAVQ-R). *British Journal of Psychiatry, 177*, 229–232. http://doi.org/10.1192/bjp.177.3.229

Chadwick, P. D. J., Lowe, C. F., Horne, P. J. & Higson, P. J. (1994). Modifying delusions. The role of empirical testing. *Behavior Therapy, 25*, 35–49. http://doi.org/10.1016/S0005-7894(05)80144-3

Chadwick, P., Sambrooke, S., Rasch, S. & Davies, E. (2000). Challenging the ominipotence of voices: Group cognitive behavior therapy for voices. *Behaviour, Research and Therapy, 38*, 993-1003. http://doi.org/10.1016/S0005-7967(99)00126-6

Chadwick, P., Trower, P., Juusti-Butler, T. M. & Maguire, N. (2005). Phenomenological evidence for two types of paranoia. *Psychopathology, 38*, 327–333. http://doi.org/10.1159/000089453

Chan, J. Y. C., Hirai, H. W. & Tsoi, K. K. F. (2015). Can computer-assisted cognitive remediation improve employment and productivity outcomes of patients with severe mental illness? A meta-analysis of prospective controlled trials. *Journal of Psychiatric Research, 68*, 293–300. http://doi.org/10.1016/j.jpsychires.2015.05.010

CIPS – Collegium Internationale Psychiatriae Scalarum (Hrsg.). (2005). *Internationale Skalen für Psychiatrie* (5., vollständig überarbeitete und erweiterte Auflage). Göttingen: Beltz Test GmbH.

Corcoran, R. & Frith, C. D. (2003). Autobiographical memory and theory of mind: Evidence of a relationship in schizophrenia. *Psychological Medicine, 33*, 897–905. http://doi.org/10.1017/S0033291703007529

Corcoran, R., Mercer, G. & Frith, C. D. (1995). Schizophrenia, symptomatology and social inference: Investigating "theory of mind" in people with schizophrenia. *Schizophrenia Research, 17*, 5–13. http://doi.org/10.1016/0920-9964(95)00024-G

Craig, T. K., Rus-Calafell, M., Ward, T., Leff, J. P., Huckvale, M., Howarth, E. et al. (2018). AVATAR therapy for auditory verbal hallucinations in people with psychosis: A single-blind, randomised controlled trial. *The Lancet Psychiatry, 5* (1), 31–40. http://doi.org/10.1016/S2215-0366(17)30427-3

Cramer, H., Lauche, R., Haller, H., Langhorst, J. & Dobos, G. (2016). Mindfulness- and Acceptance-based Interventions for Psychosis: A Systematic Review and Meta-analysis. *Global Advances in Health and Medicine, 5* (1), 30–43. http://doi.org/10.7453/gahmj.2015.083

Delespaul, P., deVries, M. & van Os, J. (2002). Determinants of occurrence and recovery from hallucinations in daily life. *Social Psychiatry & Epidemiology, 37*, 97–104. http://doi.org/10.1007/s001270200000

Dilling, H., Mombour, W., Schmidt, M.H. & Schulte-Markwort, E. (2004). *Internationale Klassifikation psychischer Störungen. ICD-10 Kapitel V (F). Diagnostische Kriterien für Forschung und Praxis* (3. Aufl.). Bern: Hans Huber.

Drury, V., Birchwood, M. & Cochrane, R. (2000). Cognitive therapy and recovery from acute psychosis: A controlled trial. 3. Five-year follow-up. *British Journal of Psychiatry, 177*, 8–14. http://doi.org/10.1192/bjp.177.1.8

Drury, V., Birchwood, M., Cochrane, R. & Macmillan, F. (1996a). Cognitive therapy and recovery from acute psychosis: A controlled trial. I. Impact on psychotic symptoms. *British Journal of Psychiatry, 169*, 593–601. http://doi.org/10.1192/bjp.169.5.593

Drury, V., Birchwood, M., Cochrane, R. & Macmillan, F. (1996b). Cognitive therapy and recovery from acute psychosis: A controlled trial. II. Impact on recovery time. *British Journal of Psychiatry, 169*, 602–607. http://doi.org/10.1192/bjp.169.5.602

Dudley, R., Dodgson, G., Sarll, G., Halhead, R., Bolas, H. & McCarthy-Jones, S. (2014). The effect of arousal on auditory threat detection and the relationship to auditary hallucinations. *Journal of Behavior Therapy and Experimental Psychiatry, 45*, 311–318. http://doi.org/10.1016/j.jbtep.2014.02.002

Dudley, R., Taylor, P., Wickham, S. & Hutton, P. (2015). Psychosis, delusions and the "Jumping to Conclusions" reasoning bias: A systematic review and meta-analysis. *Schizophrenia Bulletin, 43* (3), 652–665. http://doi.org/10.1093/schbul/sbv150

Durham, R. C., Guthrie, M., Morton, V. R., Reid, D. A., Treliving, L. R., Fowler, D. & Macdonald, R. R. (2003). Tayside-Fife clinical trial of cognitive-behavioural therapy for medication resistent psychotic symptoms. *British Journal of Psychiatry, 182*, 303–311. http://doi.org/10.1192/bjp.182.4.303

D'Zurilla T. J. & Nezu, A. M. (2000). *Problem Solving Therapy. A social competence approach to clinical intervention.* New York: Springer.

Ehlers, A. (1999). *Posttraumatische Belastungsstörung.* Göttingen: Hogrefe.

Eichner, C. & Berna, F. (2016). Acceptance and efficacy of Metacognitive Training (MCT) on positive symptoms and delusions in patients with schizophrenia: A meta-analysis taking into account important moderators. *Schizophrenia Bulletin, 42* (4), 952–962. http://doi.org/10.1093/schbul/sbv225

Eisen, J. L. & Rasmussen, S. A. (1993). Obsessive compulsive disorder with psychotic features. *Journal of Clinical Psychiatry, 54*, 10, 373–379.

Engel, M., Fritzsche, A. & Lincoln, T. M. (2014). Validation of the German version of the Clinical Assessment Interview for Negative Symptoms (CAINS). *Psychiatry Research, 220* (1–2), 659–663. http://doi.org/10.1016/j.psychres.2014.07.070

Engel, M. & Lincoln, T. M. (2016). Motivation and Pleasure Scale-Self-Report (MAP-SR): Validation of the German version of a self-report measure for screening negative symptoms in schizophrenia. *Comprehensive Psychiatry, 65*, 110–115. http://doi.org/10.1016/j.comppsych.2015.11.001

Exner, C. & Lincoln, T. (2012). *Neuropsychologie schizophrener Störungen.* Göttingen: Hogrefe.

Fähndrich, E. & Stieglitz, R.-D. (1998). *Leitfaden zur Erfassung des psychopathologischen Befundes. Halbstrukturiertes Interview anhand des AMDP-Systems.* Göttingen: Hogrefe.

Falkai, P., Schennach, R., Lincoln, T. M. & Hasan, A. (2017). Chapter 7.1: Schizophrenie. In H.-J. Möller, G. Laux & H.-P. Kapfhammer (Hrsg.), *Psychiatrie, Psychosomatik, Psychotherapie* (S. 1583–1674). Berlin: Springer. http://doi.org/10.1007/978-3-662-49295-6_64

Falloon, I. R. H. (2003). Family interventions for mental disorders: Efficacy and effectiveness. *World Psychiatry, 2*, 20–28.

Fenton, W. S. (2001). Comorbid conditions in schizophrenia. *Current Opinion in Psychiatry, 14*, 17–23. http://doi.org/10.1097/00001504-200101000-00004

Fioravanti, M., Bianchi, V. & Cinti, M.E. (2012). Cognitive deficits in schizophrenia: An updatedmeta-analysis the scientific evidence. *BMC Psychiatry, 12*, 64. http://doi.org/10.1186/1471-244X-12-64

First, M. B. (2017). *Handbuch der Differenzialdiagnosen - DSM-5®* (Deutsche Ausgabe herausgegeben von W. Rief). Göttingen: Hogrefe. http://doi.org/10.1026/02757-000

Fowler, D., Freeman, D., Smith, B., Kuipers, E., Bebbington, P., Bashforth, H. et al. (2006). The Brief Core Schema Scales (BCSS): Psychometric properties and associations with paranoia and grandiosity in non-clinical and psychosis samples. *Psychological Medicine, 36*, 749–759. http://doi.org/10.1017/S0033291706007355

Fowler, D., Garety, P. A. & Kuipers, L. (1995). *Cognitive Behaviour Therapy for Psychosis. Theory and Practice.* Chichester: Wiley.

Frame, L. & Morrison, A. P. (2001). Causes of posttraumatic stress sdisorder in psychotic patients. *Archives of General Psychiatry, 58*, 305–306. http://doi.org/10.1001/archpsyc.58.3.305

Franke, G. (1995). *Die Symptom-Checkliste von Derogatis – Deutsche Version.* Weinheim: Beltz.

Freeman, D., Dunn, G., Startup, H., Pugh, K., Cordwell, J., Mander, H. et al. (2015). Effects of cognitive behaviour therapy for worry on persecutory delusions in patients with psychosis (WIT): A parallel, single-blind, randomised controlled trial with a mediation analysis. *The Lancet Psychiatry, 2* (4), 305–313. http://doi.org/10.1016/S2215-0366(15)00039-5

Freeman, D., Garety, P. A., Kuipers, E., Fowler, D. & Bebbington, P.E. (2002). A cognitive model of persecutory delusions. *British Journal of Clinical Psychology, 41*, 331–347. http://doi.org/10.1348/014466502760387461

Freeman, D., Thompson, C., Vorontsova, N., Dunn, G., Carter, L. A., Garety, P. et al. (2013). Paranoia and post-traumatic stress disorder in the months after a physical assault: A longitudinal study examining shared and differential predictors. *Psychological Medicine, 43* (12), 2673–2684. http://doi.org/10.1017/S003329171300038X

Freud, S. (1911). Psychoanalytische Bemerkungen über einen autobiographisch beschriebenen Fall von Paranoia (Dementia paranoides). In *Gesammelte Werke*, Bd. VIII (S. 239–316).

Frueh, B., Knapp, G., Cusack, K. J., Grubaugh, A. L., Sauvageot, J. A., Cousins, V. C. et al. (2005). Patients' reports of traumatic or harmful experiences within the psychiatric setting. *Psychiatric Services, 56*(9), 1123–1133. http://doi.org/10.1176/appi.ps.56.9.1123

Fuchs, T. (1999). Life events in late paraphrenia and depression. *Psychopathology, 32*, 60–69. http://doi.org/10.1159/000029069

Fusar-Poli, P., Bonoldi, I., Yung, A. R., Borgwardt, S., Kempton, M. J., Valmaggia, L. et al. (2012). Predicting Psychosis: Meta-analysis of Transition Outcomes in Individuals at High Clinical Risk. *Archives of General Psychiatry, 69* (3), 220–229. http://doi.org/10.1001/archgenpsychiatry.2011.1472

Galderisi, S., Rossi, A., Rocca, P., Bertolino, A., Mucci, A., Bucci, P. et al. (2014). The influence of illness-related variables, personal resources and context-related factors on real-life functioning of people with schizophrenia. *World Psychiatry, 13* (3), 275–287. http://doi.org/10.1002/wps.20167

Gallup, G. H. & Newport, F. (1991). Belief in paranormal phenomena among adult Americans. *Skeptical Inquirer, 15*, 137–146.

Garety, P., Fowler, D., Freeman, D., Bebbington, P., Dunn, G. & Kuipers, E. (2008). Cognitive-behavioural therapy and family intervention for relapse prevention and symptom reduction in psychosis: Randomised controlled trial. *British Journal of Psychiatry, 192*, 412–423. http://doi.org/10.1192/bjp.bp.107.043570

Garety, P. A., Fowler, D. & Kuipers, E. (2000). Cognitive-behavioural therapy for medication-resistant symptoms. *Schizophrenia Bulletin, 26*, 73–86. http://doi.org/10.1093/oxfordjournals.schbul.a033447

Garety, P. A., Kuipers, E., Fowler, D., Freeman, D. & Bebbington, P. (2001). A cognitive model of the positive symptoms of psychosis. *Psychological Medicine, 31*, 189–195. http://doi.org/10.1017/S0033291701003312

Gauntlett-Gilbert, J. & Kuipers, E. (2003). Phenomenology of visual hallucinations in psychiatric conditions. *The Journal of Nervous and Mental Disease, 191*, 203–205. http://doi.org/10.1097/01.NMD.0000055084.01402.02

Gayer-Anderson, C. & Morgan, C. (2013). Social networks, support and early psychosis: A systematic review. *Epidemiology and Psychiatric Sciences, 22*, 131–146. http://doi.org/10.1017/S2045796012000406

Gendlin, E. T. (1962). Client-centered developments and work with schizophrenics. *Journal of Counseling Psychology, 9* (3), 205–212. http://doi.org/10.1037/h0047248

Grant, D. A. & Berg, E. A. (1993). *Wisconsin Card Sorting Test, Revised and Expanded.* Psychological Assessment Resources, Inc.

Grant, P., Huh, G. A., Perivoliotis, D., Stolar, N. M. & Beck, A. T. (2012). Randomized trial to evaluate the efficacy of cognitive therapy for low-functioning patients with schizophrenia. *Archives of General Psychiatry, 69*, 121–127. http://doi.org/10.1001/archgenpsychiatry.2011.129

Grant, P. M. & Beck, A. T. (2009). Defeatist beliefs as a mediator of cognitive impairment, negative symptoms, and functioning in schizophrenia. *Schizophrenia Bulletin, 35*, 798. http://doi.org/10.1093/schbul/sbn008

Green, M. F., Penn, D. L., Bentall, R., Carpenter, W. T., Gaebel, W., Gur, R. C. et al. (2008). Social cognition in schizophrenia: An NIMH workshop on definitions, assessment, and research opportunities. *Schizophrenia Bulletin, 34* (6), 1211–1220. http://doi.org/10.1093/schbul/sbm145

Greenwood, K. E., Sweeney, A., Willians, S., Garety, P., Kuipers, E., Scott, J. & Peters, E. (2010). CHoice of Outcome In Cbt for psychosEs (CHOICE): The development of a new service user-led outcome measure of CBT for psychosis. *Schizophrenia Bulletin, 36*, 126–135. http://doi.org/10.1093/schbul/sbp117

Gumley, A., O'Grady, M., McNay, L., Reilly, J., Power, K. & Norrie, J. (2003). Early intervention for relapse in schizophrenia: results of a 12-month randomized controlled trial of cognitive behahavioural therapy. *Psychological Medicine, 33*, 419–431. http://doi.org/10.1017/S0033291703007323

Gumley, A. & Schwannauer, M. (2006). *Staying Well After Psychosis. A Cognitive Interpersonal Approach to Recovery and Relapse Prevention*. Chichester: Wiley and Sons. http://doi.org/10.1002/9780470713303

Haddock, G., Bentall, R. P. & Slade, P.D. (1996). Psychological treatment of auditory hallucinations: Focusing or distraction? In G. Haddock & P. D. Slade (Eds.). *Cognitive-Behavioural Interventions with Psychotic Disorders*. London: Routledge.

Haddock, G., McCarron, J., Tarrier, N. & Faragher, E. B. (1999). Scales to measure dimensions of hallucinations and delusions: The Psychotic Symptom Rating Scales (PSYRATS). *Psychological Medicine, 29*, 879–889. http://doi.org/10.1017/S0033291799008661

Haddock, G. & Slade, P. D. (Eds.) (1996). *Cognitive-Behavioural Interventions with Psychotic Disorders*. London: Routledge.

Haddock, G., Tarrier, N., Morrison, A. P., Hopkins, R., Drake, R. & Lewis, S. (1999). A pilot study evaluating the effectiveness of individual inpatient cognitive-behavioural therapy in early psychosis. *Social Psychiatry and Psychiatric Epidemiology, 34*, 254–258. http://doi.org/10.1007/s001270050141

Haebler, D. von (2018). Therapeutische Haltung als Zugang zur Psychotherapie für Menschen mit schizophrenen Psychosen und die Notwendigkeit einer Modifikation der psychodynamischen Behandlungstechnik // Psychotherapy for people with schizophrenic psychosis. *Journal für Neurologie, Neurochirurgie und Psychiatrie, 19* (1), 28–32.

Hahlweg, K., Dürr, H., Dose, M. & Müller, U. (2006). *Familienbetreuung schizophrener Patienten. Ein verhaltenstherapeutischer Ansatz zur Rückfallprophylaxe* (2., überarbeitete und erweiterte Auflage). Göttingen: Hogrefe.

Härting, C., Markowitsch, H. J., Neufeld, H., Calabrese, P., Deisinger, K. & Kessler, J. (2000). *Wechsler Gedächtnistest - Revidierte Fassung (WMS-R)*. Bern: Huber.

Harris, T. (1987). Recent developments in the study of life events in relation to psychiatric and physical disorders. In B. Cooper (Ed.), *Psychiatric Epidemiology* (pp. 81–103).

Harrow, M. & Jobe, T. H. (2013). Does long-term treatment of schizophrenia with antipsychotic medications facilitate recovery? *Schizophrenia Bulletin, 39* (5), 962–965. http://doi.org/10.1093/schbul/sbt034

Hasan, A. & Wobrock, T. (2016). Somatische Komorbidität. In P. Falkai (Hrsg.), *Praxishandbuch Schizophrenie*. München: Elsevier. http://doi.org/10.1016/B978-3-437-22305-1.00003-X

Hautzinger, M. (2000). *Kognitive Verhaltenstherapie bei Depressionen* (5., vollständig überarbeitete Auflage). Weinheim: Beltz, PVU.

Hautzinger, M., Bailer, M., Worall, H. & Keller, F. (1995). *Beck-Depressions-Inventar (BDI)* (2. Auflage). Bern: Huber.

Hautzinger, M., Luka, U. & Trautmann, R. D. (1985). Skala dysfunktionaler Einstellungen - Eine deutsche Version der Dysfunctional Attitude Scale. *Diagnostica, 31*, 312–323.

Hautzinger, M., Joormann, J. & Keller, F. (2005). *Skala Dysfunktionaler Einstellungen, DAS*. Göttingen: Hogrefe.

Heilbrun, A. B. (1980). Impaired recognition of self-expressed thought in patients with auditory hallucinations. *Journal of Abnormal Psychology, 89*, 728-736. http://doi.org/10.1037/0021-843X.89.6.728

Heilbrun, A. B. & Blum, N. A. (1984). Cognitive Vulnerability to auditory hallucination. Impaired pereption of meaning. *British Journal of Psychiatry, 144*, 508–512. http://doi.org/10.1192/bjp.144.5.508

Heilbrun, A. B., Blum, N. A. & Haas, M. (1983). Cognitive Vulnerability to hallucination. Preferred imagery mode and spatial location of sounds. *British Journal of Psychiatry, 143*, 294–299. http://doi.org/10.1192/bjp.143.3.294

Hiller, W., Zaudig, M. & Mombour, W. (1995). *Internationale Diagnosechecklisten für ICD-10 (ICDL)*. Bern: Huber.

Hiller, W., Zaudig, M. & Mombour, W. (1997). *Internationale Diagnosechecklisten für DSM-IV (ICDL)*. Bern: Huber.

Hillmann, T. E., Riehle, M. & Lincoln, T. M. (2018). Reduced scanning of salient facial features mediates the association between paranoia and emotion recognition. *Psychiatry Research, 269*, 430–436. http://doi.org/10.1016/j.psychres.2018.08.052

Horan, W. P., Kring, A. M., Gur, R. E., Reise, S. P. & Blanchard, J. J. (2011). Development and psychometric validation of the Clinical Assessment Interview for Negative Symptoms (CAINS). *Schizophrenia Research, 132*, 140–145. http://doi.org/10.1016/j.schres.2011.06.030

Howes, O. D. & Murray, R. M. (2014). Schizophrenia: An integrated sociodevelopmental-cognitive model. *The Lancet, 383* (9929), 1677–1687. http://doi.org/10.1016/S0140-6736(13)62036-X

Huq, S. F., Garety, P. A. & Hemsley, D. R. (1988). Probalistic judgements in deluded and non-deluded subjects. *Quarterly Journal of Experimental Psychology, 40A*, 801–812. http://doi.org/10.1080/14640748808402300

Hutton, P. & Taylor, P. J. (2013). Cognitive behavioural therapy for psychosis prevention: A systematic review and meta-analysis. *Psychological Medicine*. http://doi.org/10.1017/S0033291713000354

Jablensky, A., Sartorius, N., Ernberg, G., Anker, M., Korten, A., Cooper, J. E., Day, R. & Bertelsen, A. (1992). Schizophrenia: manifestations, incidence and course in different cultures. A World Health Organiziation ten-country study. *Psychological Medicine, Monograph Supplement, 20*. http://doi.org/10.1017/S0264180100000904

Jakes, S., Rhodes, J. & Turner, T. (1999). Effectiveness of cognitive therapy for delusions in routine clinical practice. *Brit-*

ish Journal of Psychiatry, 175, 331–335. http://doi.org/10.1192/bjp.175.4.331

Jaspers, K. (1973). *Allgemeine Psychopathologie*. Berlin: Springer.

Jauhar, S., McKenna, P. J., Radua, J., Fung, E., Salvador, R. & Laws, K. R. (2014). Cognitive-Behavioural Therapy for the symptoms of schizophrenia: Systematic review and meta-analysis with examination of potential bias. *British Journal of Psychiatry, 204* (1), 20–29. http://doi.org/10.1192/bjp.bp.112.116285

Jaya, E. S., Ascone, L. & Lincoln, T. M. (2017). Social Adversity and Psychosis: The Mediating Role of Cognitive Vulnerability. *Schizophrenia Bulletin, 43* (3), 557–565. http://doi.org/10.1093/schbul/sbw104

Jaya, E. S., Ascone, L. & Lincoln, T. M. (2018). A longitudinal mediation analysis of the effect of negative-self-schemas on positive symptoms via negative affect. *Psychological Medicine, 48* (8), 1299–1307. http://doi.org/10.1017/S003329171700277X

Jiang, J., Zhang, L., Zhu, Z., Li, W. & Li, C. (2015). Metacognitive Training for schizophrenia: A systematic review. *Shanghai Archives of Psychiatry, 27* (3), 149–157. http://doi.org/10.11919/j.issn.1002-0829.215065

Johns, L., Kompus, K., Connell, M., Humpston, C., Lincoln, T. M., Longden, E. et al. (2014). Auditory verbal hallucinations in persons with and without a need for care. *Schizophrenia Bulletin, 40*, 255–264. http://doi.org/10.1093/schbul/sbu005

Johns, L. C., Rossell, S., Frith, C., Ahmad, F., Hemsley, D., Kuipers, E. & McGuire, P. K. (2001). Verbal self-monitoring and auditory verbal hallucinations in patients with schizophrenia. *Psychological Medicine, 31*, 705–715. http://doi.org/10.1017/S0033291701003774

Jones, C., Hacker, D., Cormac, I., Meaden, A. & Irving, C. B. (2012). Cognitive Behavioural Therapy versus other psychosocial treatments for schizophrenia. *Cochrane Database of Systematic Reviews*, (4). http://doi.org/10.1002/14651858.CD008712.pub2

Jones, S. R. & Fernyhough, C. (2007). A new look at the neural diathesis-stress model of schizophrenia: The primacy of social evaluative and incontrollable situations. *Schizophrenia Bulletin, 33*, 1171–1177. http://doi.org/10.1093/schbul/sbl058

Jung, E., Wiesjahn, M. & Lincoln, T. M. (2014). Negative, not positive symptoms predict the early therapeutic alliance in cognitive behavioral therapy for psychosis. *Psychotherapy Research, 24* (2), 171–183. http://doi.org/10.1080/10503307.2013.851425

Kay, S., Fiszbein, A. & Opler, L. (1987). The Positive and Negative Syndrome scale (PANSS) for schizophrenia. *Schizophrenia Bulletin, 13*, 261–276. http://doi.org/10.1093/schbul/13.2.261

Kay, S. R. & Opler, L. A. (1990). *Structured Clinical Interview for the Positive and Negative Syndrome Scale (SCI-PANSS)*. Toronto: Multi Health Systems Inc.

Kemp, R., Hayward, P., Applewhaite, G., Everitt, B. & David, A. (1996). Cognitive therapy in psychotic patients: Randomised controlled trial. *British Medical Journal, 312*, 345–349. http://doi.org/10.1136/bmj.312.7027.345

Kesting, M. L. & Lincoln, T. M. (2013). The relevance of self-esteem and self-schemata in individuals with persecutory delusions. *Comprehensive Psychiatry, 54* (7), 766–789. http://doi.org/10.1016/j.comppsych.2013.03.002

Kieserg, A. & Hornung, W. P. (1996). *Psychoedukatives Training für schizophrene Patienten (PTS). Ein verhaltenstherapeutisches Behandlungsprogramm zur Rezidivprophylaxe* (2., überarbeitete und erweiterte Auflage). Tübingen: DGVT.

Kinderman, P. & Bentall, R. P. (1996). Self-discrepancies and persecutory delusions: Evidence for a model of paranoid ideation. *Journal of Abnormal Psychology, 105*, 106–113. http://doi.org/10.1037/0021-843X.105.1.106

Kingdon, D. G. & Turkington, D. (1991). The use of cognitive behavior therapy with a normalizing rational in schizophrenia. Preliminary report. *The Journal of Nervous and Mental Disease, 179*, 207–211. http://doi.org/10.1097/00005053-199104000-00005

Kingdon, D. G. & Turkington, D. (1994). *Cognitive-Behavioural Therapy of Schizophrenia*. New York: Guilford Press. http://doi.org/10.1192/bjp.164.5.581

Kjelby, E., Sinkeviciute, I., Gjestad, R., Kroken, R. A., Løberg, E.-M., Jørgensen, H. A. et al. (2015). Suicidality in schizophrenia spectrum disorders: The relationship to hallucinations and persecutory delusions. *European Psychiatry, 30* (7), 830–836. http://doi.org/10.1016/j.eurpsy.2015.07.003

Klingberg, S., Wittdorf, A., Meisner, C., Wölwer, W., Wiedemann, G., Herrlich, J. et al. (2011). Cognitive behavioral therapy versus supportive therapy for persistent positive symptoms in psychotic disorders: major results of the POSITIVE study. *European Archives of Psychiatry and Clinical Neuroscience, Suppl 1*, 13. http://doi.org/10.1186/1745-6215-11-123

Kohler, C. G., Walker, J. B., Martin, E. A., Healey, K. M. & Moberg, P. J. (2010). Facial emotion perception in schizophrenia: A meta-analytic review. *Schizophrenia Bulletin, 36* (5), 1009–1019. http://doi.org/10.1093/schbul/sbn192

Köhn, D., Berning, J., Bludau, J., Pukrop, R. & Klosterkötter, J. (2004). Pathways to care in persons at high-risk of psychosis and in persons with first episode psychosis. *Schizophrenia Research, 70*, 25.

Krabbendam, L. & van Os, J. (2005). Schizophrenia and Urbanicity: A Major Environmental Influence – Conditional on Genetic Risk. *Schizophrenia Bulletin, 31* (4), 795–799. http://doi.org/10.1093/schbul/sbi060

Kring, A. M. & Elis, O. (2013). Emotion deficits in people with schizophrenia. *Annual Review of Clinical Psychology, 9*, 409–433. http://doi.org/10.1146/annurev-clinpsy-050212-185538

Kring, A. M., Gur, R. E., Blanchard, J. J., Horan, W. P. & Reise, S. P. (2013). The Clinical Assessment Interview for Negative Symptoms (CAINS): Final Development and Validation. *American Journal of Psychiatry, 170* (2), 165–172. http://doi.org/10.1176/appi.ajp.2012.12010109

Krkovic, K., Moritz, S. & Lincoln, T. M. (2017). Neurocognitive deficits or stress overload: Why do individuals with schizophrenia show poor performance in neurocognitive tests? *Schizophrenia Research, 183*, 151–156. http://doi.org/10.1016/j.schres.2016.11.002

Kuipers, E., Garety, P. A., Fowler, D., Dunn, G., Bebbington, P., Freeman, D. & Hadley, C. (1997). London-East Anglia randomised controlled trial of cognitive-behavioural therapy for psychosis: I. Effects of the treatment phase. *British Journal of Psychiatry, 171*, 319–327. http://doi.org/10.1192/bjp.171.5.420

Kuipers, E., Fowler, D., Garety, P., Chisolm, D., Freeman, D., Dunn, G., Bebbington, P. & Hadley, C. (1998). London-East Anglia randomised controlled trial of cognitive-behavioural therapy for psychosis III: Follow-up and economical evaluation at 18 months. *British Journal of Psychiatry, 173*, 61–68. http://doi.org/10.1192/bjp.173.1.61

Lacro, J. P., Dunn, L. B., Dolder, C. R., Leckband, S. G. & Jeste, D.V. (2002). Prevalence of and Risk Factors for Medication Nonadherence in Patients with Schizophrenia: A Comprehensive Review of Recent Literature. *Journal of Clinical Psychiatry, 63*(10), 892–909. http://doi.org/10.4088/JCP.v63n1007

Laux, G., Dietmaier, O. & König, W. (2001). *Pharmako-psychiatrie* (4., aktualisierte Auflage). München: Urban & Fischer.

Lang, T., Helbig-Lang, S., Westphal, D., Gloster, A. T. & Wittchen, H.-U. (2011). *Expositionsbasierte Therapie der Panikstörung mit Agorapphie. Ein Behandlungsmanual.* Göttingen: Hogrefe.

Lempa, G., Montag, C. & Haebler, D. von (2013). Auf dem Weg zu einem Manual der psychodynamsichen Psychosentherapie. *Psychotherapeut, 4*, 327–338. http://doi.org/10.1007/s00278-013-0998-0

de Leon, J., Tracy, J., McCann, E., McGory, A. & Diaz, F. J. (2002). Schizophrenia and tabacco smoking: A replication study in another US psychiatric hospital. *Schizophrenia Research, 56*, 55–65. http://doi.org/10.1016/S0920-9964(01)00192-X

Leucht, S., Arbter, D., Engel, R.R., Kissling, W. & Davis, J.M. (2009). How effective are second-generation antipsychotic drugs? A meta-analysis of placebo-controlled trials. *Molecular Psychiatry, 14*, 429–447. http://doi.org/10.1038/sj.mp.4002136

Leucht, S., Pitschel-Walz, G., Abraham, D. & Kissling, W. (1999). Efficacy and extrapyramidal side-effects of the new anti-psychotics olanzapine, quetiapine, risperidone, and sertindole compared to conventional antipsychotics and placebo. A meta-analysis of controlled trials. *Schizophrenia Research, 35*, 51–68. http://doi.org/10.1016/S0920-9964(98)00105-4

Leucht, S., Tardy, M., Komossa, K., Heres, S., Kissling, W., Salanti, G. & Davis, J. M. (2012). Antipsychotic drugs versus placebo for relapse prevention in schizophrenia: A systematic review and meta-analysis. *The Lancet, 379* (9831), 2063–2071. http://doi.org/10.1016/S0140-6736(12)60239-6

Levine, J., Barak, Y. & Granek, I. (1998). Cognitive group therapy for paranoid schizophrenics: Applying cognitive dissonance. *Journal of Cognitive Psychotherapy, 12*, 3–12. http://doi.org/10.1891/0889-8391.12.1.3

Lewander, T. (1994). Neuroleptics and the neuroleptic-induced deficit syndrome. *Acta Psychiatrica Scandinavia Suppl, 380*, 8–13. http://doi.org/10.1111/j.1600-0447.1994.tb05825.x

Lewis, S., Tarrier, N., Haddock, G., Bentall, R., Kinderman, P., Kingdon, D. et al. (2002). Randomised controlled trial of cognitive-behavioural therapy in early schizophrenia: Acute-phase outcomes. *British Journal of Psychiatry, 181*, 91–97. http://doi.org/10.1192/bjp.181.43.s91

Liberman, R. P. (2008). *Recovrey from Disability. Manual of Psychiatric Rehabilitation.* Washington, DC: American Psychiatric Publishing.

Lincoln, T. M. (2007). Relevant imensions of delusions. Continuing the continuum versus category debate. *Schizophrenia Research, 93*, 211–220. http://doi.org/10.1016/j.schres.2007.02.013

Lincoln, T. M., Hartmann, M., Köther, U. & Moritz, S. (2015). Do people with psychosis have specific difficulties regulating emotions? *Clinical Psychology and Psychotherapy, 22*, 637–646. http://doi.org/10.1002/cpp.1923

Lincoln, T. M. & Heibach, E. (2017). *Psychosen* (Bd. 67). Göttingen: Hogrefe. http://doi.org/10.1026/02749-000

Lincoln, T. M., Hodgins, S., Müller-Isberner, R., Jöckel, D., Freese, R., Born, P. et al. (2005). Sind sie gefährlicher? – Entlassene Patienten des psychiatrischen Maßregelvollzuges und der Allgemeinpsychiatrie im Vergleich. *Krankenhauspsychiatrie, 16*, 48–56. http://doi.org/10.1055/s-2004-830231

Lincoln, T. M., Keller, E. & Rief, W. (2009). Die Erfassung von Wahn und Halluzinationen in der Normalbevölkerung. Deutsche Adaptationen des Peters et al. Delusions Inventory (PDI) und der Launay Slade Hallucination Scale (LSHS-R). *Diagnostica, 55*, 29–40. http://doi.org/10.1026/0012-1924.55.1.29

Lincoln, T. M., Lüllmann, E. & Rief, W. (2007). Correlates and long-term consequences of poor insight in patients with schizophrenia. A systematic review. *Schizophrenia Bulletin, 33*, 1324–1342. http://doi.org/10.1093/schbul/sbm002

Lincoln, T. M., Marin, N. & Jaya, E. S. (2017). Childhood trauma and psychotic experiences in a general population sample: A prospective study on the mediating role of emotion regulation. *European Psychiatry, 42*, 111–119. http://doi.org/10.1016/j.eurpsy.2016.12.010

Lincoln, T. M., Mehl, S., Exner, C., Lindenmeyer, J. & Rief, W. (2010). Attributional style and persecutory delusions. Evidence for an event independent and state specific external-personal attribution bias for ambiguous social situations. *Cognitive Therapy and Research, 34* (3), 297–302. http://doi.org/10.1007/s10608-009-9284-4

Lincoln, T. M., Mehl, S., Kesting, M.-L. & Rief, W. (2011). Negative symptoms and social cognition. Detecting suitable targets for psychological interventions. *Schizophrenia Bulletin, 37*, S23–S32. http://doi.org/10.1093/schbul/sbr066

Lincoln, T. M., Mehl, S., Ziegler, M., Kesting, M.-L., Exner, C. & Rief, W. (2010). Is fear of others linked to an uncertain sense of self. The relevance of self-worth, interpersonal self-concepts and dysfunctional beliefs to paranoia. *Behavior Therapy, 41*, 187–197. http://doi.org/10.1016/j.beth.2009.02.004

Lincoln, T. M., Pedersen, A., Hahlweg, K., Wiedl, K. H. & Frantz, I. (2019). *Evidenzbasierte Leitlinie zur Psychotherapie von Schizophrenie und anderen psychotischen Störungen*. Göttingen: Hogrefe. http://doi.org/10.1026/02883-000

Lincoln, T. M. & Peters, E. (2018). A systematic review and discussion of symptom specific cognitive behavioural approaches to delusions and hallucinations. *Schizophrenia Research, 203*, 66–79. http://doi.org/10.1016/j.schres.2017.12.014

Lincoln, T. M., Riehle, M., Pillny, M., Helbig-Lang, S., Fladung, A.-K., Hartmann-Riemer, M. et al. (2017). Using functional analysis as a framework to guide individualized treatment for negative symptoms. *Frontiers in Psychology, 8* (2108). http://doi.org/10.3389/fpsyg.2017.02108

Lincoln, T. M., Stahnke, J. & Moritz, S. (2014). The short-term impact of a paranoid explanation on self-esteem: An experimental study. *Cognitive Therapy and Research, 38* (4), 397–406. http://doi.org/10.1007/s10608-014-9600-5

Lincoln, T. M., Suttner, C. & Nestoriuc, Y. (2008). Wirksamkeit kognitiver Interventionen in der Reduktion schizophrener Symptomatik. Eine Meta-Analyse. *Psychologische Rundschau, 4*, 217–232. http://doi.org/10.1026/0033-3042.59.4.217

Lincoln, T. M., Westermann, S. & Greenwood, K. E. (2010). Deutsche Übersetzung des CHoice of Outcome in Cbt for PsychEs. *unveröffentlichtes Manuskript*.

Lincoln, T. M., Westermann, S., Ziegler, M., Kesting, M., Heibach, E., Rief, W. et al. (2014). Who stays, who benefits? Predicting change and dropout in Cognitive Behavioural Therapy for psychosis. *Psychiatry Research, 216* (2), 198–205. http://doi.org/10.1016/j.psychres.2014.02.012

Lincoln, T. M., Wilhelm, K. & Nestoriuc, Y. (2007). Effectiveness of psychoeducation for relapse, symptoms, knowledge, adherence and functioning in schizophrenia: A meta-analysis. *Schizophrenia Research, 96*, 232–245. http://doi.org/10.1016/j.schres.2007.07.022

Lincoln, T. M., Ziegler, M., Lüllmann, E., Müller, M. J. & Rief, W. (2010). Can delusions be self-assessed? Concordance between self- and observer rated delusions in schizophrenia. *Psychiatry Research, 178* (2), 249–254. http://doi.org/10.1016/j.psychres.2009.04.019

Lincoln, T. M., Ziegler, M., Mehl, S., Lüllmann, E., Kesting, M. L., Westermann, S. & Rief, W. (2012). Moving from efficacy to effectiveness in CBT for psychosis. A randomized-controlled clinical practice trial. *Journal of Consulting and Clinical Psychology, 80*, 674–686. http://doi.org/10.1037/a0028665

Lobban, F., Haddock, G., Kinderman, P. & Wells, A. (2002). The role of metacognitive beliefs in auditory hallucinations. *Personality and Individual Differences, 32*, 1351–1363. http://doi.org/10.1016/S0191-8869(01)00123-4

Louise, S., Fitzpatrick, M., Strauss, C., Rossell, S. L. & Thomas, N. (2018). Mindfulness- and acceptance-based interventions for psychosis: Our current understanding and a meta-analysis. *Schizophrenia Research, 192*, 57–63. http://doi.org/10.1016/j.schres.2017.05.023

Maier, M. H., Caspi, A., Reichenberg, A., Keefe, R. S., Fisher, H. L., Harrington, H. et al. (2014). Neuropsychological decline in schizophrenia from the premorbid to the postonset period: Evidence from a population-representative longitudinal study. *American Journal of Psychiatry, 171* (1), 91–101. http://doi.org/10.1176/appi.ajp.2013.12111438

Margo, A., Hemsley, D. R. & Slade, P. D. (1981). The effects of varying auditory input on schizophrenic hallucinations. *British Journal of Psychiatry, 139*, 122–127. http://doi.org/10.1192/bjp.139.2.122

Mason, O., Claridge, G. & Jackson, M. (1995). New Scales for the assessment of schizotypy. *Personality and Individual Differences, 18*, 7–13. http://doi.org/10.1016/0191-8869(94)00132-C

Maß, R. (2001). *Das Eppendorfer Schizophrenie-Inventar (ESI)-Skalen zur Erfassung charakteristischer Symptome der Schizophrenie*. Göttingen: Hogrefe. http://doi.org/10.1007/s001150050679

Maß, R., Burmeister, J. & Krausz, M. (1997). Dimensionale Struktur der deutschen Version der Brief Psychiatric Rating Scale (BPRS). *Nervenarzt, 68*, 239–244. http://doi.org/10.1007/s001150050119

Mawson, A., Cohen, K. & Berry, K. (2010). Reviewing evidence for the cognitive model of auditory hallucinations: The relationship between cognitive voice appraisals and distress during psychosis. *Clinical Psychology Review, 30* (2), 248–258. http://doi.org/10.1016/j.cpr.2009.11.006

McCarthy-Jones, S. (2012). *Hearing voices. The histories, causes and meanings of auditory verbal hallucinations*. Cambridge: Cambridge University Press. http://doi.org/10.1017/CBO9781139017534

McCarthy-Jones, S., Smailes, D., Corvin, A., Gill, M., Morris, D. W., Dinan, T. G. et al. (2017). Occurrence and co-occurrence of hallucinations by modality in schizophrenia-spectrum disorders. *Psychiatry Research, 252*, 154–160. http://doi.org/10.1016/j.psychres.2017.01.102

McGlashan, T. H. & Johannessen, J. O. (1996). Early detection and interventionin schizoophrenia: Rationale. *Schizophrenia Bulletin, 22*, 201–222. http://doi.org/10.1093/schbul/22.2.201

McGovern, J. & Turkington, D. (2001). "Seeing the wood from the trees": A continuum model of psychopathology advocating cognitive behaviour therapy for schizophrenia. *Clinical Psychology & Psychotherapy, 8* (3), 149–175. http://doi.org/10.1002/cpp.283

McGrath, J., Saha, S., Chant, D. & Welham, J. (2008). Schizophrenia: A concicse overview over incidence, prevalence and mortality. *Epidemiologic Reviews, 30*, 67–76. http://doi.org/10.1093/epirev/mxn001

McGurk, S., Twamley, E. W., Sitzer, D. I., McHugi, G. J. & Mueser, K. T. (2007). A meta-analysis of cognitive remediation in schizophrenia. *American Journal of Psychiatry, 164*, 1791–1802. http://doi.org/10.1176/appi.ajp.2007.07060906

Mehl, S. & Lincoln, T. M. (2014). *Therapie-Tools Psychosen*. Weinheim: Beltz.

Mehl, S., Rief, W., Lüllmann, E., Ziegler, M., Kesting, M. L. & Lincoln, T. (2010a). Are Theory of Mind deficits in understanding intentions of others associated with persecutory delusions? *Journal of Nervous and Mental Disease, 198* (7), 516–519. http://doi.org/10.1097/NMD.0b013e3181e4c8d2

Mehl, S., Rief, W., Mink, K., Lüllmann, E. & Lincoln, T. M. (2010b). Social performance is more closely associated with Theory of Mind and autobiographical memory than with psychopathological symptoms in clinically stable patients with schizophrenia spectrum disorders. *Psychiatry Research, 178*, 276–283. http://doi.org/10.1016/j.psychres.2009.10.004

Mentzos, S. (2015). *Lehrbuch der Psychodynamik. Die Funktion der Dysfunktionalität psychischer Störungen* (7. Aufl.). Göttingen: Vandenhoeck & Ruprecht. http://doi.org/10.13109/9783666401237

Miller, W. R. & Rollnick, S. (2002). *Motivational Interviewing. Preparing People for Change* (2. Aufl.). New York: Guilford Press. http://doi.org/10.1097/01445442-200305000-00013

Mirowsky, J. & Ross, C. E. (1983). Paranoia and the structure of powerlessness. *American Sociological Review, 48*, 228–239. http://doi.org/10.2307/2095107

Moncrieff, J. & Leo, J. (2010). A systematic review of the effects of antipsychotic drugs on brain volume. *Psychological Medicine, 40*, 1409–1422. http://doi.org/10.1017/S0033291709992297

Morgan, A. J., Reavley, N. J., Ross, A., Too, L. S. & Jorm, A. F. (2018). Interventions to reduce stigma towards people with severe mental illness: Systematic review and meta-analysis. *Journal of Psychiatric Research, 103*, 120–133. http://doi.org/10.1016/j.jpsychires.2018.05.017

Moritz, S., Favrod, J., Andreou, C., Morrison, A. P., Bohn, F., Veckenstedt, R. et al. (2013). Beyond the usual suspects: positive attitudes towards positive symptoms is associated with medication noncompliance in psychosis. *Schizophrenia Bulletin, 39* (4), 917–922. http://doi.org/10.1093/schbul/sbs005

Moritz, S., Klein, J. P., Desler, T., Lill, H., Gallinat, J. & Schneider, B. C. (2017). Neurocognitive deficits in schizophrenia. Are we making mountains out of molehills? *Psychological Medicine, 47* (15), 2602–2612. http://doi.org/10.1017/S0033291717000939

Moritz, S. & Larøi, F. (2008). Differences and similarities in the sensory and cognitive signatures of voice-hearing, intrusions and thoughts. *Schizophrenia Research, 102*, 96–107. http://doi.org/10.1016/j.schres.2008.04.007

Moritz, S. & Lincoln, T. (2007). Wahn-Psychologie. In T. Kircher & S. Gaugel (Hrsg.), *Neurospychologie der Schizophrenie. Symptome, Kognition, Gehirn* (S. 456–467). Heidelberg: Springer. http://doi.org/10.1007/978-3-540-71147-6_36

Moritz, S., Veckenstedt, R., Bohn, F., Hottenrott, B., Scheu, F., Randjbar, S. et al. (2013). Complementary group Metacognitive Training (MCT) reduces delusional ideation in schizophrenia. *Schizophrenia Research, 151* (1–3), 61–69. http://doi.org/10.1016/j.schres.2013.10.007

Moritz, S., Veckenstedt, R., Randjbar, S. & Vitzthum, F. (2011). *MKT+: Individualisiertes Metakognitives Training für Menschen mit Psychose*. Berlin: Springer. http://doi.org/10.1007/978-3-642-19946-2

Moritz, S., Woodward, T. S., Burlon, M., Braus, D. F. & Andresen, B. (2007). Attributional style in schizophrenia: Evidence for a decreased sense of self-causation in currently paranoid patients. *Cognitive Therapy and Research, 31*, 371–383. http://doi.org/10.1007/s10608-006-9070-5

Morrison, A. P., Haddock, G. & Tarrier, N. (1995). Intrusive thoughts and auditory hallucinations: A cognitive approach. *Behavioural and Cognitive Psychotherapy, 23*, 265–280. http://doi.org/10.1017/S1352465800015873

Morrison, A. P., Renton, J. C., Dunn, H., Williams, S. & Bentall, R. P. (2004). *Cognitive Therapy for Psychosis. A Formulation-Based Approach*. East Sussex: Brunner-Routledge. http://doi.org/10.4324/9780203493465

Morrison, A. P., Turkington, D., Pyle, M., Spencer, H., Brabban, A., Dunn, G., Christodoulides, T. et al. (2014). Cognitive therapy for people with schizophrenia spectrum disorders not taking antipsychotic drugs: A single-blind randomised controlled trial. *The Lancet, 383* (9926), 1395–1403. http://doi.org/10.1016/S0920-9964(14)70242-7

Müller, D., Roder, V. & Brenner, H. (2007). Effektivität des Integrierten Psychologischen Therapieprogramms für schizophren Erkrankte. *Nervenarzt, 78*, 62–73. http://doi.org/10.1007/s00115-005-1974-x

Müller, M. J., Marx-Dannigkeit, P., Schlösser, R., Wetzel, H., Addington, D. & Benkert, O. (1999). The Calgary Depression Rating Scale for Schizophrenia: Development and interrater reliability of a German version (CDSS-G). *Journal of Psychiatry Research, 33*, 433–443. http://doi.org/10.1016/S0022-3956(99)00018-7

Murray, R. M., Quattrone, D., Natesan, S., Os, J. van, Nordentoft, M., Howes, O. et al. (2016). Should psychiatrists be more cautious about the long-term prophylactic use of antipsychotics? *The British Journal of Psychiatry, 209* (5), 361–365. http://doi.org/10.1192/bjp.bp.116.182683

Myin-Germeys, I., Delespaul, P. & Van Os, J. (2005). Behavioural sensitization to daily life stress in psychosis. *Psychological Medicine, 35*, 1–9. http://doi.org/10.1017/S0033291704004179

Myin-Germeys, I., Van Os, J., Schwartz, J. E., Stone, A. A. & Delespaul, P. (2001). Emotional reactivity to daily life stress in psychosis. *Archives of General Psychiatry, 58*, 1137–1144. http://doi.org/10.1001/archpsyc.58.12.1137

NCCMH. (2014). *Psychosis and schizophrenia in adults. The NICE guideline on treatment and management. NICE Clinical Guideline 178*. London: NICE.

Nelson, H. E. (2010). *Kognitiv-behaviorale Therapie bei Wahn und Halluzinationen. Ein Therapieleitfaden*. Stuttgart: Schattauer Verlag.

Nordentoft, M., Madsen, T. & Fedyszyn, I. (2015). Suicidal behavior and mortality in first-episode psychosis. *Journal of Nervous and Mental Disease, 203* (5), 387–392. http://doi.org/10.1097/NMD.0000000000000296

Nuechterlein, K. H. & Dawson, M. E. (1984). A heuristic vulnerability/stress model of schizophrenic episodes. *Schizophrenia Bulletin, 10*, 300–312. http://doi.org/10.1093/schbul/10.2.300

O'Donoghue, E. K., Morris, E. M. J., Oliver, J. E., Johns, L. C. & Hayes, S. C. (2018). *ACT for Psychosis Recovery: A Practi-*

cal Manual for GroupBased Interventions Using Acceptance and Commitment Therapy. Oakland, CA: New Harbinger.

Opoka, S. M. & Lincoln, T. M. (2017). The Effect of Cognitive Behavioral Interventions on Depression and Anxiety Symptoms in Patients with Schizophrenia Spectrum Disorders: A Systematic Review. *Psychiatric Clinics of North America, 40*(4), 641–659. http://doi.org/10.1016/j.psc.2017.08.005

Overall, J.E. & Gorham, D.R. (1962). The Brief Psychiatric Rating Scale. *Psychological Reports, 10*, 799–812. http://doi.org/10.2466/pr0.1962.10.3.799

Perrez, M. & Baumann, U. (1998). Psychotherapie: Systematik. In U. Baumann & M. Perrez (Hrsg.) *Lehrbuch Klinische Psychologie – Psychotherapie* (2. Aufl., S. 392–415). Bern: Huber.

Peters, E. R., Joseph, S. A. & Garety, P. A. (1999). Measurement of delusional ideation in the normal population: Introducing the PDI (Peters et al. Delusions Inventory). *Schizophrenia Bulletin, 25*, 553–576. http://doi.org/10.1093/oxfordjournals.schbul.a033401

Pfammatter, M., Junghan, U. M. & Brenner, H. D. (2006). Efficacy of psychological therapy in schizophrenia: Conclusions from meta-analyses. *Schizophrenia Bulletin, 32* (Suppl 1), S64–S80. http://doi.org/10.1093/schbul/sbl030

Philips, M. L. & David, A. S. (1998). Abnormal visual scan paths: A psychophysiological marker of delusions in schizophrenia. *Schizophrenia Research, 29*, 235–245. http://doi.org/10.1016/S0920-9964(97)00097-2

Pilgramm, M., Rychlik, R., Lebisch, H., Siedentop, H., Goebel, G. & Kirchhoff, D. (1999). Tinnitus in der Bundesrepublik Deutschland – eine repräsentative epidemiologische Studie. *HNO aktuell, 7*, 261–265.

Pinquart, M., Oslejsek, B. & Teubert, D. (2016). Efficacy of Systemic Therapy on adults with mental disorders: A meta-analysis. *Psychotherapy Research, 26* (2), 241–257. http://doi.org/10.1080/10503307.2014.935830

Pinto, A., La Pia, S., Mennella, R., Giorgio, D. & DeSimone, L. (1999). Cognitive-behavioral therapy and clozapine for clients with treatment-refractory schizophrenia. *Psychiatric Services, 50*, 901–904. http://doi.org/10.1176/ps.50.7.901

Popovic, D., Benabarre, A., Crespo, J. M., Goikolea, J. M., González-Pinto, A., Gutiérrez-Rojas, L. et al. (2014). Risk factors for suicide in schizophrenia: Systematic review and clinical recommendations. *Acta Psychiatrica Scandinavica, 130* (6), 418–426. http://doi.org/10.1111/acps.12332

Read, J., Mosher, L. R. & Bentall, R. P. (2004). *Models of Madness. Psychosocial, social and biological approaches to schizophrenia.* London: Routledge. http://doi.org/10.4324/9780203420393

Read, J., Os, J., Morrison, A. P. & Ross, C. A. (2005). Childhood trauma, psychosis and schizophrenia: A literature review with theoretical and clinical implications. *Acta Psychiatrica Scandinavia, 112*, 330–350. http://doi.org/10.1111/j.1600-0447.2005.00634.x

Rector, N. A. & Beck, A. T. (2001). Cognitive behavioral therapy for schizophrenia: An empirical review. *The Journal of Nervous and Mental Disease, 189*, 278–287. http://doi.org/10.1097/00005053-200105000-00002

Rector, N. A., Beck, A. T. & Stolar, N. (2005). The negative symptoms of schizophrenia: A cognitive perspective. *Canadian Journal of Psychiatry, 50*, 247–257. http://doi.org/10.1177/070674370505000503

Rector, N. A., Seeman, M. V. & Segal, Z. (2003). Cognitive therapy for schizophrenia: A preliminary randomised controlled trial. *Schizophrenia Research, 63*, 1–11. http://doi.org/10.1016/S0920-9964(02)00308-0

Retzer, A. (2004). *Systemische Familientherapie der Psychosen.* Göttingen: Hogrefe.

Revell, E. R., Neill, J. C., Harte, M., Khan, Z. & Drake, R. J. (2015). A systematic review and meta-analysis of Cognitive Remediation in early schizophrenia. *Schizophrenia Research, 168* (1–2), 213–222. http://doi.org/10.1016/j.schres.2015.08.017

Roder, V., Brenner, H. & Kienzle, N. (2008). *Integriertes Psychologisches Therapieprogramm bei schizophren Erkrankten, IPT.* Weinheim: Beltz PVU.

Roder, V., Mueller, D., Mueser, K. T. & Brenner, H. D. (2006). Integrated Psychological Therapy (IPT) for Schizophrenia: Is it effective? *Schizophrenia Bulletin, 32*, 81–93. http://doi.org/10.1093/schbul/sbl021

Roder, V., Müller, D. R. & Schmidt, S. J. (2011). Effectiveness of Integrated Psychological Therapy (IPT) for schizophrenia patients: A research update. *Schizophrenia Bulletin, 37*, 71–79. http://doi.org/10.1093/schbul/sbr072

Rogers, C. R. & Gendlin, E. T. (1976). *The therapeutic relationship and its impact: A study of psychotherapy with schizophrenics.* Westport, Conn: Greenwood Press.

Romme, M. A. J. & Escher, A. D. M. A. C. (1989). Hearing voices. *Schizophrenia Bulletin, 15*, 209–216. http://doi.org/10.1093/schbul/15.2.209

Rosenbaum, B., Valbak, K., Harder, S., Knudsen, P., Koster, A., Lajer, M. et al. (2005). The Danish National Schizophrenia Project: Prospective, comparative longitudinal treatment study of first-episode psychosis. *British Journal of Psychiatry, 186*, 394–399. http://doi.org/10.1192/bjp.186.5.394

Schlier, B., Jaya, E. S., Moritz, S. & Lincoln, T. M. (2015). The community assessment of psychic experiences measures nine clusters of psychosis-like experiences: A validation of the German version of the CAPE. *Schizophrenia Research, 169* (1–3), 274–279. http://doi.org/10.1016/j.schres.2015.10.034

Schlier, B. & Lincoln, T. M. (2013). Ein Mythos von Jekell und Hyde? Der Zusammenhang zwischen der Fehlannahme Schizophrenie sei eine gespaltene Persönlichkeit und Stigmatisierung von Personen mit Schizophrenie. *Psychiatrische Praxis, 40*, 72–77. http://doi.org/10.1055/s-0032-1332883

Schlier, B. & Lincoln, T. M. (2016). Blinde Flecken? Der Einfluss von Stigma auf die psychotherapeutische Versorgung von Menschen mit Schizophrenie. *Verhaltenstherapie, 26* (4), 279–290. http://doi.org/10.1159/000450694

Schlier, B., Moritz, S. & Lincoln, T. M. (2016). Measuring fluctuations in paranoia: Validity and psychometric properties of brief state versions of the Paranoia Checklist. *Psychiatry Research, 241*, 323–332. http://doi.org/10.1016/j.psychres.2016.05.002

Schlimme, J. E., Scholz, T. & Seroka, R. (2018). *Medikamentenreduktion und Genesung von Psychosen*. Köln: Psychiatrie-Verlag.

Schmitz-Niehues, B. & Erim, Y. (2000). *Problemlösetraining für schizophrene Patienten. Ein bewältigungsorientiertes Therapie-Manual zur Rezidivprophylaxe*. Tübingen: DGVT.

Schultze-Lutter, F., Michel, C., Schmidt, S. J., Schimmelmann, B. G., Maric, N. P., Salokangas, R. K. R. et al. (2015). EPA guidance on the early detection of clinical high risk states of psychoses. *European Psychiatry, 30* (3), 405–416. http://doi.org/10.1016/j.eurpsy.2015.01.010

Scott, J., Chant, D., Andrews, G., Martin, G. & McGrath, J. (2007). Association betwen trauma exposure and delusional experiences in a large community-based sample. *British Journal of Psychiatry, 190*(4), 339–343. http://doi.org/10.1192/bjp.bp.106.026708

Selten, J.-P., van der Ven, E., Rutten, B. P. F. & Cantor-Graae, E. (2013). The social defeat hypothesis of schizophrenia: An update. *Schizophrenia Bulletin, 39* (6), 1180–1186. http://doi.org/10.1093/schbul/sbt134

Sensky, T., Turkington, D., Kingdon, D., Scott, J. L., Scott, J., Siddle, R., O'Caroll, M. & Barnes, T. R. (2000). A randomized controlled trial of cognitive-behavioral therapy for persistent symptoms in schizophrenia resistant to medication. *Archives of General Psychiatry, 57*, 165–172. http://doi.org/10.1001/archpsyc.57.2.165

Sharp, H. M., Fear, C. F., Williams, J. M. G., Healy, D., Lowe, C. F., Yeadon, H. & Holden, R. (1996). Delusional phenomenology – dimensions of change. *Behaviour Research and Therapy, 34*, 123–142. http://doi.org/10.1016/0005-7967(95)00059-3

Shaw, K., McFarlane, A. & Bookless, C. (1997). The phenomenology of traumatic reactions to psychotic illness. *Journal of Nervous and Mental Disease, 185*, 434–441. http://doi.org/10.1097/00005053-199707000-00003

Siris, S. G. (1991). Diagnosis of secondary depression in schizophrenia: Implications for DSM-IV. *Schizophrenia Bulletin, 17*, 75–98. http://doi.org/10.1093/schbul/17.1.75

Snitz, B. E., MacDonald, A. W. & Carter, C. S. (2006). Cognitive deficits in unaffected first-degree relatives of schizophrenia patients: A meta-analytic review of putative endophenotypes. *Schizophrenia Bulletin, 32*, 179–194. http://doi.org/10.1093/schbul/sbi048

Sprong, M., Schothorst, P., Vos, E., Hox, J. & van Engeland, H. (2007). Theory of mind in schizophrenia: Meta-analysis. *British Journal of Psychiatry, 191*, 5–13. http://doi.org/10.1192/bjp.bp.107.035899

Stangier, U., Heidenreich, T. & Peitz, M. (2003). *Kognitive Verhaltenstherapie bei Sozialen Phobien*. Weinheim: Beltz, PVU.

Stavemann, H. H. (2002). *Sokratische Gesprächsführung in Therapie und Beratung*. Weinheim: Beltz.

Stephane, M., Barton, S. & Boutros, N. N. (2001). Auditory hallucinations and dysfunction of the neural substrates of speech. *Schizophrenia Research, 50*, 61–78. http://doi.org/10.1016/S0920-9964(00)00150-X

Stieglitz, R.-D. & Vauth, R. (2001). Die Wirksamkeit kognitiv-verhaltenstherapeutischer Ansätze in der Behandlung chronischer Positivsymptomatik – Wo stehen wir? *Zeitschrift für Klinische Psychologie und Psychotherapie, 30*, 279–284. http://doi.org/10.1026/0084-5345.30.4.279

Strauss, J. S. (1969). Hallucinations and delusions as points on continua function. *Archives of General Psychiatry, 21*, 581–586. http://doi.org/10.1001/archpsyc.1969.01740230069010

Stroebe, W. & Jonas, K. (1996). Grundsätze des Einstellungserwerbes und Strategien der Einstellungsänderung. In. W. Stroebe, M. Hewstone & G. M. Stephenson (Hrsg.). *Sozialpsychologie. Eine Einführung* (3., erweiterte und überarbeitete Aufl., S. 253–289). Berlin: Springer. http://doi.org/10.1007/978-3-662-09956-8_9

Sullivan, G., Mittal, D., Reaves, C. M., Haynes, T. F., Han, X., Mukherjee, S. et al. (2015). Influence of schizophrenia diagnosis on providers' practice decisions. *The Journal of Clinical Psychiatry, 76* (8), 1068–1074. http://doi.org/10.4088/JCP.14m09465

Sullivan, P. F., Kendler, K. S. & Neale, M. C. (2003). Schizophrenia as a complex trait – Evidence from a meta-analysis of twin studies. *Archives of General Psychiatry, 60*(12), 1187–1192. http://doi.org/10.1001/archpsyc.60.12.1187

Süllwold, L. (1991). *Manual zum Frankfurter Beschwerde-Fragebogen (FBF)*. Berlin: Springer. http://doi.org/10.1007/978-3-642-58209-7

Süllwold, L. & Herrlich, J. (1987). *Frankfurter-Befindlichkeits-Skala für schizophren Erkrankte (FBS)*. Berlin: Springer. http://doi.org/10.1007/978-3-642-61597-9

Tarrier, N., Beckett, N., Harwood, S., Baker, A., Yusupoff, L. & Ugarteburu, I. (1993). A trial of two cognitive-behavioural methods of treating drug-resistant residual symptoms in schizophrenic patients: I. Outcome. *British Journal of Psychiatry, 162*, 524–532. http://doi.org/10.1192/bjp.162.4.524

Tarrier, N., Kinney, C., McCarthy, E., Humphreys, L., Wittkowski, A. & Morris, J. (2000). Two-year follow-up of cognitive-behavioural therapy and supportive counselling in the treatment of persistent symptoms in chronic schizophrenia. *Journal of Consulting and Clinical Psychology, 68*, 917–922. http://doi.org/10.1037/0022-006X.68.5.917

Tarrier, N., Wittkowski, A., Kinney, C., McCarthy, E., Morris, J. & Humphreys, L. (1999). Durability of the effects of cognitive-behavioural therapy in the treatment of chronic schizophrenia: 12-month follow-up. *British Journal of Psychiatry, 174*, 500–504. http://doi.org/10.1192/bjp.174.6.500

Tarrier, N., Yusopoff, L., Kinney, C., McCarthy, E., Gledhill, A., Haddock, G. & Morris, J. (1998). Randomized controlled trial of intensive cognitive behaviour therapy for patients with chronic schizophrenia. *British Medical Journal, 317*, 303–307. http://doi.org/10.1136/bmj.317.7154.303

Thomas, N., Morris, E. M. J., Shawyer, F. & Farhall, J. (2013). Acceptance and Commitment Therapy for voices. In *Acceptance and Commitment Therapy and mindfulness for psychosis* (pp. 95–111). Verfügbar unter: http://doi.org/10.1002/9781118499184.ch7

Tien, A. Y. (1991). Distrbution of hallucinations in the population. *Social Psychiatry and Psychiatric Epidemiology, 26*, 287–292. http://doi.org/10.1007/BF00789221

Toh, W. L., Rossell, S. L. & Castle, D. J. (2011). Current visual scanpath research: A review of investigations into the psychotic, anxiety, and mood disorders. *Comprehensive Psychiatry, 52*, 567–579. http://doi.org/10.1016/j.comppsych.2010.12.005

Turkington, D. & Kingdon, D. (2000). Cognitive-behavioural techniques for general psychiatrists in the management of patients with psychoses. *British Journal of Psychiatry, 177*, 101–106. http://doi.org/10.1192/bjp.177.2.101

Turkington, D., Kingdon, D. & Turner, T. (2002). Effectiveness of a brief cognitive-behavioural therapy intervention in the treatment of schizophrenia. *British Journal of Psychiatry, 180*, 523–527. http://doi.org/10.1192/bjp.180.6.523

Turner, D. T., van der Gaag, M., Karyotaki, E. & Cuijpers, P. (2014). Psychological Interventions for Psychosis: A Meta-Analysis of Comparative Outcome Studies. *American Journal of Psychiatry, 171* (5), 523–538. http://doi.org/10.1176/appi.ajp.2013.13081159

Tuschen, B. & Fiegenbaum, W. (2000). Systemimmanente kognitive Therapie. In J. Margraf (Hrsg.). *Lehrbuch der Verhaltenstherapie* (2. Aufl., S. 499–507). Berlin: Springer. http://doi.org/10.1007/978-3-662-07565-4_33

Umehara, H., Fangerau, H., Gaebel, W., Kim, Y., Schott, H., Zielasek, J. (2011). Von der „Schizophrenie“ zur „Störung der Einheit des Selbst“. Ursachen und Folgen der Umbenennung der Schizophrenie in Japan im Jahre 2002. *Nervenarzt, 82*, 1160–1168. http://doi.org/10.1007/s00115-010-3208-0

Valmaggia, L. R., Van der Gaag, M., Tarrier, N., Pijnenborg, M. & Sloof, C. J. (2005). Cognitive-behavioural therapy for refractory psychotic symptoms of schizophrenia resistant to atypical medication. *British Journal of Psychiatry, 186*, 324–330. http://doi.org/10.1192/bjp.186.4.324

van den Berg, D. P. G., de Bont, P. A. J. M., van der Vleugel, B. M., de Roos, C., de Jongh, A., Van Minnen, A. & van der Gaag, M. (2015). Prolonged Exposure vs Eye Movement Desensitization and Reprocessing vs Waiting List for Posttraumatic Stress Disorder in Patients With a Psychotic Disorder: A Randomized Clinical Trial. *JAMA Psychiatry, 72* (3), 259–267. http://doi.org/10.1001/jamapsychiatry.2014.2637

van der Gaag, M., Valmaggia, L. R. & Smit, F. (2014). The effects of individually tailored formulation-based cognitive behavioural therapy in auditory hallucinations and delusions: A meta-analysis. *Schizophrenia Research, 156* (1), 30–37. http://doi.org/10.1016/j.schres.2014.03.016

van Hooren, S., Versmissen, D., Janssen, I., Myin-Germeys, I., a Campo, J., Mengelers, R. et al. (2008). Social cognition and neurocognition as independent domains in psychosis. *Schizophrenia Research, 103*, 257–265. http://doi.org/10.1016/j.schres.2008.02.022

van Oosterhout, B., Smit, F., Krabbendam, L., Castelein, S., Staring, A. B. P. & van der Gaag, M. (2016). Metacognitive Training for schizophrenia spectrum patients: A meta-analysis on outcome studies. *Psychological Medicine, 46* (1), 47–57. http://doi.org/10.1017/S0033291715001105

van Os, J., Kenis, G. & Rutten, B.P.F. (2010). The environment and schizophrenia. *Nature, 468*, 203–212. http://doi.org/10.1038/nature09563

van Os, J., Linscott, R. J., Myin-Germeys, I., Delespaul, P. & Krabbendam, L. (2009). A systematic review and meta-analysis of the psychosis continuum: Evidence for a psychosis proneness-persistence-impairment model of psychotic disorder. *Psychological Medicine, 39* (2), 179–195. http://doi.org/10.1017/S0033291708003814

van Os, J. & Reininghaus, U. (2016). Psychosis as a transdiagnostic and extended phenotype in the general population. *World Psychiatry, 15* (2), 118–124. http://doi.org/10.1002/wps.20310

Varese, F., Smeets, F., Drukker, M., Lieverse, R., Lataster, T., Viechtbauer, W. et al. (2012). Childhood adversities increase the risk of psychosis: A meta-analysis of patient-control, prospective- and cross-sectional cohort studies. *Schizophrenia Bulletin, 38*, 661–671. http://doi.org/10.1093/schbul/sbs050

Veling, W., Susser, E., Van Os, J., Mackenbach, J. P., Selten, J. P. & Hoek, H. W. (2007). Ethnic density of neighborhoods and incidence of psychotic disorders among immigrants. *American Journal of Psychiatry, 165*, 66–73. http://doi.org/10.1176/appi.ajp.2007.07030423

Velthorst, E., Koeter, M., van der Gaag, M., Nieman, D. H., Fett, A. K. J., Smit, F. et al. (2015). Adapted cognitive-behavioural therapy required for targeting negative symptoms in schizophrenia: Meta-analysis and meta-regression. *Psychological Medicine, 45* (3), 453–465. http://doi.org/10.1017/s0033291714001147

Walker, E. F. & Diforio, D. (1997). Schizophrenia: A neural diathesis-stress model. *Psychological Review, 104* (4), 667–685. http://doi.org/10.1037/0033-295X.104.4.667

Waters, F., Allen, P., Aleman, A., Fernyhough, C., Woodward, T. S., Badcock, J. C. et al. (2012). Auditory hallucinations in schizophrenia and non-schizophrenia populations: A review and integrated model of cognitive mechanisms. *Schizophrenia Bulletin, 38* (4), 683–693. http://doi.org/10.1093/schbul/sbs045

Waters, F. A. V., Badcock, J. C., Maybery, M. T. & Michie, P. T. (2003). Inhibition in schizophrenia: Association with auditory hallucinations. *Schizophrenia Research, 62*, 275–280. http://doi.org/10.1016/S0920-9964(02)00358-4

Wessely, S., Buchanan, A., Reed, A., Cutting, J., Everitt, B., Garety, P. & Taylor, P. J. (1993). Acting on delusions. 1: Prevalence. *British Journal of Psychiatry, 163*, 69–76. http://doi.org/10.1192/bjp.163.1.69

Whitaker, R. (2010). *Anatomy of an epidemic. Magic bullets, psychiatric drugs and the astonishing rise of mental illness in America*. New York: Broadway Books.

WHO. (1979). *Schizophrenia: An international follow-up study*. Chichester, UK: John Wiley & Sons.

Wiedemann, G., Klingberg, S., Pitschel-Walz, G. & Arbeitsgruppe Psychoedukation (2003). Psychoedukative Interventionen in der Behandlung von Patienten mit schizophrenen Störungen. *Nervenarzt, 74*, 789–808. http://doi.org/10.1007/s00115-003-1558-6

Wiesjahn, M., Jung, E., Rief, W. & Lincoln, T. M. (2014). Explaining attitudes and adherence to antipsychotic medication: The development of a process model. *Schizophrenia, Research and Treatment, 2014*, Article ID 341545, 341511 pages. http://doi.org/10.1155/2014/341545

Wilken, B. (1998). *Methoden der Kognitiven Umstrukturierung.* Stuttgart: Kohlhammer.

Wing, J. K., Cooper, J. E. & Sartorius, N. (1982). *Die Erfassung und Klassifikation psychiatrischer Symptome.* Weinheim: Beltz.

Wissenschaftlicher Beirat Psychotherapie. (2008). *Gutachten zur wissenschaftlichen Anerkennung der Systemischen Therapie.* Verfügbar unter: https://www.wbpsychotherapie.de/fileadmin/user_upload/downloads/pdf-Ordner/WBP/GutachtenSystemischeTherapie20081214-1.pdf

Wittchen, H.-U., Garczynski, E. & Pfister, H. (2000). *Composite International Diagnostic Interview (CIDI).* Bern: Huber.

Wright, N. P., Turkington, D., Kelly, O. P., Davies, D., Jacobs, A. M. & Hopton, J. (2014). *Treating psychosis: A clinician's guide to integrating Acceptance and Commitment Therapy, Compassion-Focused Therapy, and mindfulness approaches within the Cognitive Behavioral Therapy tradition.* Oakland, CA: New Harbinger Publications.

Wunderink, L., Nieboer, R. M., Wiersma, D., Sytema, S. & Nienhuis, F. J. (2013). Recovery in remitted first-episode psychosis at 7 years of follow-up of an early dose reduction/discontinuation or maintenance treatment strategy: long-term follow-up of a 2-year randomized clinical trial. *JAMA Psychiatry, 70* (9), 913–920. http://doi.org/10.1001/jamapsychiatry.2013.19

Wüsten, C., Schlier, B., Jaya, E. S., Alizadeh, B. Z., Bartels-Velthuis, A. A., van Beveren, N. J. et al. (2018). Psychotic experiences and related distress: A cross-national comparison and network analysis based on 7141 participants from 13 countries. *Schizophrenia Bulletin, 44* (6), 1185–1194. http://doi.org/10.1093/schbul/sby087

Wykes, T., Steel, C., Everitt, B. & Tarrier, N. (2008). Cognitive behavior therapy for schizophrenia: Effect sizes, clinical models, and methodological rigor. *Schizophrenia Bulletin, 34*, 523–537. http://doi.org/10.1093/schbul/sbm114

Ziegler, M., Rief, W. & Lincoln, T. M. (2009). Leistet voreiliges Schlussfolgern einen Beitrag zur Entstehung und Aufrechterhaltung von Wahn? Ein systematisches und quantitatives Review. *Zeitschrift für Psychiatrie und Psychotherapie, 57*, 125–136. http://doi.org/10.1024/1661-4747.57.2.125

Zimmermann, P. & Fimm, B. (1993). *Testbatterie zur Aufmerksamkeitsprüfung.* Freiburg: Psytest.

Zubin, J. & Spring, B. (1977). Vulnerability – a new view of schizophrenia. *Journal of Abnormal Psychology, 86,* 103–126 http://doi.org/10.1037/0021-843X.86.2.103.

Anhang

Arbeitsblatt 1 – Seite 1/4

Kurzanleitung zur Brief Psychiatric Rating Scale (BPRS) von J. E. Overall und D. R. Gorham

1. Beschreibung, Aufbau und Indikation

Die BPRS besteht aus insgesamt 18 Symptomkomplexen (Items), deren Ausprägungsgrad auf 7-stufigen Skalen (1 = nicht vorhanden, 2 = sehr gering, 3 = gering, 4 = mäßig, 5 = mäßig stark, 6 = stark und 7 = extrem stark) einzuschätzen ist. Jeder Symptomkomplex ist durch einen umfassenden Begriff charakterisiert und wird durch eine Reihe von Symptomen präzisiert (z.T. werden zusätzlich erklärende Instruktionen gegeben). Ausführlichere Angaben, auch zur Reliabilität und Validität der Skala etc., finden sich in CIPS (2005) und Hahlweg et al. (1995).

Die Skala wurde in erster Linie für erwachsene hospitalisierte Psychiatrie-Patienten (vorwiegend Schizophrene) entwickelt. Im Ambulanzbereich kann sie ebenfalls eingesetzt werden. Sie gilt international als anerkanntes Instrument zur Erfassung der Wirksamkeit von Neuroleptika.

2. Durchführungsdauer und zeitlicher Bezugsrahmen der Beurteilung

Die Grundlage für die Beurteilung bildet ein ca. 20-minütiges klinisches Interview, das durch eine gezielte Befragung ergänzt werden kann. Die anschließende Einstufung dauert rund 3 Minuten. Bei einer Ersterhebung wird eine Woche als zeitlicher Bezugsrahmen empfohlen. Ansonsten gilt die Zeitspanne seit der letzten Beurteilung. Die Skala eignet sich für Verlaufsbeschreibungen.

3. Auswertung

Der Gesamt-Rohwert (Summation aller Punktwerte = Score 6) kann als Ausmaß der psychischen Gestörtheit interpretiert werden. Er bietet sich für Verlaufsbeschreibungen und den Vergleich von unterschiedlich behandelten Gruppen an. Aufgrund faktorenanalytischer Studien, die sich auf 3.596 Patienten mit der Diagnose Schizophrenie beziehen, wurde die folgende Faktorenstruktur mit insgesamt 5 Faktoren bzw. Faktorenwerten (Scores 1–5) entwickelt:

1. **ANDP:** Angst/Depression (Anxiety/Depression); (Score 1) 4 Items: Nr. 1, 2, 5, 9
2. **ANER:** Anergie (Anergia); (Score 2) 4 Items: Nr. 3, 13, 16, 18
3. **THOT:** Denkstörung (Thought Disturbance); (Score 3) 4 Items: Nr. 4, 8, 12, 15
4. **ACTV:** Aktivierung (Activation); (Score 4) 3 Items: Nr. 6, 7, 17
5. **HOST:** Feindseligkeit/Misstrauen (Hostile-Suspiciousness) (Score 5) 3 Items: Nr. 10, 11, 14

Von den aufgrund der Faktorenanalyse zusammenfassbaren Items werden die Item-Punktwerte (Itemscores) addiert. Diese Summen sind als Faktorenwerte für statistische Auswertungen zu verwenden. Möchte man den mittleren Itemscore pro Faktor ermitteln, muss der Summenwert durch die Anzahl der Items des betreffenden Faktors dividiert werden.

Arbeitsblatt 1 – Seite 2/4

4. Referenzwerte für schizophrene Patienten

Tabelle 10: Mittelwerte (M) und Standardabweichungen (SD) für den BPRS-Gesamtwert (N = 51) schizophrene Patienten (Hahlweg et al., 1995)

	M	SD
Klinikaufnahme	50	13
Klinikentlassung	25	8
Remission, während ambulanter Nachbetreuung	20	7

5. Literatur

CIPS – Collegium Internationale Psychiatriae Scalarum (Hrsg.) (2005). *Internationale Skalen für Psychiatrie* (5., vollständig überarb. und erw. Auflage). Göttingen: Beltz Test.

Hahlweg, K., Dürr, H. & Müller, U. (1995). *Familienbetreuung bei Schizophrenen. Ein verhaltenstherapeutischer Ansatz zur Rückfallprophylaxe*. München, Weinheim: PVU.

Arbeitsblatt 1 – Seite 3/4

CIPS Collegium Internationale Psychiatriae Scalarum

BPRS

Brief Psychiatric Rating Scale

Anleitung
Bitte jeweils nur die zutreffende Ziffer ankreuzen! **Bitte alle Feststellungen beantworten!**

1 = nicht vorhanden, 2 = sehr gering, 3 = gering, 4 = mäßig, 5 = mäßig stark, 6 = stark, 7 = extrem stark

1 | 2 | 3 | 4 | 5 | 6 | 7

1. Sorge um die (körperliche) Gesundheit
Grad der Anteilnahme am augenblicklichen körperlichen Gesundsein. Bewerten Sie, in welchem Ausmaß physische Gesundheit vom Patienten als Problem angesehen wird, gleichgültig ob ein realer Grund für die Klagen besteht oder nicht.

1 | 2 | 3 | 4 | 5 | 6 | 7

2. Angst
Besorgnis, Befürchtungen, Überbesorgnis in bezug auf Gegenwart und Zukunft. Bewerten Sie nur die verbalen Äußerungen des Patienten über sein subjektives Erleben. Es soll nicht von körperlichen Symptomen oder neurotischen Abwehrmechanismen auf Angst geschlossen werden.

1 | 2 | 3 | 4 | 5 | 6 | 7

3. Emotionale Zurückgezogenheit
Mangel an emotionalem Kontakt zum Interviewer und unzureichende Beziehung zur Interviewsituation. Beurteilen Sie lediglich, wie sehr es dem Patienten anscheinend misslingt, emotionalen Kontakt zu anderen Personen in der Interviewsituation herzustellen.

1 | 2 | 3 | 4 | 5 | 6 | 7

4. Zerfall der Denkprozesse
Grad, bis zu dem der Denkprozess verworren, inkohärent oder zerfahren ist. Bewerten Sie nur die Integration der verbalen Äußerungen, nicht den subjektiven Eindruck, den der Patient von seinem eigenen Denkvermögen hat.

1 | 2 | 3 | 4 | 5 | 6 | 7

5. Schuldgefühle
Überbesorgnis oder Gewissensbisse in Hinsicht auf früheres Verhalten. Bewerten Sie das subjektive Schulderleben aufgrund der verbalen Äußerungen des Patienten und seiner angemessenen affektiven Beteiligung. Es soll nicht von Depression, Angst oder neurotischer Abwehr auf Schuldgefühle geschlossen werden.

1 | 2 | 3 | 4 | 5 | 6 | 7

6. Gespanntheit
Körperlich-motorische Anzeichen für Gespanntheit, „Nervosität" und allgemein erhöhte Aktivität. Bewerten Sie nur die körperlichen Anzeichen von Gespanntheit, nicht das geschilderte subjektive Erleben des Patienten.

1 | 2 | 3 | 4 | 5 | 6 | 7

7. Manieriertheit, Affektiertheit, Positur
Auffälligkeiten der Psychomotorik, unübliches motorisches Verhaltensbild, das bestimmte psychisch Kranke aus der Gruppe der „Normalen" heraushebt. Bewerten Sie nur die Abnormität des Bewegungsbildes und der Ausdrucksmotorik, nicht einfach erhöhte motorische Aktivität.

1 | 2 | 3 | 4 | 5 | 6 | 7

8. Größenideen
Überhöhte Selbsteinschätzung, Überzeugung, in Besitz ungewöhnlicher Kräfte und Fähigkeiten zu sein. Bewerten Sie nur die verbalen Äußerungen des Patienten über sich selbst oder im Vergleich zu anderen, nicht jedoch das Verhalten in der Interviewsituation.

1 | 2 | 3 | 4 | 5 | 6 | 7

9. Depressive Stimmung
Mutlosigkeit, Traurigkeit. Bewerten Sie nur den Grad der Mutlosigkeit. Ziehen Sie keine Rückschlüsse auf Grund von depressiven Begleitsymptomen wie allgemeiner Verlangsamung und körperlichen Beschwerden.

1 | 2 | 3 | 4 | 5 | 6 | 7

10. Feindseligkeit
Animosität, Geringschätzung, Feindseligkeit, Verachtung gegenüber Personen außerhalb der Interviewsituation. Bewerten Sie nur die verbalen Äußerungen des Patienten über seine Gefühle und Handlungen anderen gegenüber. Es soll nicht von neurotischer Abwehr, Angst oder körperlichen Beschwerden auf Feindseligkeit geschlossen werden. Das Verhalten dem Interviewer gegenüber ist unter 14 (mangelnde Kooperation) zu bewerten.

CIPS Collegium Internationale Psychiatriae Scalarum

BPRS

Brief Psychiatric Rating Scale

Skala: 1 = nicht vorhanden, 2 = sehr gering, 3 = gering, 4 = mäßig, 5 = mäßig stark, 6 = stark, 7 = extrem stark

1 2 3 4 5 6 7

11. Misstrauen, paranoide Inhalte
Überzeugung (wahnhaft oder in anderer Weise), dass andere jetzt oder früher böswillige oder diskriminierende Absichten gegenüber dem Patienten haben oder hatten. Bewerten Sie nur solche Verdächtigungen, die auf Grund entsprechender Äußerungen nach wie vor bestehen, gleichgültig ob sie frühere oder derzeitige Situationen betreffen.

1 2 3 4 5 6 7

12. Halluzinationen
Wahrnehmungen ohne entsprechende normale äußere Reize. Bewerten Sie nur solche Erlebnisse, die laut Patient in der letzten Woche aufgetreten sind und die sich – so wie sie beschrieben werden – deutlich vom Denken und der Vorstellung Normaler abheben.

1 2 3 4 5 6 7

13. Motorische Verlangsamung
Verminderung des Energieniveaus, sichtbar an verlangsamten Bewegungen. Bewerten Sie nur das beobachtete Verhalten des Patienten und nicht den subjektiven Eindruck, den der Patient von seiner Vitalität hat.

1 2 3 4 5 6 7

14. Unkooperatives Verhalten
Offensichtlicher Widerstand, Unfreundlichkeit, Vorbehalte und mangelnde Bereitschaft, mit dem Interviewer zusammenzuarbeiten. Bewerten Sie nur die Einstellung des Patienten und seine Reaktionen gegenüber dem Interviewer und auf die Interviewsituation. Beurteilen Sie nicht Äußerungen über ablehnendes oder unkooperatives Verhalten außerhalb der Interviewsituation.

1 2 3 4 5 6 7

15. Ungewöhnliche Denkinhalte
Ungewöhnliche, seltsame, fremdartige oder bizarre Denkinhalte. Bewerten Sie nur das Ausmaß der Ungewöhnlichkeit, nicht den Grad des Zerfalls der Denkprozesse (formale Denkstörungen sind unter 4 berücksichtigt).

1 2 3 4 5 6 7

16. Affektive Abstumpfung, Verflachung
Reduzierte Emotionalität, offensichtlicher Mangel an normalem Fühlen und Engagement.

1 2 3 4 5 6 7

17. Erregung
Gesteigerte Emotionalität, Agitation, erhöhte Reagibilität.

1 2 3 4 5 6 7

18. Orientierungsstörungen
Verwirrtheit oder mangelnde Fähigkeit Personen, Örtlichkeiten oder Zeit zuzuordnen.

Bitte prüfen Sie, ob Sie alle Feststellungen zutreffend beantwortet haben!

	1 ANDP	2 ANER	3 THOT	4 ACTV	5 HOST	6 TOTAL
Summenscore	☐☐	☐☐	☐☐	☐☐	☐☐	☐☐☐
	:4	:4	:4	:3	:3	
Mittelwertscore	=☐,☐	=☐,☐	=☐,☐	=☐,☐	=☐,☐	

Übersicht über die Materialien auf der CD-ROM
Arbeitsblatt 2: Deutsche Übersetzung der Maudsley Assessment of Delusions Schedule (MADS)
Arbeitsblatt 3: Deutsche Übersetzung Peters et al. Delusions Inventory (PDI)
Arbeitsblatt 4: Deutsche Übersetzung der Scale to Assess Unawareness of Mental Disorder (SUMD)
Arbeitsblatt 5: Deutsche Übersetzung der Cognitive Assessment of Voices: Interview Schedule (CAVIS)
Arbeitsblatt 6: Deutsche Übersetzung der Beliefs About Voices Questionnaire-Revised (BAVQ-R)
Arbeitsblatt 7: Deutsche Übersetzung der *CH*oice of *O*utcome *I*n *C*bt for psychos*E*s (CHOICE)
Arbeitsblatt 8: Protokollvorlage für Therapiesitzungen
Arbeitsblatt 9: Problemliste
Arbeitsblatt 10: Zielkonkretisierung
Arbeitsblatt 11: Beispiele für visuelle Illusionen
Arbeitsblatt 12: Selbstbeobachtungsprotokolle zum Einsatz von Copingstrategien
Arbeitsblatt 13: Spaltentechnik zum Hinterfragen von Überzeugungen
Arbeitsblatt 14: Wochenplan
Arbeitsblatt 15: Positive Aktivitäten
Arbeitsblatt 16: Problemlöseschema
Arbeitsblatt 17: Warnsignale
Arbeitsblatt 18: Medikamentenprotokolle
Arbeitsblatt 19: Krisenplan

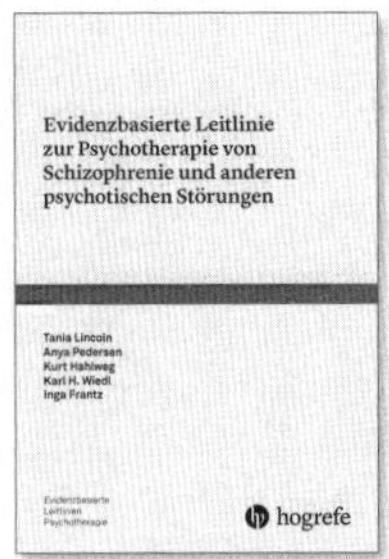

Tania Lincoln et al.
Evidenzbasierte Leitlinie zur Psychotherapie von Schizophrenie und anderen psychotischen Störungen

(Reihe: „Evidenzbasierte Leitlinien Psychotherapie“, Band 5). 2019, 140 Seiten, € 24,95 / CHF 32.50
ISBN 978-3-8017-2883-0
Auch als eBook erhältlich

Die evidenzbasierte Leitlinie gibt Empfehlungen für die Psychotherapie von Schizophrenie und anderen psychotischen Störungen. Die wissenschaftliche Fundierung verschiedener psychotherapeutischer Interventionen sowie Strategien zum Umgang mit typischen „Praxisfragen“ werden ausführlich dargestellt.

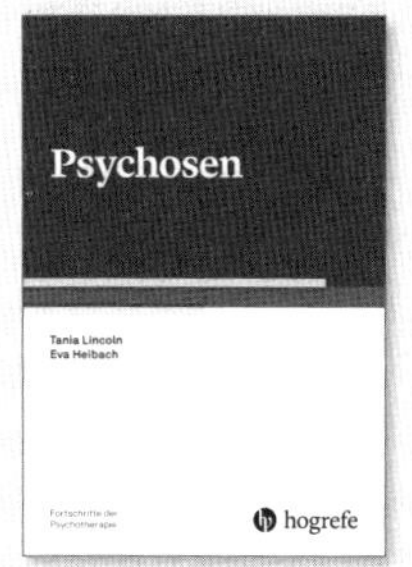

Tania Lincoln / Eva Heibach
Psychosen

(Reihe: „Fortschritte der Psychotherapie“, Band 67) 2017, VI/106 Seiten, € 19,95 / CHF 26.90
(Im Reihenabonnement € 15,95 / CHF 21.50)
ISBN 978-3-8017-2749-9
Auch als eBook erhältlich

Mithilfe zahlreicher Fallbeispiele wird in diesem Buch das Vorgehen bei der kognitiv-verhaltenstherapeutischen Behandlung von Patienten mit einer Psychose in der ambulanten Praxis sowie bei verhaltenstherapeutischen Familieninterventionen beschrieben.

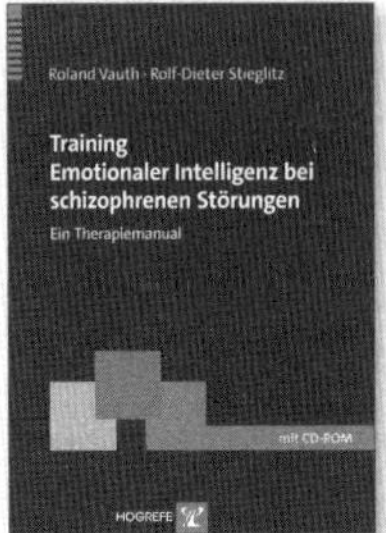

Roland Vauth / Rolf-Dieter Stieglitz
Training Emotionaler Intelligenz bei schizophrenen Störungen
Ein Therapiemanual

(Reihe: „Therapeutische Praxis“) 2008, 135 Seiten, Großformat, inkl. CD-ROM, € 39,95 / CHF 53.90
ISBN 978-3-8017-1982-1

Ziel des Trainings ist es, die soziale Kognition und die emotionalen Informationsverarbeitungsprozesse bei Patienten mit einer schizophrenen Störung zu verbessern. Die beiliegende CD-ROM enthält alle Materialien, die für das zwölf Sitzungen umfassende Gruppentraining notwendig sind.

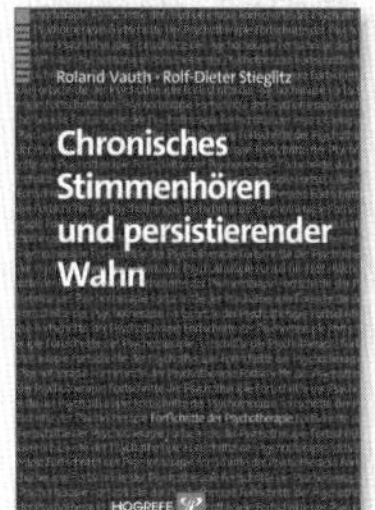

Roland Vauth / Rolf-Dieter Stieglitz
Chronisches Stimmenhören und persistierender Wahn

(Reihe: „Fortschritte der Psychotherapie“, Band 30) 2007, VI/110 Seiten, € 19,95 / CHF 28.50
(Im Reihenabonnement € 15,95 / CHF 22.90)
ISBN 978-3-8017-1861-9
Auch als eBook erhältlich

Der Band stellt praxisorientiert kognitiv-verhaltenstherapeutische Ansätze zur Behandlung chronischen Stimmenhörens und persistierenden Wahns bei schizophrenen Patienten dar.

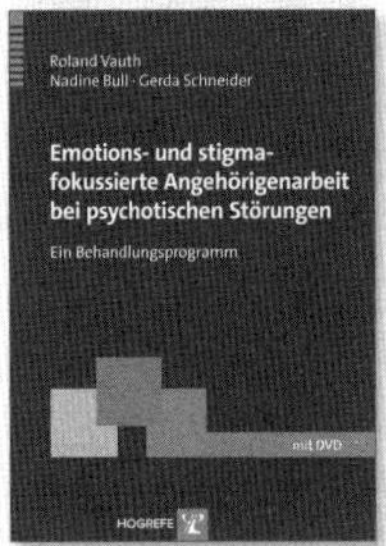

Roland Vauth / Nadine Bull / Gerda Schneider
Emotions- und stigmafokussierte Angehörigenarbeit bei psychotischen Störungen
Ein Behandlungsprogramm

(Reihe: „Therapeutische Praxis“) 2009, 116 Seiten, Großformat, inkl. CD-ROM, € 39,95 / CHF 53.90
ISBN 978-3-8017-2235-7

Dieses Manual stellt ein emotions- und stigmafokussiertes Behandlungsprogramm vor, insbesondere bestehende dysfunktionale Einstellungsmuster der Angehörigen bearbeitet. Der Teufelskreis aus Stress, Rückfall und Hilflosigkeit, in dem sich viele Angehörige von Patienten mit Schizophrenie befinden soll so unterbrochen werden.

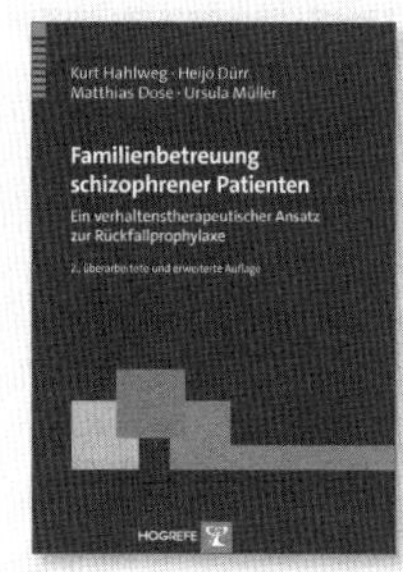

Kurt Hahlweg / Heijo Dürr / Matthias Dose / Ursula Müller
Familienbetreuung schizophrener Patienten
Ein verhaltenstherapeutischer Ansatz zur Rückfallprophylaxe

(Reihe: „Therapeutische Praxis“) 2., überarbeitete und erweiterte Auflage 2006, 178 Seiten, Großformat, € 39,95 / CHF 53.90
ISBN 978-3-8017-1959-3

Die verhaltenstherapeutisch orientierte psychoedukative Familienbetreuung hat sich als sehr wirksam zur Verhinderung von Rückfällen zur Schizophrenie erwiesen. Der Band stellt die wesentlichen Therapiekomponenten und das therapeutische Vorgehen im Rahmen der Familienbetreuung vor.

www.hogrefe.com

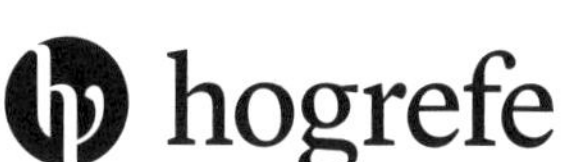

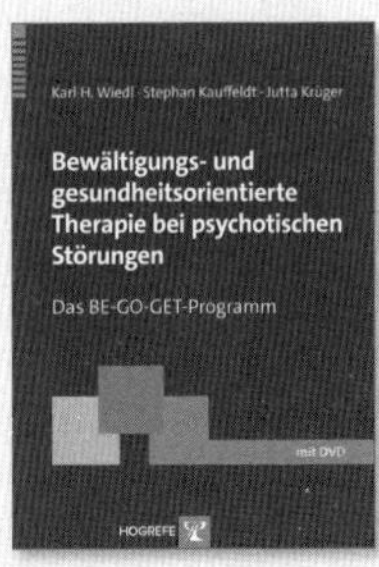

Karl H. Wiedl / Stephan Kauffeldt / Jutta Krüger
Bewältigungs- und gesundheitsorientierte Therapie bei psychotischen Störungen
Das BE-GO-GET-Programm

(Reihe: „Therapeutische Praxis")
2014, 202 Seiten, Großformat,
inkl. DVD,
€ 69,95 / CHF 95.00
ISBN 978-3-8017-2422-1
Auch als eBook erhältlich

Das Manual stellt ein modularisiertes Therapieprogramm bei psychotischen Störungen vor.

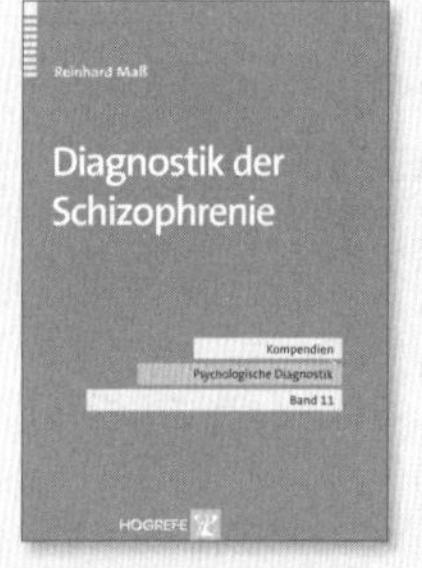

Reinhard Maß
Diagnostik der Schizophrenie

(Reihe: „Kompendien Psychologische Diagnostik", Band 11). 2010, 148 Seiten,
€ 24,95 / CHF 35.50
ISBN 978-3-8017-2207-4
Auch als eBook erhältlich

Dieser Band bietet einen Überblick über Möglichkeiten und Ansatzpunkte der psychometrischen Diagnostik bei Schizophrenie.

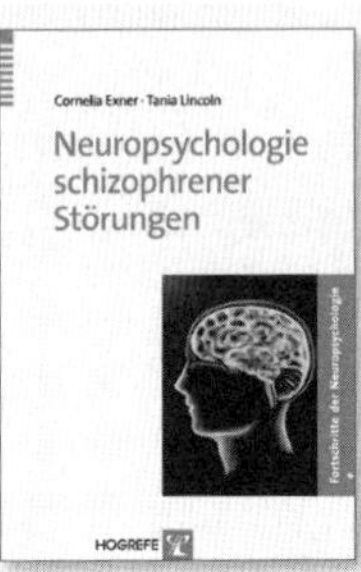

Cornelia Exner / Tania Lincoln
Neuropsychologie schizophrener Störungen

(Reihe: „Fortschritte der Neuropsychologie", Band 11)
2012, VIII/121 Seiten,
€ 22,95 / CHF 32.90
(Im Reihenabonnement
€ 15,95 / CHF 22.90)
ISBN 978-3-8017-2175-6
Auch als eBook erhältlich

Das praxisorientierte Buch bietet einen Überblick über neurobiologische und psychologische Entstehungsmodelle schizophrener Störungen, stellt systematisch Auffälligkeiten der kognitiven Leistungsfähigkeit sowie inhaltlicher Denkmuster vor und zeigt Möglichkeiten der Behandlung auf.

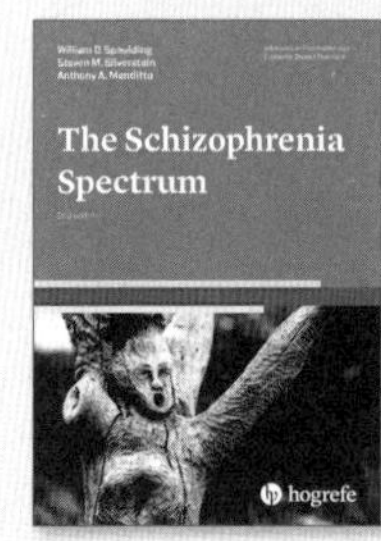

William D. Spaulding / Steven M. Silverstein / Anthony A. Menditto
The Schizophrenia Spectrum

(Reihe: „Advances in Psychotherapy – Evidence-Based Practice", Vol. 5). 2nd edition 2017,
VIII/94 pages, € 24,95 / CHF 32.50
ISBN 978-0-88937-504-8
Also available as eBook

The new edition of this acclaimed volume provides a fully updated and comprehensive account of the psychopathology, clinical assessment, and treatment of schizophrenia spectrum disorders, incorporating major developments of the last decade.

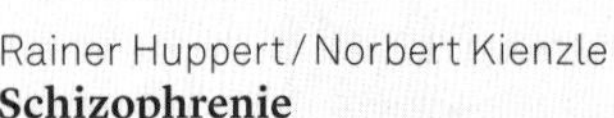

Rainer Huppert / Norbert Kienzle
Schizophrenie

(Reihe: „Leitfaden Kinder- und Jugendpsychotherapie", Band 14)
2010, IX/182 Seiten,
€ 24,95 / CHF 35.50
(Im Reihenabonnement
€ 17,95 / CHF 25.90)
ISBN 978-3-8017-2051-3
Auch als eBook erhältlich

Der Leitfaden beschreibt praxisorientiert in Form von Leitlinien das diagnostische und therapeutische Vorgehen bei schizophrenen Psychosen im Kindes- und Jugendalter.

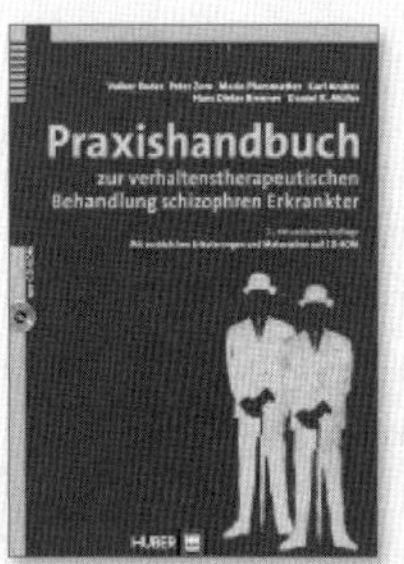

Volker Roder et al.
Praxishandbuch zur verhaltenstherapeutischen Behandlung schizophren Erkrankter
Ein verhaltenstherapeutischer Ansatz zur Rückfallprophylaxe

2., akt. Aufl. 2008, 392 Seiten,
€ 64,95 / CHF 109.00
ISBN 978-3-456-84472-5
Auch als eBook erhältlich

Das Praxishandbuch enthält einen Überblick zu – speziell für die Anwendung bei schizophren Erkrankten modifizierten – kognitiv verhaltenstherapeutischen (Gruppen-)Techniken und Programmen.

www.hogrefe.com

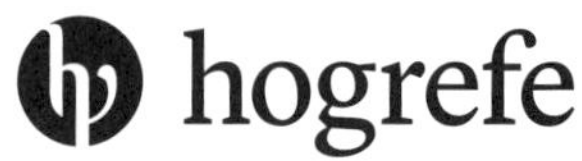